C. Kalmbach, K. Hornig

Praxisbuch Stoßwellentherapie

Corry Kalmbach, Klaus Hornig

Praxisbuch Stoßwellentherapie

anwendungsorientiert – funktionell – aktuell

2. Auflage

Mit Beiträgen von: Dr. med. Frank Weinert, Gangkofen;
Dr. rer. nat. Othmar Wess, Oberhofen/Schweiz

Mit einem Geleitwort von: Prof. Dr. med. Karsten Knobloch, Hannover

ELSEVIER

Elsevier GmbH, Bernhard-Wicki-Str. 5, 80636 München, Deutschland
Wir freuen uns über Ihr Feedback und Ihre Anregungen an kundendienst@elsevier.com

ISBN 978-3-437-23656-3
eISBN 978-3-437-05444-0

2. Auflage 2023

Wichtiger Hinweis
Die medizinischen Wissenschaften unterliegen einem sehr schnellen Wissenszuwachs. Der stetige Wandel von Methoden, Wirkstoffen und Erkenntnissen ist allen an diesem Werk Beteiligten bewusst. Sowohl der Verlag als auch die Autorinnen und Autoren und alle, die an der Entstehung dieses Werkes beteiligt waren, haben große Sorgfalt darauf verwandt, dass die Angaben zu Methoden, Anweisungen, Produkten, Anwendungen oder Konzepten dem aktuellen Wissensstand zum Zeitpunkt der Fertigstellung des Werkes entsprechen.
Der Verlag kann jedoch keine Gewähr für Angaben zu Dosierung und Applikationsformen übernehmen. Es sollte stets eine unabhängige und sorgfältige Überprüfung von Diagnosen und Arzneimitteldosierungen sowie möglicher Kontraindikationen erfolgen. Jede Dosierung oder Applikation liegt in der Verantwortung der Anwenderin oder des Anwenders. Die Elsevier GmbH, die Autorinnen und Autoren und alle, die an der Entstehung des Werkes mitgewirkt haben, können keinerlei Haftung in Bezug auf jegliche Verletzung und/oder Schäden an Personen oder Eigentum, im Rahmen von Produkthaftung, Fahrlässigkeit oder anderweitig übernehmen.

Für die Vollständigkeit und Auswahl der aufgeführten Medikamente übernimmt der Verlag keine Gewähr.
Geschützte Warennamen (Warenzeichen) werden in der Regel besonders kenntlich gemacht (®). Aus dem Fehlen eines solchen Hinweises kann jedoch nicht automatisch geschlossen werden, dass es sich um einen freien Warennamen handelt.

Bibliografische Information der Deutschen Nationalbibliothek
Die Deutsche Nationalbibliothek verzeichnet diese Publikation in der Deutschen Nationalbibliografie; detaillierte bibliografische Daten sind im Internet über https://www.dnb.de abrufbar.

23 24 25 26 27 5 4 3 2 1

In ihren Veröffentlichungen verfolgt die Elsevier GmbH das Ziel, genderneutrale Formulierungen für Personengruppen zu verwenden. Um jedoch den Textfluss nicht zu stören sowie die gestalterische Freiheit nicht einzuschränken, wurden bisweilen Kompromisse eingegangen. Selbstverständlich sind **immer alle Geschlechter** gemeint.

Planung: Barbara Schweighofer, München
Projektmanagement: Cornelia von Saint Paul, München
Redaktion: Isabella de la Rosée, Höhenkirchen-Siegertsbrunn/Den Haag, NL
Bildredaktion und Rechteklärung: Lisa Neulinger, München/Bali
Satz: abavo GmbH, Buchloe/Deutschland
Druck und Bindung: Drukarnia Dimograf Sp. z o. o., Bielsko-Biała/Polen
Umschlaggestaltung: SpieszDesign, Neu-Ulm
Titelfotografie: Jan Bürgermeister, FOTOSTATE, Bühl/Weitenung

Aktuelle Informationen finden Sie im Internet unter **www.elsevier.de**.

Vorwort zur 2. Auflage

Mit dem Erscheinen der 2. Auflage wird uns das große Interesse am Einsatz der extrakorporalen Stoßwellentherapie bestätigt. Wir sind sehr dankbar, Ihnen mit einer zweiten, überarbeiteten Auflage neue Kapitel präsentieren und Sie auf Ihrem Weg mit dieser Behandlungsmethode begleiten zu können: Kapitel 3 befasst sich mit der Fragestellung der sportassoziierten Überlastungsfolgen und Kapitel 14 mit dem Einsatz der Stoßwellentherapie bei Faszienbehandlungen. Es haben sich aber nicht nur die Kapitel geändert, sondern auch der Nachname der Autorin Corry Ullrich zu Corry Kalmbach.

Der Einsatz der extrakorporalen Stoßwellentherapie (ESWT) in der alltäglichen Praxis von Therapeuten, die sich v.a. mit der Behandlung des Bewegungsapparates befassen, hat in den letzten Jahren weite Verbreitung gefunden. Dies liegt zum einen daran, dass inzwischen umfangreiche wissenschaftliche Belege zur Wirkung des Verfahrens vorliegen und die Effekte auf biologische Systeme erklärbar geworden sind; zum anderen aber auch daran, dass eine zunehmende Anzahl von Anwendern die Erfahrung machen konnte, dass sie mit der ESWT ein sehr wirkungsvolles therapeutisches Verfahren an die Hand bekommen haben.

Die Entwicklung gipfelte zuletzt im Vorschlag des Gemeinsamen Bundesausschusses, die ESWT zur Behandlung der Plantarfasziitis in den Leistungskatalog der gesetzlichen Krankenversicherung aufzunehmen.

Inzwischen liegt auch eine umfangreiche Literatur für den Anwender vor, in der die physikalischen Wirkprinzipien, die biologischen Effekte und die Einsatzmöglichkeiten bei verschiedenen Krankheitsbildern dargestellt werden. Die ESWT erweitert das therapeutische Spektrum der Behandlung des Bewegungsapparates um eine sehr effektive, schonende, fast nebenwirkungsfreie und nachhaltige Methode, die leicht zu erlernen ist. Sie kann dort Ergebnisse erzielen, wo andere Verfahren keinen oder unzureichenden Erfolg haben.

Während der langjährigen Dozententätigkeit der Autoren in Ausbildungskursen für die ESWT ist aber immer wieder aufgefallen, dass die Kursteilnehmer und aktuelle wie zukünftige Anwender teilweise sehr unsicher sind, wie sie die ESWT optimal in den Praxisalltag integrieren können, welche Therapien in welcher Reihenfolge kombinierbar sind und dass sie z.T. grundlegende Fragen, z.B. zur Griffhaltung des Handstücks, haben.

Dieses Buch soll den Anwender auf dem Weg zu einem versierten Einsatz der ESWT begleiten und unterstützen – und idealerweise den langen Weg deutlich abzukürzen, den die Autoren gegangen sind, um ihre jetzige Erfahrung auf diesem Gebiet weitestgehend eigenständig zu erwerben.

Durch die Anwendung der ESWT wird der klassische Fokus von der zu behandelnden Struktur auf die Funktion und die mechanische Verbindung der einzelnen Komponenten des Bewegungsapparates ausgeweitet – und so ermöglicht ein Zusammenspiel verschiedener, sich gegenseitig ergänzender therapeutischer Verfahren ein umfassendes therapeutisches Konzept zu erstellen, zum Wohl der Patienten und zum Erfolg der eigenen Praxis.

Hier liegt unseres Erachtens ein großes Potenzial für den Einsatz der ESWT. Dabei fließen Überlegungen und Behandlungsprinzipien aus der manuellen Therapie, der Manual-Medizin, der Osteopathie und der Neuraltherapie ein.

Wir hoffen, dass wir mit diesem Handbuch Therapeuten, die beginnen, mit der ESWT zu arbeiten und zunächst unsicher sind, wie sie es einsetzen sollen, den Einstieg in die sehr dankbare Integration der ESWT in ihre tägliche Praxis erleichtern können.

Nagold und Saarbrücken, im Sommer 2023

Corry Kalmbach, Physiotherapeutin, Betriebswirtin (B.A.)
Dr. med. Klaus Hornig, Facharzt für Orthopädie

Geleitwort

Verehrte Leserinnen und Leser,
die extrakorporale Stoßwellentherapie (ESWT) wurde am 7. Februar 1980 im Klinikum Großhadern in München erstmals klinisch eingesetzt. Ein schmerzender Nierenstein wurde im großen Wasserbassin radiologisch geortet und mit Hilfe der außerhalb des Körpers seinerzeit elektrohydraulisch generierten fokussierten Stoßwelle in kleine Teile zertrümmert. Diese fanden dann den Weg via naturalis an das Körperäußere. Damals waren sehr hohe Energieflussdichten bis $4 mJ/mm^2$, Allgemeinnarkose und raumgroße Geräte nötig.
Die letzten Jahrzehnte führten technologisch zu immer kleineren Geräten. Gleichsam wie die Gerätedimensionen, die kleiner, handlicher und sogar jüngst portabel wurden, sanken die verwendeten Energieflussdichten, während das Verständnis der Bedeutung der Energie zunahm: Waren zur Nierensteinzertrümmerung anfangs noch sehr hohe Energieflussdichten $> 2–4 mJ/mm^2$ nötig mit einer mechanistischen Wirkung, zeigen die Stoßwellenerfahrungen der letzten Jahre eine regenerative Gewebeantwort mit zunehmend geringeren Energieflussdichten. Mit anderen Worten: Stoßwellentherapie im Wandel.

Sie, verehrte Leserin und verehrter Leser, werden in diesem Buch in das Konzept der funktionellen Stoßwellentherapie eingeführt. Sie werden für eine Reihe von Indikationen von Kopf bis Fuß den Nutzen einer funktionellen Stoßwellentherapie erkennen. Die holistische Behandlung, welche unterschiedliche Stoßwellentechnologien kombiniert und zum Beispiel durch eine Vibrationstherapie zielführend ergänzt werden kann, ist Teil dieses Konzeptes.
Auch den aktuellen Entwicklungen in Bezug auf die Bedeutung der Faszien bei muskulären und tendinösen Funktionsstörungen geben die Autoren in diesem Buch Raum.
Ich möchte mit den Worten von Oscar Wilde schließen: *„Wer unter die Oberfläche dringt, tut es auf eigene Gefahr!"*
Ich wünsche Ihnen, liebe Leserin und lieber Leser, ein kurzweiliges Lesevergnügen und beglückwünsche die Autoren zu diesem gelungenen Buch.

Hannover, im Herbst 2019
Prof. Dr. med. Karsten Knobloch, FACS
Präsident Deutschsprachige Internationale Gesellschaft für Extrakorporale Stoßwellentherapie (DIGEST) e.V.

Benutzerhinweise

Dieses Buch wurde als Grundlagen- und Arbeitsbuch konzipiert: Die ersten 7 Kapitel erläutern Hintergründe und theoretische Aspekte der extrakorporalen Stoßwellentherapie (ESWT), ab Kapitel 8 wird die Behandlung einzelner Krankheitsbilder und Muskeln aufgezeigt.
Für die konkrete Anwendung des therapeutischen Verfahrens werden für die einzelnen Muskeln die jeweiligen Behandlungsparameter wie auch der Behandlungsablauf beschrieben.
In Grafiken aus den Werken von Travell & Simons ist die Lokalisation der Triggerpunkte verdeutlicht: Die schwarzen Kreuze weisen auf die häufigste Lokalisation der Triggerpunkte hin, Schmerzübertragungszonen sind als rote bzw. rot gepunktete Fläche dargestellt.
Fotografien zeigen die praktische Handhabung bei der ESWT, etwa die Führung des Handstücks oder auch die Lagerung des Patienten.
Damit das Buch auch in der ganz konkreten Therapie- bzw. Übungssituation sinnvoll und unterstützend eingesetzt werden kann, hat es einige „Extras" erhalten:

- Die Ringbindung erlaubt es, das Buch offen auf die Behandlungsbank zu legen, ohne dass es gleich wieder zuklappt. Dies soll insbesondere in Übungs- oder Kurssituationen das Abgleichen der eigenen Handlungen mit denen der „Experten" ermöglichen.
- Zum schnellen Auffinden einzelner Muskeln lässt sich der hintere Umschlag aufklappen. Hier finden Sie Muskeln und Krankheitsbilder in alphabetischer Reihenfolge mit Angabe der jeweiligen Seitenzahl – und Sie können diese Auflistung quasi neben dem geöffneten Buch „ablegen".

Die Autoren und der Verlag wünschen Ihnen beim Durcharbeiten der Inhalte wie auch bei der Handhabung des Buches viel Freude, ein vertieftes Verständnis der extrakorporalen Stoßwellentherapie und viel Erfolg bei der Anwendung dieses therapeutischen Verfahrens!

Abkürzungen

BGM	Bindegewebsmassage
BWS	Brustwirbelsäule
CMD	craniomandibuläre Dysfunktion
CPPS	chronic-pelvic-pain-Syndrom
DOMS	delayed onset muscle soreness
ED	erektile Dysfunktion
EPAT	extracorporeal pulse activation therapy
ESWL	extrakorporale Stoßwellenlithotripsie
ESWT	extrakorporale Stoßwellentherapie
F-SW	fokussierte Stoßwellen
GOÄ	Gebührenordnung für Ärzte
GTPS	greater trochanteric pain syndrome
HWS	Halswirbelsäule
IPP	Induratio penis plastica
ITBS	iliotibiales Bandsyndrom
LWS	Lendenwirbelsäule
M.	Musculus
mTrP	myofaszialer Triggerpunkt
MVC	maximal volitional contraction (maximal mögliche willkürliche Anspannung des Muskels)
ROM	Range of motion
RSWT	radiale Stoßwellentherapie
VAS	visuelle Analogskala

Abbildungsnachweis

Der Verweis auf die jeweilige Abbildungsquelle befindet sich bei allen Abbildungen im Werk am Ende des Legendentextes in eckigen Klammern.

E1026	Donnelly, J./et al.: Travell, Simons & Simons Myofascial Pain and Dysfunction: The Trigger Point Manual. Wolters Kluwer, 3. Aufl. 2018
G100	Travell, J. G.; Simons, D. G.: Myofascial Pain and Dysfunction. The trigger Point manual, Vol. 1 Upper half Body. 2nd ed. 1999, ISBN: 978-0-683-08363-7, Lippincott Williams & Wilkins
G178	Travell, J. G.; Simons, D. G.: Myofascial Pain and Dysfunction. The trigger Point manual, Vol. 2 The lower Extremities. 1st ed. 1992, ISBN: 978-0-683-08367-5, Lippincott Williams & Wilkins
J787	Colourbox.com
L231	Stefan Dangl, München
O1098	Jan Bürgermeister, FOTOSTATE, Bühl/Weitenung
U379	STORZ MEDICAL AG, Trägerwilen, Schweiz
V492	abavo GmbH, Buchloe
V854	Laserneedle GmbH, Glienicke/Nordbahn
V855	K-Active Europe GmbH, Hösbach
V1014	Level10 Buchverlag, Heilbronn

Fehler gefunden?

https://else4.de/978-3-437-23656-3

An unsere Inhalte haben wir sehr hohe Ansprüche.
Trotz aller Sorgfalt kann es jedoch passieren, dass sich ein Fehler einschleicht oder fachlich-inhaltliche Aktualisierungen notwendig geworden sind.

Sobald ein relevanter Fehler entdeckt wird, stellen wir eine Korrektur zur Verfügung.
Mit diesem QR-Code gelingt der schnelle Zugriff.

Inhaltsverzeichnis

A Grundlagen

KAPITEL

1

O. Wess, C. Kalmbach, K. Hornig

Was sind Stoßwellen?

1.1 Geschichte und Hintergrundwissen

Die Stoßwellentherapie ist heutzutage ein fester Bestandteil vieler Praxen im Bereich der Orthopädie und Physiotherapie. Die wenigsten wissen allerdings, welchen Ursprung die Stoßwellentherapie hat. In diesem Kapitel wird veranschaulicht dargestellt, was Stoßwellen sind und wie sie wirken.

Extrakorporal erzeugte Stoß- und Druckwellen werden heute in unterschiedlichen medizinischen Fachrichtungen eingesetzt. Je nach Art der Anwendung spricht man von extrakorporaler Stoßwellentherapie (ESWT) oder in der Urologie von extrakorporaler Stoßwellenlithotripsie (ESWL). Die Anfänge dieses nicht-invasiven Therapieverfahrens liegen in den 1960er-Jahren. Damals entstand die Idee, Stoßwellen außerhalb des Körpers zu erzeugen und in diesen einzuleiten, um Nieren- und Gallensteine zu zertrümmern – ohne das darüberliegende Gewebe zu schädigen. Die erste erfolgreiche Steinzertrümmerung beim Menschen (Chaussy et al. 1980, Chaussy et al. 1982, Wess 2005) gelang im Februar 1980 in München durch Prof. Dr. Christian Chaussy. Zum damaligen Zeitpunkt waren die Lithotripter sehr raumfordernd und haben bis zu 40m^2 in Anspruch genommen. Heute dagegen werden je nach Anforderung meist mobile Systeme eingesetzt, die wesentlich platzsparender sind (➤ Abb. 1.1).

In der Folge wurden Stoßwellen auch vermehrt in anderen Bereichen eingesetzt, z.B. bei Pseudarthrosen (Valchanov und Michailov 1991, Schaden und Kuderna 1997) und zur Auflösung von Kalkdepots in der Schulter (Loew et al. 1995) oder an Sehnenansätzen (Dahmen et al. 1995). Zahlreiche weitere Anwendungsgebiete folgten, die in ➤ Tab. 1.1 dargestellt werden.

1.2 Physik der Stoßwelle

Fokussierte Stoßwellen und radiale Druckwellen

In der Praxis werden sowohl fokussierte Stoßwellen als auch radiale Druckwellen eingesetzt.

Stoß- und Druckwellen unterscheiden sich nicht nur in ihrer Erzeugungstechnik, sondern auch in den üblicherweise verwendeten physikalischen Parametern sowie den therapeutischen Eindringtiefen ins Gewebe.

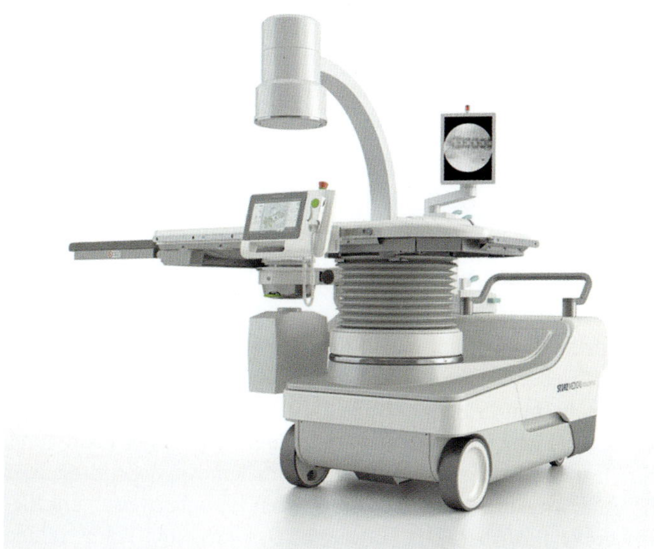

Abb. 1.1 Mobiler Lithotripter zur Behandlung von Nierensteinen [U379]

Tab. 1.1 Anwendungsgebiete der Stoßwellentherapie

Urologie	Orthopädie	Neurologie	Dermatologie	Ästhetische Medizin	Veterinärmedizin
Nierensteine	Pseudarthrosen	Spastiken	Wundheilung	Cellulite	Stressfrakturen
Chronic pelvic pain Syndrom (CPPS)	Sehnenansatz-Erkrankungen	Alzheimer	Ulzera	Lip- und Lymphödem	Insertions-Desmopathien
Erektile Dysfunktion (ED)	Triggerpunkte		Verbrennungen	Body Shaping	Tendinopahtien
Induratio penis plastica (IPP)	myofasziales Schmerzsyndrom		akute und chronische Läsionen		Arthrosen
	Faszienbehandlung		traumatische und posttraumatische Hautläsionen		myofasziale Schmerzsymptome
	Schmerzen bei degenerativen Gelenkerkrankungen				

MERKE
Radiale Druckwellen werden häufig als radiale Stoßwellen bezeichnet, obwohl das physikalisch nicht korrekt ist.

Fokussierte Stoßwellen

Stoßwellen sind Schallwellen. In der Atmosphäre treten sie bei Vorgängen auf, die explosionsartig verlaufen – z. B. bei Detonationen, bei Blitzschlag oder wenn ein Flugzeug die Schallmauer durchbricht. Stoßwellen sind akustische Pulse, die durch hohe, positive Druckamplituden und einen sehr steilen Anstieg des Drucks gegenüber dem Umgebungsdruck gekennzeichnet sind. Sie können kurzzeitig Energie vom Ort der Erzeugung auf entfernte Gebiete übertragen und dort z. B. Fensterscheiben zerspringen lassen.

Stoßwellen sind mit Ultraschallwellen verwandt. Der wesentliche Unterschied besteht darin, dass bei Stoßwellen die Druckamplituden besonders groß sind, sodass ein Aufsteilungseffekt infolge von Nichtlinearitäten des Ausbreitungsmediums (Wasser, menschliches Gewebe) zu berücksichtigen ist. Beim Ultraschall handelt es sich darüber hinaus meist um periodische Schwingungen mit schmaler Bandbreite (➤ Abb. 1.2).

Stoßwellen hingegen werden durch einen einzigen, überwiegend positiven Druckpuls dargestellt, dem ein vergleichsweise geringer Zuganteil (negativer Druckpuls) folgt (➤ Abb. 1.3). Ein solcher Puls umfasst Frequenzen von einigen Kilohertz bis mehr als 10 Megahertz (Wess 2004, 2006; Wess et al. 1997).

Erzeugung von fokussierten Stoßwellen

Fokussierte Stoßwellen (FSWT) können elektrohydraulisch, piezoelektrisch oder elektromagnetisch erzeugt werden (➤ Abb. 1.4).

Beim elektrohydraulischen Prinzip werden Stoßwellen direkt an der Stoßwellen-Quelle gebildet. Beim piezoelektrischen und elektromagnetischen Prinzip entstehen die Stoßwellen erst infolge von Aufsteilung und Überlagerung – und somit erst in der Fokuszone. Für die medizinische Anwendung ist vor allem von Bedeutung, dass die unterschiedlich erzeugten Stoßwellen typischerweise verschieden große Fokusbereiche aufweisen. Den kleinsten Fokus bilden dabei die piezoelektrisch erzeugten Stoßwellen, den größten die elektrohydraulischen. Daraus folgt, dass die für eine Behandlung erforderliche Dosierung zum Teil vom Gerätetyp abhängig ist (Wess 2004, Wess et al. 1997).

Beispiel: Elektromagnetische Stoßwellenerzeugung Das Verfahren der elektromagnetischen Stoßwellenerzeugung beruht auf dem physikalischen Prinzip der elektromagnetischen Induktion (➤ Abb. 1.5). Das Verfahren ermöglicht eine sehr genaue und feine Dosierung der applizierten Stoßwellenenergie, sowohl axial (in der Tiefe) als auch lateral. Verwendet wird idealerweise eine Zylinder-

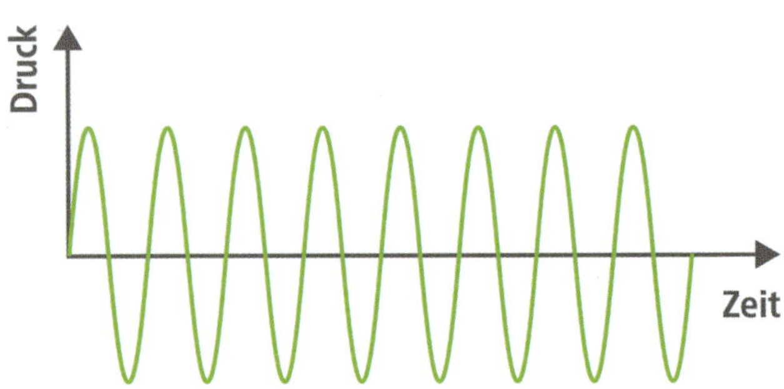

Abb. 1.2 Typisches Ultraschallsignal [U379]

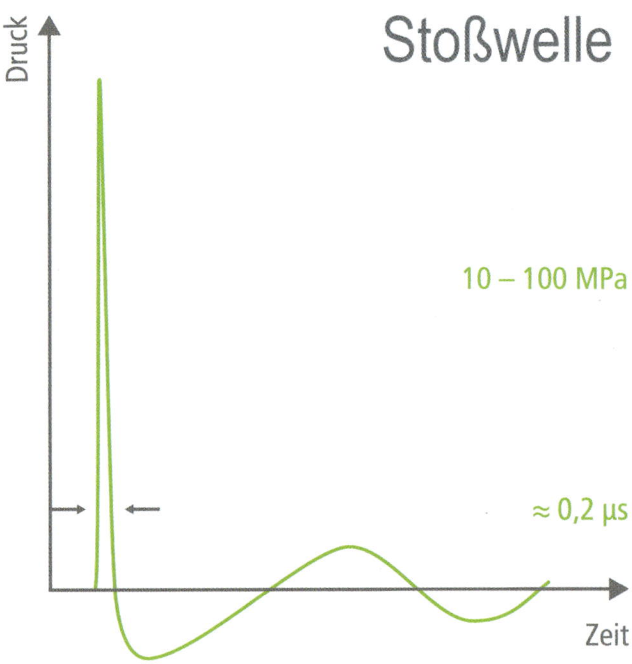

Abb. 1.3 Typischer Verlauf einer fokussierten Stoßwelle [U379]

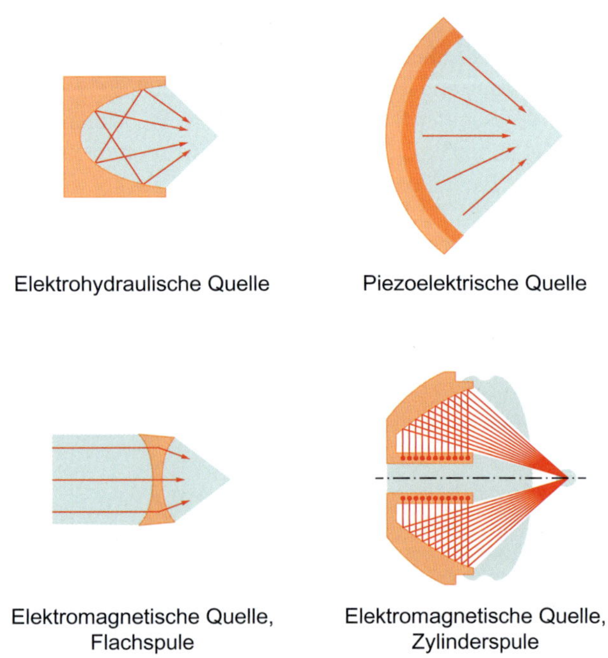

Abb. 1.4 Verschiedene Formen der Erzeugung fokussierter Stoßwellen [L231]

spule, bei der die Stoßwelle mittels eines Rotationsparaboloids fokussiert wird. Aufgrund der relativ großen Öffnung der Stoßwellen-Quelle im Verhältnis zur Fokusgröße lässt sich die Stoßwellenenergie schmerzarm über eine entsprechend große Einkoppelfläche in den Körper übertragen (➤ Abb. 1.6). Die Energie wird im Wesentlichen in der relativ kleinen Fokuszone im Körperinneren freigesetzt.

MERKE
Stoßwellen sind akustische Wellen. Um sich auszubreiten, benötigen sie ein Medium wie Wasser oder Luft. Bei medizinisch genutzten Stoßwellen wird in aller Regel Wasser verwendet. In diesem Fall werden die Stoßwellen außerhalb des Körpers erzeugt und anschließend in biologisches Gewebe mittels Ultraschallgel eingekoppelt.

Radiale Druckwellen

Neben fokussierten Stoßwellen werden auch radiale Druckwellen in der modernen Medizin eingesetzt, v. a. zur Behandlung von Erkrankungen des Bewegungsapparates. Der Physiker Isaac Newton stellte bereits 1687 sein berühmtes Gesetz von „Actio und Reactio" auf. Das Wirkprinzip eines ballistischen Druckwellengeräts beruht auf dem daraus abgeleiteten Impulssatz. Mechanische Energie in Form einer akustischen Druckwelle wird mit speziell geformten Applikatoren in das Körpergewebe und damit in die Schmerzzone übertragen. Die ballistisch erzeugten radialen Druckwellen sind seit Ende der 1990er-Jahre in der Medizin verfügbar. Vor allem für die Behandlung muskuloskelettaler Indikationen sind sie eine kostengünstige Alternative. Wie beim Newton-Pendel handelt es sich um elastische Stöße/Impulse, bei denen die kinetische Energie und der Impuls erhalten bleiben (➤ Abb. 1.7).

Seit der Einführung der Druckwellen in die Medizin wurden sie aus Marketinggründen als radiale Stoßwellen bezeichnet, da viele Indikationen und Therapieerfolge sehr ähnlich sind (Auersperg et al. 2012). In der Praxis wird entsprechend von der „radialen Stoßwellentherapie" (RSWT) gesprochen.

Aus physikalischer Sicht ist der Begriff Stoßwelle für die radialen Druckwellen jedoch nicht korrekt: Die Pulslänge der radialen Druckwellen ist wesentlich länger als die von Stoßwellen. Um die Wirkungsunterschiede besser zum Ausdruck zu bringen, wird die radiale Druckwellentherapie vor allem im angloamerikanischen Sprachraum häufig auch als „extracorporeal pulse activation therapy" (EPAT) bezeichnet und nimmt somit einen deutlicheren Bezug auf Isaac Newtons Gesetz von „Actio und Reactio" bzw. den daraus abgeleiteten Impulssatz.

Erzeugung von radialen Druckwellen

Druckwellen werden durch die Kollision fester Körper erzeugt. Dabei wird durch Druckluft (ähnlich einem Luftgewehr) ein Projektil auf eine Geschwindigkeit von einigen Metern pro Sekunde (ca. 5–25 m/s, weit unter der Schallgeschwindigkeit im Wasser von 1500 m/s) beschleunigt und dann auf einem Prallkörper (Applika-

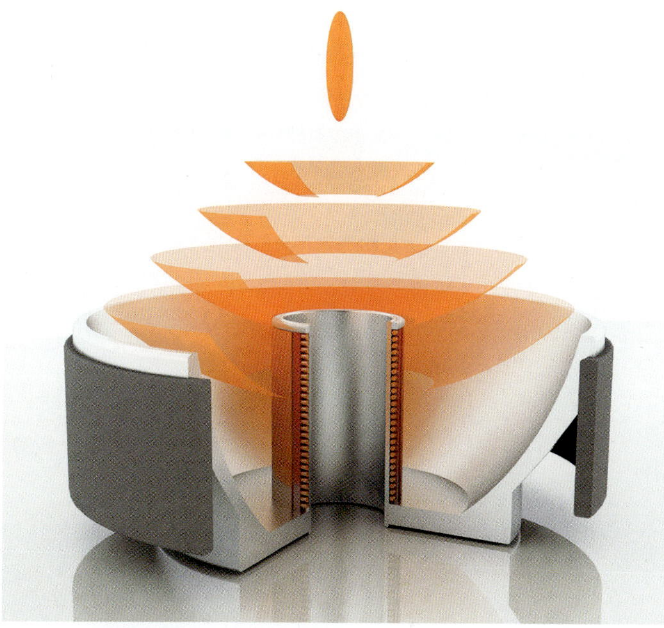

Abb. 1.5 Die Erzeugung elektromagnetischer Stoßwellen basiert auf dem Prinzip der elektromagnetischen Induktion [U379]

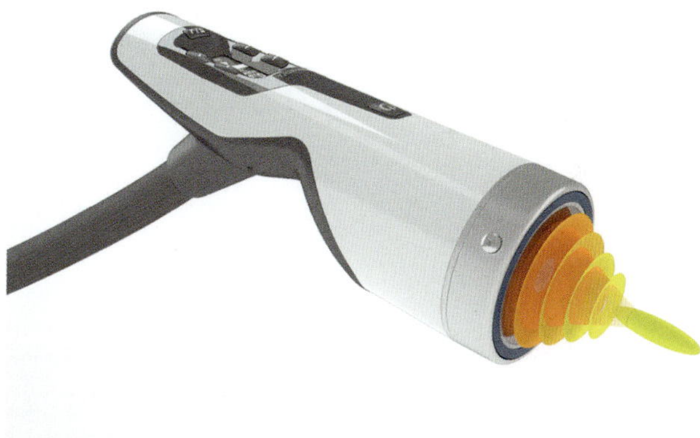

Abb. 1.6 Fokussiertes Stoßwellenhandstück [U379]

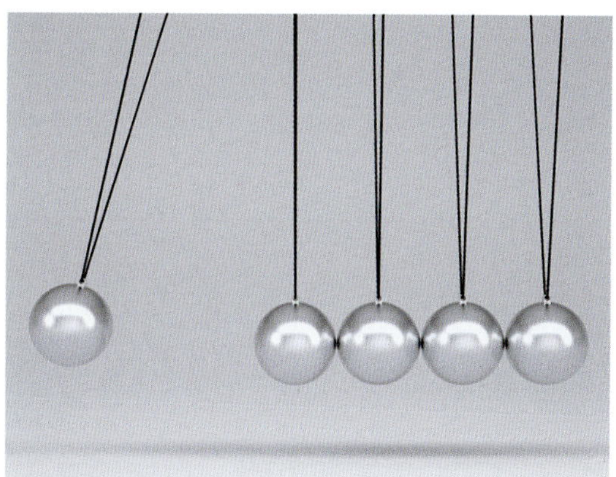

Abb. 1.7 Beim Newton-Pendel bleibt die kinetische Energie erhalten [J787]

1

tor) abrupt abgebremst. Der elastisch aufgehängte Prallkörper wird oberhalb des zu behandelnden Gebiets in unmittelbaren Kontakt mit der Körperoberflache gebracht – vorzugsweise unter Verwendung von Ultraschall-Koppelgel (➤ Abb. 1.8). Wenn das Projektil auf den Prallkörper (Applikator) prallt, wird ein Teil seiner kinetischen Energie an den Prallkörper abgegeben, der sich eine kurze Strecke (typisch < 1 mm) mit einer wesentlich langsameren Geschwindigkeit (typisch < 1 m/s) translatorisch bewegt, bis das angekoppelte Gewebe bzw. das Handstück die Bewegung des Prallkörpers abgebremst haben (➤ Abb. 1.9, ➤ Abb. 1.10). Am Berührungspunkt wird die Bewegung des Prallkörpers in das Gewebe übertragen. Dort erzeugt sie eine „radiale" Druckwelle, die sich divergent ausbreitet.

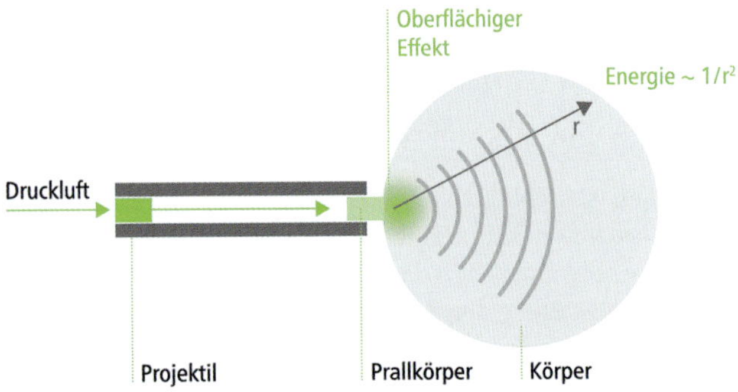

Abb. 1.8 Pneumatisch erzeugte Druckwellen und deren oberflächige Wirkung [U379]

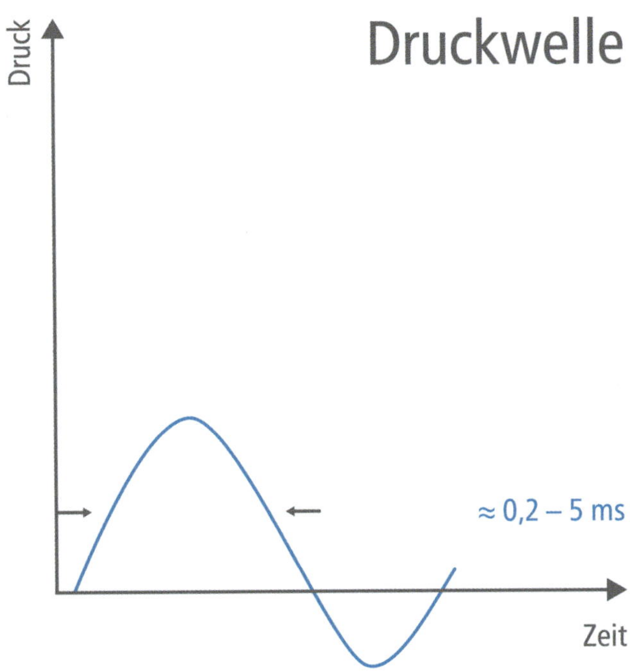

Abb. 1.9 Typischer Verlauf einer radialen Druckwelle [U379]

Fokussierte Stoßwellen vs. radiale Druckwellen

Stoß- und Druckwellen unterscheiden sich sowohl in ihrer physikalischen Charakteristik und der Erzeugungstechnik als auch in der Größenordnung der üblicherweise verwendeten Parameter sowie bei den therapeutischen Eindringtiefen ins Gewebe. Die wesentlichen Unterschiede sind in ➤ Tab. 1.2 kurz zusammengefasst.

Interessanterweise sind trotz der physikalischen Unterschiede und der dadurch bedingten unterschiedlichen Anwendungsbereiche (an der Oberfläche bzw. in der Tiefe) die Stimulationseffekte und therapeutischen Mechanismen zum Teil ähnlich. So eignen sich die radialen Druckwellen zum Beispiel gut für oberflächennahe Schmerz-Indikationen. Bei myofaszialen Schmerzsyndromen ist der Einsatz der radialen Druckwelle zum Glätten und Ausstreichen der Muskulatur und/oder der Faszien vor oder nach der Behandlung mit fokussierten Stoßwellen unverzichtbar. Zur Therapie lokaler Schmerzpunkte, chronischer Sehnenansatzerkrankungen und tiefer liegender Triggerpunkte ist der Einsatz einer fokussierten Stoßwelle von Vorteil (Gleitz 2005). Darauf wird in den folgenden Kapiteln detailliert eingegangen.

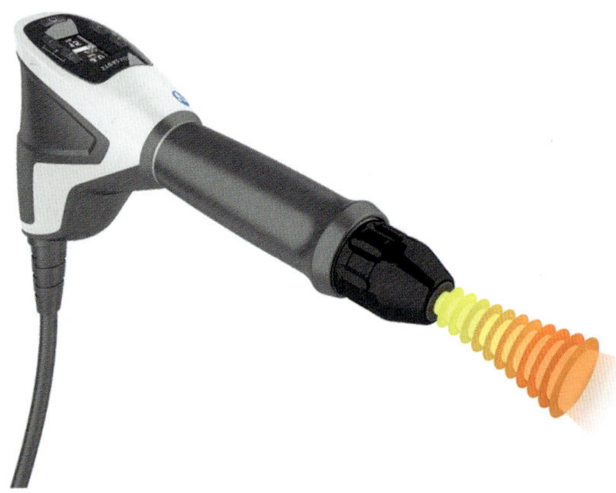

Abb. 1.10 Radiales Druckwellenhandstück [U379]

Tab. 1.2 Wesentliche Unterschiede zwischen Stoß- und Druckwellen

Stoßwelle		Druckwelle
10–100 MPa	Druck	0,1–1 MPa
≈ 0,2 µs	Pulsdauer	≈ 0,2–5 ms
0,5–2 mNs	Impuls	100–200 mNs
20–35 mJ	Energie	150–200 mJ
100–150 MPa/mm	Druckgradient	0,1–0,5 kPa/mm
fokussiert	Druckfeld	radial, divergent
groß, bis 200 mm	Eindringtiefe	gering, oberflächlich, bis 50 mm
Zellen	Wirkung	Gewebe

KAPITEL 2

O. Wess, C. Kalmbach, K. Hornig

Stoßwellen in der konservativen Therapie

2.1 Wirkungsweisen und Effekte

In der Stoßwellentherapie hängt die Wirkungsweise vor allem von der applizierten Energie bzw. der Energieflussdichte ab.

Die ins Gewebe eingebrachte Energie kann in hoch- und niederenergetisch unterschieden werden, wobei die Grenzen fließend sind. Je nach Intensität ist die mechanische Zerstörung von Zellen, Membranen und z. B. Knochentrabekeln (Delius et al. 1995) oder aber die Stimulation von Zellen durch reversible Deformation der Zellmembran (Forssman und Hepp 1980) möglich. So ist einerseits eine Zerstörung von brüchigen Strukturen (Nierensteinen) möglich, andererseits eine Stimulation von Gewebestrukturen, die zu Heilungsprozessen führt (➤ Abb. 2.1).

Hochenergetische Stoßwellen werden vor allem in der Lithotripsie zur Zertrümmerung von Nierensteinen eingesetzt. Die Wirkung von hochenergetischen Stoßwellen beruht u.a. auf einer vorwärts gerichteten Kraftwirkung (in Richtung der Ausbreitung der Stoßwellen) mit einer Impulsübertragung auf die Grenzfläche (Wess et al. 2018). Diese kann soweit gesteigert werden, dass Nierensteine zerstört werden können (Chaussy et al. 1980, 1982). Diese Kraftwirkungen treten im Wesentlichen an Grenzflächen mit einem Sprung des akustischen Widerstandes auf, jedoch kaum in homogenem Medium (Gewebe, Wasser; Delius et al. 1995). Aus diesem Grund ist die Stoßwelle das ideale Mittel, um Wirkungen in der Tiefe des Gewebes zu erzeugen, ohne das davorliegende Gewebe zu beeinträchtigen.

Im Fokus dieses Buches stehen die **niederenergetischen Stoßwellen,** die im orthopädischen Praxisalltag eingesetzt werden. Deren Wirkungsweise ist die Stimulation von Zellen und Gewebestrukturen, die Heilungsprozesse initiieren. Der zugrunde liegende Hauptwirkmechanismus besteht in der Mechanotransduktion, die im Folgenden näher erläutert wird.

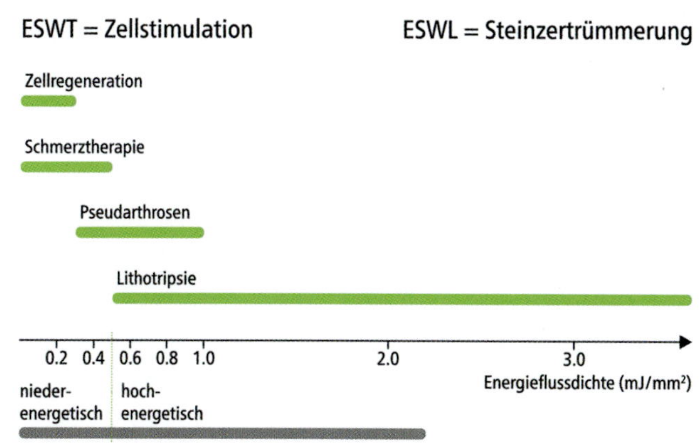

Abb. 2.1 Typische Anwendungsbereiche mit ihren Intensitäten [U379]

> **MERKE**
> Niederenergetisch kann sowohl mit der radialen (Druckwelle) als auch mit der fokussierten Stoßwelle gearbeitet werden, hochenergetisch nur mit der fokussierten Stoßwelle.

Mechanotransduktion

Bei der Mechanotransduktion wird ein mechanischer Impuls auf ein Gewebe übertragen; die Antwort darauf ist eine biologische Reaktion, v. a. auf zellulärer Ebene. In-vivo konnte gezeigt werden, dass Strukturen wie Integrine, „focal adhesion kinase" (FAK), Zytoskelett sowie Kalzium- und Kalium-Ionenkanäle an der Übertragung von Stoßwellen auf das Zellinnere beteiligt sind, hier v.a. auf den Zellkern, was eine Änderung der Genexpression bewirken kann. Die Vorgänge, die dadurch angestoßen werden, sind u.a. eine Veränderung der Syntheserate von Gewebsmediatoren sowie die Proliferation, Migration und Differenzierung verschiedener Effektorzelltypen (Stammzellen, mesenchymale Zellen, Immunzellen; Schaden et al. 2015).

Durch die Mechanotransduktion werden weitere Effekte hervorgerufen, die im nächsten Abschnitt erläutert werden.

> **MERKE**
> Teilweise hält sich bis heute die Hypothese, dass die ESWT Mikroläsionen hervorruft und dadurch ein Heilungsprozess initiiert wird. Diese Hypothese wird jedoch durch das biologische Wirkmodell der Mechanotransduktion widerlegt.

Biologische Effekte

Weitere Effekte der niederenergetischen Stoßwellen sind:

- Erhöhung der Zellmembranpermeabilitat (Byron et al. 2005)
- Stimulation der Mikrozirkulation (Blut, Lymphe; Kisch 2016, Goertz et al. 2015)
- Ausschüttung der Substanz P (Maier et al. 2003)
- Reduktion unmyelinisierter Nervenfasern (Klonschinski et al. 2011)
- Ausschüttung von Stickoxid (NO), die eine Vasodilatation, einen erhöhten Stoffwechsel und eine Angiogenese bewirkt und entzündungshemmend wirkt (Nishida et al. 2004, Mariotto et al. 2005)

- Antibakterieller Effekt (Horn et al. 2009)
- Ausschüttung von Wachstumshormonen (Blutgefäße, Epithel, Knochen, Kollagen usw.; Nishida et al. 2004, Chao et al. 2008, Christ et al. 2008, Gollwitzer et al. 2013)
- Stimulation von Stammzellen (Gollwitzer et al. 2013, Schuh et al. 2014)
- Stimulation von Nervenzellen (Maier et al. 2003, Raabe et al. 2013)

Wirkmechanismus am Muskel

Für die orthopädischen Indikationen, bei denen die Triggerpunkte, muskuläre und tendinöse Strukturen im Fokus der Behandlung stehen, sind die Effekte bis heute wissenschaftlich nur teilweise erwiesen. Folgende Hypothesen zu Wirkungsweisen werden diskutiert oder aus den oben genannten Effekten abgeleitet (Reilly 2018):

- Lösen der fixierten Aktin-Myosin-Verbindungen durch mechanische Energie vertikal zur Muskelfaserrichtung (im Gegensatz zur „klassischen" Längsdehnung)
- Dadurch Verbesserung des Bewegungsausmaßes
- Analgetischer Effekt durch Ausschüttung von Stickoxid (NO), Substanz P und Calcitonin Gene-Related Peptide (CGRP)
- Selektive Degeneration von C-Fasern
- Gate-Control-Mechanismus und damit verbundene Schmerzmodulation
- Hyperstimulation zur Lösung von senso-motorischen Krampfzuständen (Wess 2008)

Triggerpunkt

Ein myofaszialer Triggerpunkt ist ein Areal im Muskel, das auf mechanische Stimulation wie Druck oder Zug empfindlich reagiert. Durch einen verursachenden Reiz kommt es zu einer überschießenden Acetylcholinausschüttung an der neuromuskulären Endplatte und zur Depolarisierung der Muskelmembran. Auf mikroskopischer Ebene ist durch die Kontraktur die Kapillardurchblutung stark reduziert, was zu einer Minderversorgung mit ATP führt, das jedoch zur Lösung der Aktin-Myosin-Verbindung erforderlich ist. Die lokale Ischämie setzt Gewebsmediatoren frei, die zur Sensibilisierung freier Nervenendigungen führen. Entstehende Schmerzen können entweder lokal begrenzt sein oder in entfernte Körpergebiete ausstrahlen („referred pain"; Gleitz 2011).

Triggerpunkte sind nicht nur lokale Schmerzquellen, sondern beeinflussen die umgebende Muskulatur nachhaltig negativ. Sie führen zu einer Verkürzung des betroffenen Muskels und verursachen dadurch mechanischen Stress sowohl in der longitudinalen Abfolge hintereinanderliegender Muskeln (muskuläre Kette) als auch in transversaler Richtung auf den jeweiligen antagonistischen Muskel, was zur Ausbildung weiterer Triggerpunkte (Sekundärtrigger) führen kann. Auch im Gebiet des „referred pain" können sogenannte Satellitentrigger entstehen. Somit tendieren unbehandelte Triggerpunkte dazu, sich auszubreiten, was in ein globales „myofasziales Schmerzsyndrom" münden kann.

Im Jahr 2005 entdeckte der japanische Wissenschaftler Jay Shah, dass in einem Triggerpunkt eine lokale Entzündungsreaktion vorliegt. Im Triggerpunkt selbst wurden erhöhte **Konzentrationen von Neuropeptiden** gefunden:

- Substanz P (SP)
- Tumornekrosefaktor-α (TNF-α)
- Interleukin-1β (IL-1 β), Interleukin-6 (IL-6) und Interleukin-8 (IL-8)
- Calcitonin Gene-Related Peptide (CGRP)
- Bradykinin (BK), Serotonin (SE) und Norepinephrin (NE)

Der **pH-Wert** des Gewebes war deutlich erniedrigt, d.h. es lag eine Übersäuerung vor; der Sauerstoffanteil in dem Teil des Gewebes war reduziert. Der pH-Wert der Triggerpunkte normalisierte sich nach der Behandlung und die Neuropeptide reduzierten sich signifikant (Tanno-Rast 2014).

2.2 Indikationen und Kontraindikationen

Indikationen (Shah et al. 2005):

- Tendinosis calcarea
- Radiale Epikondylopathie
- Ulnare Epikondylopathie
- Morbus Dupuytren
- Trochanterschmerzsyndrom
- Plantare Fasciitis
- Achillessehnentendinopathie
- Patellaspitzensyndrom
- Tibiakantensyndrom
- Hamstring-Tendinopathie
- Morbus Ledderhose
- Arthrosen
- Osteochondrosis dissecans
- Pseudarthrose
- Stressfrakturen
- Aseptische Hüftkopfnekrose
- Myofasziale Schmerzsyndrome
- Triggerpunkte

Kontraindikationen (DIGEST-Leitlinien zur Extrakorporalen Stoßwellentherapie 2018):

- Blutgerinnungsstörungen (Hämophilie)
- Einnahme von Antikoagulantien, v. a. Marcumar
- Thrombose
- Schwangerschaft
- Kortisonbehandlungen bis 6 Wochen vor der ersten Anwendung
- Maligner Tumor im Fokus
- Infizierte Areale (Ausnahme: superinfizierte Wunden)
- Gehirn oder Wirbelsäule im Behandlungsbereich

Nebenwirkungen (DIGEST-Leitlinien zur Extrakorporalen Stoßwellentherapie 2018):

- Schwellung, Rötung
- Petechien, Hämatome
- Schmerzen bzw. eine Erstverschlimmerung

MERKE

Bei sachgemäßer Anwendung der Stoßwellentherapie sind keine schwerwiegenden Nebenwirkungen zu erwarten.

2.3 Funktionelles Behandlungskonzept

Das Behandlungskonzept in der Stoßwellentherapie hat sich in den letzten 15 Jahren stark gewandelt. Sehr lange wurde nach dem **„Da-wo's-Prinzip"** behandelt, bei dem vor allem nur „da" behandelt wird, „wo's weh tut". Später ist zunehmend das Wissen um die Triggerpunkte in die Praxen eingezogen, verbunden mit einem steigenden Interesse an deren Behandlung. Es wurde nicht mehr nur das schmerzende Areal behandelt, sondern auch zugehörige Triggerpunkte. Der Behandlungsansatz war der sogenannte **„Local Approach"**, bei dem von lokal nach global gearbeitet wurde. Konkret bedeutet das, dass bei einem Fersenschmerz/Fersensporn zunächst der Schmerzpunkt an der Ferse und anschließend die zugehörigen Triggerpunkte und Muskeln (Fuß- und Wadenmuskulatur) behandelt wurden.

Seit einigen Jahren wird vermehrt nach dem **„Global Approach"-Prinzip** gearbeitet, bei dem von global nach lokal behandelt wird. Dieser Behandlungsansatz basiert vor allem auf dem aktuellen Wissen über Faszien und myofasziale Ketten des Bewegungsapparates und wird bestätigt durch die hohe Patienten-Compliance sowie weiter verbesserte Therapieergebnisse.

In das Behandlungskonzept fließen darüber hinaus zunehmend Erkenntnisse aus der Manualmedizin/Osteopathie über funktionelle Zusammenhänge bei der Behandlung des Bewegungsapparates ein. Gerade diese Sichtweise stellt eine sehr interessante Erweiterung der Einsatzmöglichkeiten der ESWT dar. Durch das Aufspüren und Behandeln latenter Triggerpunkte, v. a. in der muskulären Kette und in der Antagonistenmuskulatur, ist die Rezidivhäufigkeit stark reduzierbar.

Thomas W. Myers (2015) hat mit seinem Buch „Anatomy Trains" den Grundstein des Wissens um „myofasziale Ketten" gelegt. Er beschreibt die funktionellen Zusammenhänge von Faszien, Muskeln und Sehnen und stellt die Anschauung, dass Muskeln isoliert voneinander betrachtet werden, grundsätzlich infrage. Auch Prof. Robert Schleip von der Universität Ulm hat Entscheidendes in der Faszienforschung geleistet. Er beschreibt, wie Faszien ihre Gleitfähigkeit verlieren können und dadurch „verkleben". Daraus können Schmerzen entstehen, die sich auf das ganze myofasziale System auswirken können und somit auch zu Bewegungseinschränkungen führen – einer verminderten Range of Motion (ROM).

Diese Konzepte lassen sich sehr gut in einen Behandlungsplan mit der ESWT integrieren und führen zu verbesserten Therapieergebnissen.

MERKE

Prinzipiell geht es beim funktionellen Ansatz in erster Linie darum, die maßgebliche verkürzte Struktur einer betroffenen Körperregion zu identifizieren und zu behandeln, initial unabhängig davon, ob sie symptomatisch (schmerzhaft) ist oder nicht. Hierzu eignet sich die ESWT ausgesprochen gut. Dies ist entscheidend, um die verursachenden und unterhaltenden Kräfte zu neutralisieren. Hierdurch wird ein Misslingen der Therapie bzw. ein Rezidiv verhindert. Erst in zweiter Linie wird die eigentlich schmerzende Struktur behandelt.

Funktionelle Stoßwellenbehandlung der Schulter

Im Folgenden wird eine funktionelle Behandlungsabfolge an der Schulter gezeigt. Verschiedene Indikationen können mit der Stoßwellentherapie behandelt werden. Grundsätzlich müssen aber immer alle Muskeln des Schultergürtels und des Schultergelenks in die Diagnostik eingeschlossen werden, da diese für die volle Funktionalität eine Rolle spielen. Bei der Behandlung der Schulter ist es von Vorteil, im Sitzen zu arbeiten, da so alle Areale gleichermaßen gut erreicht werden.

TIPP

Bereits vor Beginn der Behandlung sollte klar sein, wie der Patient am besten positioniert wird, um die anatomischen Strukturen ideal erreichen zu können, möglichst wenig Positionswechsel zu benötigen und die individuellen Bewegungseinschränkungen des Patienten zu berücksichtigen. Dabei können die Muskeln auch in eine Vordehnung gebracht werden, um den Effekt zu intensivieren.

Ausgangsposition: neutrale Sitzposition Der Patient sitzt aufrecht auf einem Hocker oder auf der Liege. Die Arme werden zur Entspannung des Schultergürtels auf einem Kissen oder einer Rolle abgelegt (➤ Abb. 2.2).

In der neutralen Sitzposition gut zu erreichende Muskeln sind u. a. M. trapezius, M. levator scapulae, Mm. rhomboidei major und minor, M. infraspinatus und M. deltoideus.

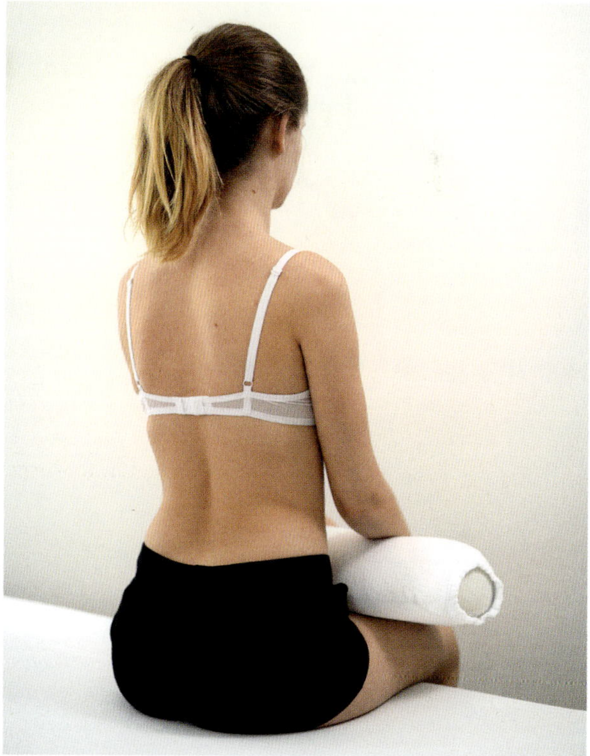

Abb. 2.2 Neutrale Sitzposition: Die Arme sind auf einer Rolle abgelegt [O1098]

2

Mit Vordehnung Zur Intensivierung der Behandlung können alle Muskeln in Vordehnung gebracht werden (➤ Abb. 2.3). Für die Bereiche des M. trapezius und des M. levator scapulae kann der Kopf flektiert und gegebenenfalls zur Gegenseite rotiert werden.

Hand auf die gegenüberliegende Schulter Bei dieser Bewegung bewegt sich die Skapula nach lateral und der „Raum" zwischen Wirbelsäule und Skapula wird größer, sodass weitere Muskelareale erreicht werden. Zudem lässt sich in dieser Position ideal der M. teres minor behandeln, außerdem der Hinterrand des M. deltoideus, die Mm. rhomboidei und der M. trapezius, pars ascendens (➤ Abb. 2.4).

Schürzengriff Mit dem Arm im Schürzengriff können die Muskeln am medialen Skapularand behandelt werden sowie im weiteren Verlauf der Behandlung der Muskelbauch und die Insertion der Supraspinatussehne (➤ Abb. 2.5).

Hand auf dem Kopf Legt der Patient die Hand auf den Kopf, kann der axilläre Bereich gut behandelt werden. Ideal zur Behandlung des M. latissimus dorsi, M. serratus anterior, M. teres major und M. subscapularis (➤ Abb. 2.6). Hat der Patient vor allem Beschwerden im Bereich des M. subscapularis, kann er bei der weiteren Behandlungen auch in Rücken- oder Seitlage positioniert werden.

Alternativ kann die Hand auch auf einer Tischkante oder einem Quader abgelegt werden, sodass der Arm in jedem Fall in abduzierter Haltung behandelt wird.

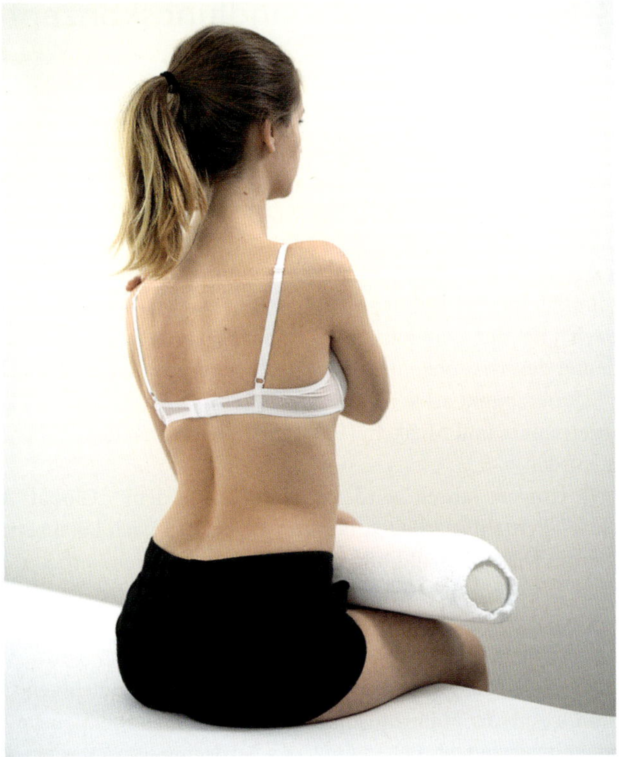

Abb. 2.4 Hand auf gegenüberliegender Schulter: Behandlung des M. teres minor [O1098]

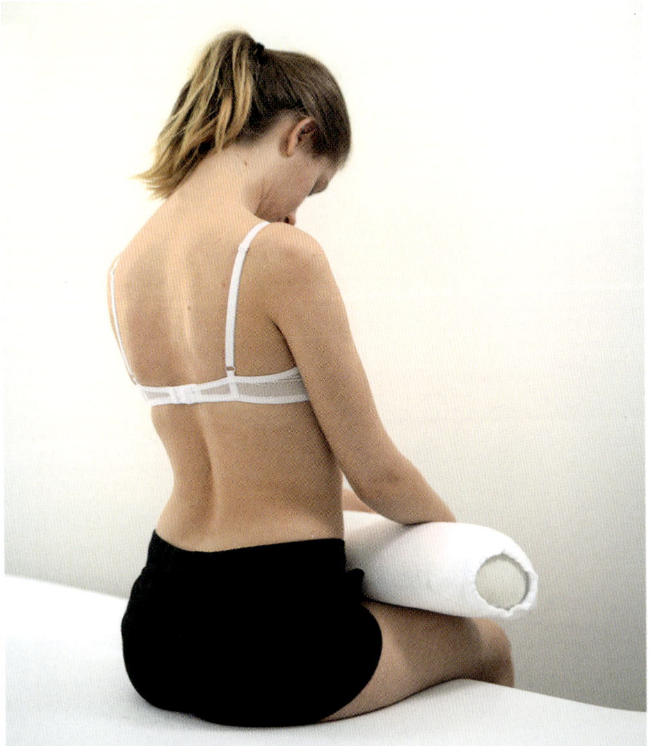

Abb. 2.3 Mit Vordehnung des M. trapezius und M. levator scapulae [O1098]

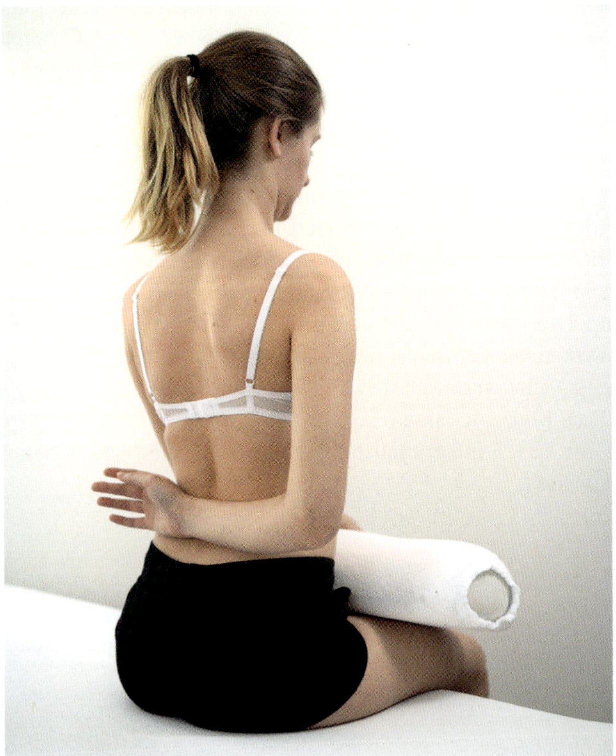

Abb. 2.5 Schürzengriff: zur Behandlung der Insertion der Supraspinatussehne [O1098]

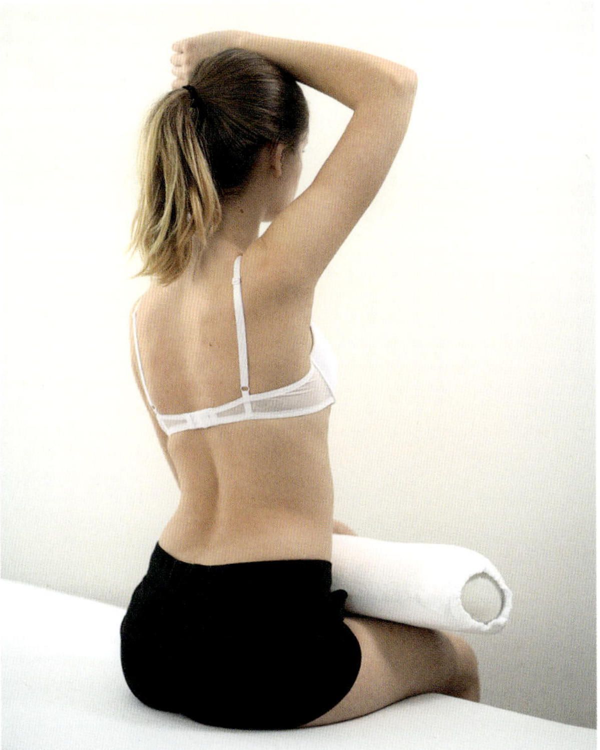

Abb. 2.6 Hand auf den Kopf legen zur Behandlung des axillären Bereichs [O1098]

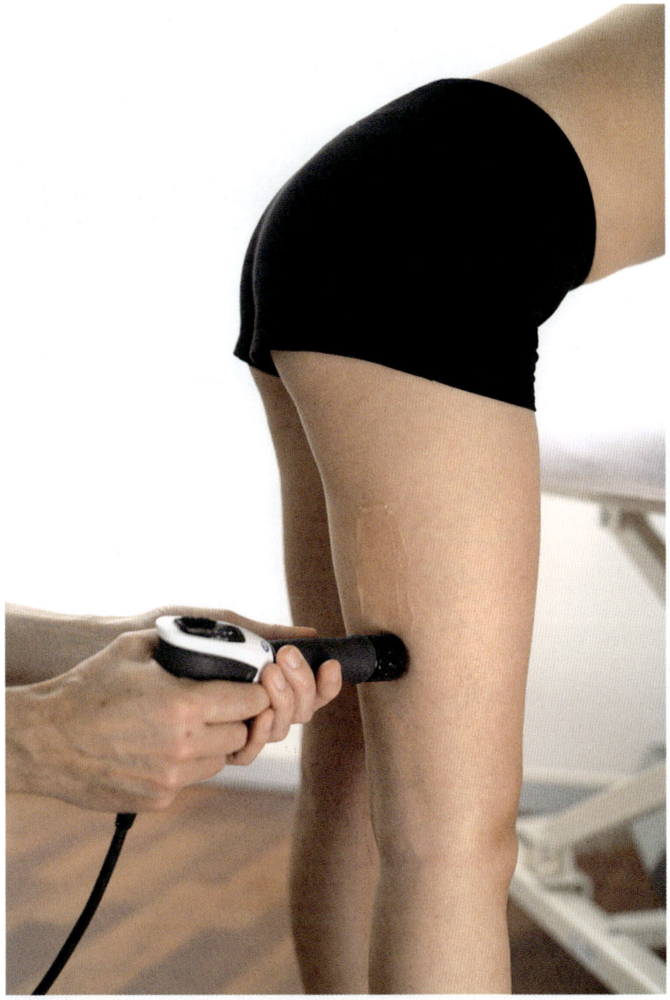

Abb. 2.7 Passive Vordehnung zur Behandlung der ischiokruralen Muskulatur [O1098]

Behandlung mit Vordehnung

Wie im vorherigen Abschnitt angesprochen, gehört zu einer funktionellen Behandlung auch immer die Vordehnung. Viele Muskelgruppen lassen sich problemlos in Vordehnung behandeln. Man kann den Patienten dabei entweder in eine statische, passive Vordehnungsposition bringen (➤ Abb. 2.7) oder die passive Vordehnung aktiv gestalten, z. B. über die Mobilisation des Sprunggelenks bei der Behandlung der Wadenmuskulatur (➤ Abb. 2.8).

Die Patienten empfinden die Behandlung zwar intensiver, berichten danach aber von einem sehr lockeren und leichten Gefühl. Vor allem bei mobilen Patienten und Sportlern empfiehlt sich das Arbeiten in Vordehnung.

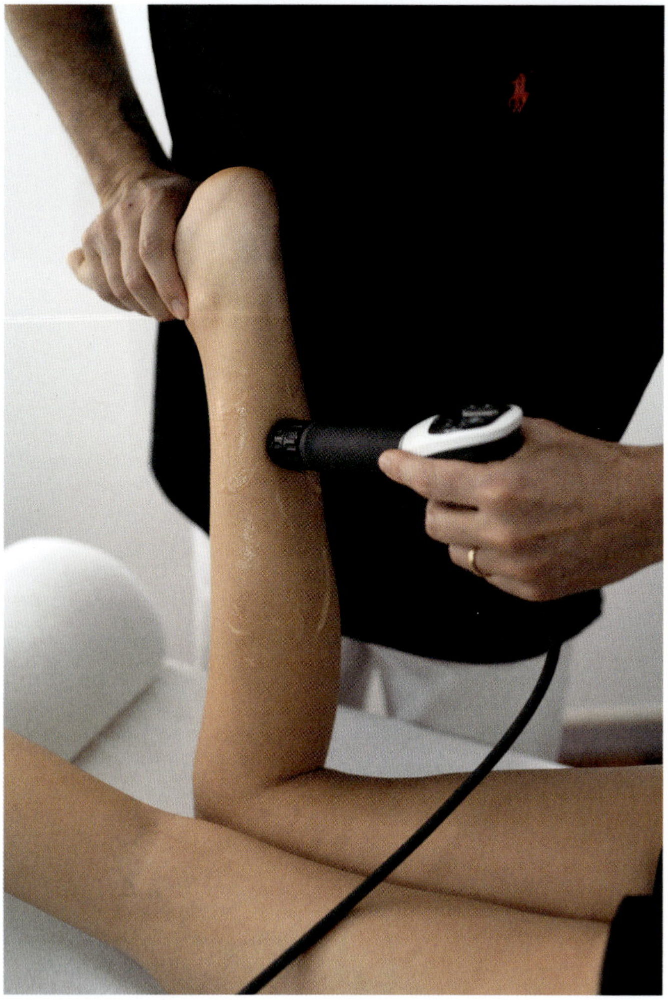

Abb. 2.8 Passive Mobilisation des Sprunggelenks zur Behandlung der Wadenmuskulatur [O1098]

KAPITEL

3

C. Kalmbach, K. Hornig

Ergänzende Therapiemöglichkeiten

Die Stoßwellentherapie lässt sich sehr gut in ein Gesamtkonzept mit anderen therapeutischen Verfahren einbinden. In der praktischen Tätigkeit steht sie im Zentrum der Therapie, andere Verfahren gruppieren sich um sie herum, da es i. d. R. entscheidend ist, eine verbesserte oder normale Muskelfunktion zu erzielen, um die damit in Verbindung stehenden Strukturen und Prozesse besser beeinflussen zu können.

Somit ist es oft sinnvoll, die ESWT an den Anfang einer Behandlungssequenz zu stellen. Jeder Behandlungsansatz sollte als multimodal betrachtet werden, sodass man sich je nach Indikation, Diagnose und Therapieziel für eine sinnvolle Kombination der Therapien entscheiden kann. Bei den Indikationen bezüglich der Sehnenerkrankungen hat sich vor allem das „Load Management" als effektiv und unerlässlich erwiesen(➤ Kap. 4).

Viszerosomatische segmentale Reflexgeschehen verursachen oft muskuläre Triggerpunkte (mTrPs) der zugeordneten Rumpfmuskulatur. In diesen Fällen kann eine Kombination mit medikamentös-internistischen Verfahren, viszeraler Osteopathie und Akupunktur, Neuraltherapie oder Homöopathie erfolgversprechend sein, um einem Rezidiv vorzubeugen.

Durch übergeordneten radikulären Einfluss unterhaltene Weichteilsymptome an der oberen (z. B. Epikondylopathie) und unteren Extremität (z. B. Pseudoischialgie bei mTrPs der Glutealmuskultur, Piriformissyndrom) können erst dann dauerhaft erfolgreich mit der ESWT angegangen werden, wenn dieser Einfluss medikamentös (oral, Infusion, periradikuläre Therapie [PRT]) reduziert wurde.

Im Folgenden werden verschiedene Verfahren erläutert, die entweder von Ärzten oder Physiotherapeuten oder auch beiden Berufsgruppen erbracht werden dürfen. Die einzelnen Verfahren werden nur angeschnitten, die Darstellung hat daher keinen Anspruch auf Vollständigkeit.

Manuelle Techniken

Zu den manuellen Techniken werden alle Therapien gezählt, die klassisch mit den Händen ausgeführt werden. Darunter zählen u. a die Manuelle Therapie, Osteopathie, Chiropraktik und weitere Faszien- und Muskeltechniken (z. B. Deep Friction oder Bindegewebsmassage [BGM]).

In Kombination mit der ESWT empfiehlt es sich, die manuelle Technik immer nach dem Einsatz der Stoßwellentherapie anzuwenden. Beispielweise rezidivierend auftretende segmentale Dysfunktionen („Blockaden") der Wirbelsäule werden sehr oft von muskulären und/oder faszialen Verkürzungen, häufig in Verbindung mit mTrPs, ausgelöst und unterhalten. Es ist deutlich effektiver, diese Strukturen zuerst mittels ESWT zu behandeln. Nachfolgend löst sich ein Teil der Dysfunktionen spontan oder lässt sich sehr viel leichter manualtherapeutisch angehen.

Klassische Physiotherapie/Krankengymnastik

Unter der klassischen Krankengymnastik wird im weiteren Sinne die Bewegungstherapie verstanden. Hier gilt das Gleiche wie bei den Manuellen Techniken: Die ESWT zu Beginn der Behandlung erzielt eine verbesserte Muskelfunktion und -wirklänge und erleichtert so die Umsetzung des therapeutischen Stimulus der Bewegungstherapie. Dies führt zu einer vergrößertem Range of Motion (ROM) der Gelenke und zur Schmerzreduktion. Dadurch wird die begleitende oder nachfolgende Bewegungstherapie deutlich effektiver.

Physikalische Therapien

Die physikalischen Therapien werden zunächst nach der Anwendungsform unterschieden:

- Behandlung mit mechanischen Reizen (Massage)
- Behandlung mit thermischen Reizen (Wärme und Kälte)
- Behandlung mit Wasser (Hydrotherapie)
- Behandlung mit Strom (Elektrotherapie)

In diesem Kontext sind vor allem die thermischen Reize und die Behandlung mit Strom relevant. Die mechanischen Reize können im weitesten Sinn zu den Manuellen Techniken gezählt werden; die Hydrotherapie wird heute nur noch selten eingesetzt.

Thermische Reize Kälteanwendungen sind bei Sehnenpathologien, Insertionstendinosen und frischen Muskelverletzungen als begleitende Therapie empfehlenswert. Wärmeanwendungen in Form von Fango oder Heißluft sind vor oder nach einer Triggerpunkt-Behandlung mit der ESWT ergänzend sinnvoll, über Inflammationsbezirken jedoch zu vermeiden.
Behandlungen mit Strom Klassische Elektrotherapie kann vielfältig eingesetzt werden, je nach therapeutischem Ziel unmittelbar nach der ESWT-Behandlung oder in einer unabhängigen Sitzung.
Klassische Massage Anamnestisch von großer Bedeutung kann die Patientenaussage sein, dass klassische knetende Massagen eher zu einer Schmerzverstärkung im Sinne der Aktivierung von Triggerpunkten geführt hatten. Falls die Stoßwellentherapie zur Mus-

kelbehandlung vorgenommen wurde, sollte der behandelte Muskel am Tag der Behandlung und am Folgetag nicht massiert werden. Es hat sich gezeigt, dass Muskeln nach Triggerpunktbehandlungen etwa zwei Tage benötigen, um den Effekt der Therapie „umzusetzen".

Muskeln, die im Zusammenhang mit Sehnenpathologien stehen und nicht direkt mit ESWT behandelt wurden, können dagegen eine klassische Massagebehandllung auch unmittelbar im Anschluss der Stoßwellentherapie erhalten. Bei mit ESWT behandelten Sehnen/Insertionen sollte während des Behandlungszyklusses auf z. B. Querfriktionen verzichtet werden.

Lasertherapie

Bei der Lasertherapie wird grundsätzlich zwischen High-Level- und Low-Level-Lasertherapie unterschieden. Die beiden Laserverfahren unterscheiden sich vor allem bezüglich der Leistung (Wattzahl) und somit der Intensität; der Low-Level-Laser arbeitet im Milliwatt-Bereich (ca. 40mW), der High-Level-Laser im Wattbereich (ca. 25W). Der High-Level-Laser entwickelt einen thermischen Reiz bis zu 43 Grad, sodass auch darauf geachtet werden muss, dass es nicht zu Verbrennungen der Haut kommt. Der Low-Level-Laser entwickelt hingegen keine nennenswerte Wärme und fällt deswegen auch in die Kategorie Lichttherapie. Beide Lasertherapien wirken schmerzreduzierend und aktivierend auf Stoffwechsel und Heilungsprozesse (➤ Abb. 3.1).

Beide Lasertherapien können in Kombination mit der ESWT eingesetzt werden. Die Lasertherapie wird idealerweise im Anschluss an die ESWT durchgeführt bzw. im Wechsel dazu.

Kinesiologisches Taping

Kinesiologisches Tape wurde bereits in den 1980er-Jahren von einer japanischen Firma in Zusammenarbeit mit einem japanischen Chiropraktiker entwickelt . Die Anlagetechniken der Kinesio-Tapes wurden unter anderem nach kinesiologischen Testungen entwickelt, woraus sich die Bezeichnung des Materials und der Therapie ableitete. Das Hauptziel von Kinesio-Taping besteht darin, körpereigene Leistungs- und Heilungsprozesse durch ein spezielles Material bzw. durch die entsprechende Anlagetechnik zu unterstützen. Langjährigen Erfahrungen zufolge fördert das Taping unter anderem die natürlichen Selbstheilungskräfte des Körpers und unterstützt bzw. optimiert die Gelenkfunktionen (➤ Abb. 3.2).

Das kinesiologische Taping wird idealerweise im Anschluss an die Stoßwellentherapie durchgeführt, um Behandlungsergebnisse zu konsolidieren.

Akupunktur

Idealerweise wird die Akupunktur im Anschluss an eine Stoßwellentherapie zur Konsolidierung des Behandlungsergebnisses und zur Behebung energetischer Pathologien eingesetzt.

Einzelne Triggerpunkte können gut mit Nadelstichtechniken (Dry Needling) aufgelöst werden. Die Akupunktur ist eine ärztliche Leistung.

Injektionstherapie

Bei den Injektionstherapien wird aufgrund der Diagnose unterschieden, ob die Injektion vor oder nach der Stoßwellentherapie durchgeführt wird. Bei Nervenwurzelaffektionen und Facettensyndromen ist die Infiltration im Hinblick auf Schmerzreduktion vor der ESWT meist sinnvoll. Hierbei liegen Injektionsort und Zielstruktur meist deutlich vom Applikationsort der ESWT entfernt, sodass keine direkte Interaktion entsteht.

Bei Sehnenansatzerkrankungen werden die zu behandelten Areale nach der EWST infiltriert. Die begleitende Umflutung mit Hyaluronsäurepräparaten in derselben Sitzung sollte unproblematisch sein.

Die Infiltration einer zu behandelnden Region mit LA-Zusatz (Lokalanästhetika) vor der ESWT-Behandlung nimmt einen Teil des möglichen Effekts auf das Gewebe und sollte möglichst nicht durchgeführt werden.

Kortikoidinfiltrationen, z.B. von Insertionszonen, hemmen einen Teil des regenerationsfördernden Effekts der ESWT, sollten diese zeitgleich Zielgebiet der Stoßwellentherapie sein. Auf der anderen

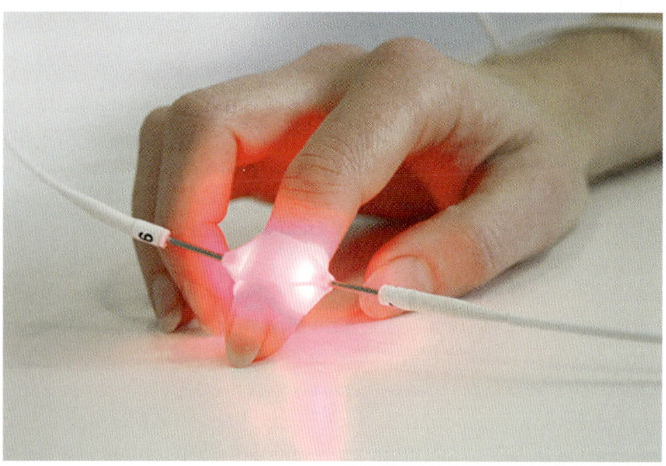

Abb. 3.1 Low-Level-Lasertherapie zur Behandlung einer Fingerarthrose [V854]

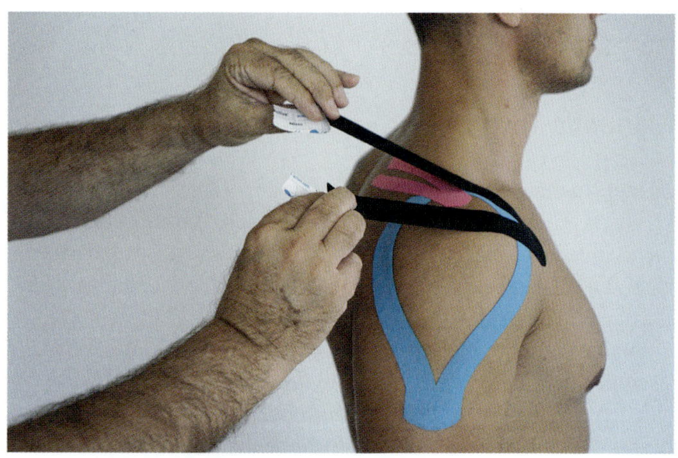

Abb. 3.2 Kinesio-Tape-Anlage an der Schulter [V855]

Seite ist eine schnelle Entzündungshemmung wünschenswert, um eine schmerzbedingte „Rückkopplung“ in die abhängige Muskulatur mit konsekutiver Tonusvermehrung zu verhindern. Hier muss individuelle Abwägung im Einzelfall vorgenommen werden.

Einzelne Triggerpunkte können auch auch mit gezielten Lokalanästhetikainjektionen (v. a. Lidocain aufgrund verbesserter Penetration im Muskelgewebe) behandelt werden. Limitationen bestehen aufgrund der verwendbaren Dosis. Die Injektionstherapie ist eine ärztliche Leistung.

Orale Medikation

Zur oralen Medikation werden u. a. NSAR, Analgetika und Muskelrelaxantien eingesetzt. Durch Vorbehandlung mittels ESWT lässt sich eine deutliche Reduktion der benötigten Dosen erzielen. In der Behandlung von mTrps hat sich gezeigt, dass die vorgenannten Präparatgruppen wenig oder nicht effektiv sind, was bereits ein wichtiger anamnestischer Hinweis auf das Vorliegen von Triggerpunkten sein kann. Die ESWT ist hier eindeutig überlegen.

ESWT und Sport

Bei Überlastungssymptomen des Muskel-Sehnen-Verbundes oder Verletzungen sollten die betroffenen Strukturen geschont werden. Nach Triggerpunktbehandlung sollte die behandelte Region am Behandlungstag und am Tag danach nicht sportlich belastet werden, um dem Muskel ausreichend Reaktionszeit zu geben. Anschließend kann aber durchaus ein Belastungsversuch durchzuführt werden, um z. B. durch die Vorbehandlung „aufgeweckte“ latente MTrPs zu identifizieren und schnell ausschalten zu können.

Insgesamt ist die ESWT bei der Behandlung von Sportverletzungen so früh wie möglich einzusetzen. Die prophylaktische Behandlung von Leistungssportlern im Sinne einer „Muskelhygiene“ ist ebenfalls zu empfehlen, um latente Triggerpunkte im Bereich der hauptsächlich beanspruchten Muskulatur bereits vor dem Auftreten von Problemen auszuschalten (➤ Kap. 13).

Mittels ESWT behandelbare typische sportassoziierte Überlastungsfolgen und Verletzungen

- Akute und chronische Tendinopathien:
  - der Rotatorenmanschette der Schulter (➤ Kap. 10.1)
  - laterale und mediale Epikondylopathie (Tennis-/Golfer-Ellenbogen, ➤ Kap. 10.3, ➤ Kap. 10.4)
  - Insertionstendinose am Trochanter major (➤ Kap. 11.4)
  - Patellarsehnensyndrom (Jumper´s knee, ➤ Kap. 12.1)
  - Hamstring-Syndrom (➤ Kap. 13.2)
  - Achillessehnen-(Peri-)Tendinopathie (➤ Kap. 12.5)
  - Shin-Splints (mediales und laterales Tibiakantensyndrom, ➤ Kap. 12.4)
  - Adduktorensyndrom mit und ohne Osteitis pubis (➤ Kap. 11.1, ➤ Kap. 11.2).
- Muskelpathologien, v. a. Formen ohne strukturelle Schädigung (Typ 1A/B, Typ 2A/B; ➤ Tab. 13.1).
- Ermüdungsbrüche, z. B. Tibia, Mittelfußknochen; Knochenödeme

MERKE

Bei der Behandlung von sportassoziierten Beschwerden darf die Muskulatur nicht vernachlässigt werden. In ihr selbst ist die oftmals maßgebliche Quelle von Problemen zu finden. Beschwerden im Bereich der Sehnen, deren Insertionen und auch an den Gelenken selbst sind häufig durch den veränderten Tonus oder Längenzustand der damit in Verbindung stehenden Muskulatur bedingt bzw. werden dadurch begünstigt und unterhalten.

Die Sehnenpathologien werden bevorzugt mit der F-ESWT behandelt, alternativ mit der R-ESWT mit Sehnenapplikator, die Muskulatur mit der R-ESWT.

Behandlungsparameter: R-SW zur Muskelbehandlung, 01,5–0,25 bar, 4000–8000 Impulse; alle 2 Tage bis Beschwerdefreiheit/Beginn sportartspezifischen Trainings. F-SW und Sehnenbehandlung mit R-SW: siehe im jeweiligen Kapitel.

MERKE

Bei strukturellen Schädigungen (Typ 3A/B sowie B, ➤ Tab. 13.1) muss der Läsionsort selbst für die Dauer von 4–6 Tagen aus dem Behandlungsfokus ausgeklammert werden (Gefahr der vermehrten Einblutung). Die übrigen Anteile des betroffenen Muskels sowie die Muskeln in der unmittelbaren funktionellen Kette und auch die Antagonisten sollen so früh wie möglich behandelt werden. Anschließend wird der Ort der Läsion idealerweise mit der F-SW behandelt.
Besonderheit: Frequenz: mindestens alle 2 Tage, bei Verträglichkeit bis täglich.

Einsatz der Stoßwellentherapie in der Sportmedizin

1. Prä-Akutphase:
   a. Zur Primärprophylaxe von Verletzungen und Überlastungsschäden
   b. Zur Leistungssteigerung
2. Akutphase:
   a. Zur Vermeidung der Ausdehnung von Muskelverletzungen durch persistierenden Muskelzug auf die rupturierten Fasern
   b. Zur Beschleunigung der Ausheilung von strukturellen Schäden und Entzündungen
   c. Zur Schmerzreduktion
3. Post-Akutphase:
   a. Zur Verkürzung der Rehabilitationsdauer
   b. Zur Sekundärprophylaxe

1. Prä-Akutphase

1a) Primärprophylaxe:

Auch in subjektiv unbeeinträchtigter Muskulatur finden sich oftmals eine Vielzahl von sog. „latenten mTRPs“. Diese führen in der Regel zu asymptomatischen Verkürzungen, Abschwächungen und Tonuserhöhungen einzelner Muskelfasern, -bündel oder ganzer Muskeln.

Es besteht ein dauerhafter vermehrter Zug (auch in Ruhe) auf die Insertionszonen der Muskulatur. Dadurch entfällt der Wechsel von

Be- und Entlastung, was zu chronischen (Insertions-)Tendinopathien führen kann. Genannt seien hier vor allem Adduktoren mit Ursprungszone am Os pubis und Os ischii, M. quadrizeps mit Quadrizeps- und Patellarsehne, M. trizeps surae mit Achillessehne, Handgelenkextensoren (-flexoren) mit Insertion am lateralen (medialen) Epikondylus.

Die verkürzte Muskulatur selbst, ihre Antagonisten und die Muskeln in der „muskulären Kette" sind vermehrt anfällig für Überlastungssymptome (Typ 1/2) sowie Verletzungen (Typ 3, ➤ Tab. 13.1).

Ein durch mTRPs verkürzter und tonuserhöhter Muskel ist per se anfällig für Zerrungen und (Faser-)Risse. Auch ist ein Muskel durch Entfernung von Ansatz und Ursprung und die dadurch verursachte Vordehnung verletzungsanfällig. Dies geschieht aufgrund von Krafteinwirkung und Veränderung der Positionen der Anheftungspunkte (z. B. Ilium anterior mit der Folge von Ischiokruralmuskelverletzungen) durch antagonistisch wirkende Muskeln oder Muskeln in der „Kette". Diese wären dann primär zu behandeln.

Im Sinne einer „Muskelhygiene" hat es sich bewährt, auch asymptomatische sportartspezifisch belastete Muskulatur von Zeit zu Zeit auf latente mTRPs zu scannen und diese zu beseitigen. Hierzu eignet sich v. a. die R-SW.

MERKE

Ein mit mTRPs belasteter Muskel zeigt folgendes Bild:
- Er selbst ist in der Regel verkürzt (falls der mTRP der „erste" in der zeitlichen Abfolge des Auftretens war (Hornig, 2022). Er ist verlängert, falls ein Antagonist oder ein weiterer Muskel in seiner „Kette" die primäre Verkürzung aufweist. Dann muss diese unbedingt ebenfalls mit der ESWT behandelt werden.
- Er ist abgeschwächt (Inhibition über Interneurone auf spinaler Ebene; Mense, 2021).
- Sein Antagonist (gelenkbezogen oder in der muskulären Kette bezogen auf „Landmarken" (Myers, 2022) ist tonusgesteigert (Mense, 2021).

1b) Leistungssteigerung:
Durch die dauerhafte Verkürzung, die sich typischerweise einer klassischen Längsdehnung widersetzt, werden Ursprung und Ansatz eines Muskels einander angenähert. Dies hat zur Folge, dass der jeweilige antagonistische Muskel eine größere Ausgangslänge hat, d. h. die Überlappung der Aktin- und Myosinmoleküle im einzelnen Sarkomer ist geringer als die optimale Strecke (ca. 2,5 µm), woraus ebenfalls eine geringere Maximalkraftentwicklung (isometrisch wie auxotonisch) resultiert. Der Antagonist weist durch seine relative Verlängerung eine geringere Überlappung der Aktin- und Myosinfilamente auf, was auch hier die Kontraktionsfähigkeit reduziert.

In Muskelfasern, die mTRPs aufweisen, nehmen weniger neuromuskuläre Einheiten an der Kontraktion teil, seine Maximalkraft (isometrisch wie auxotonisch) verringert sich.

Der für die Erbringung der optimalen Leistung erforderliche Gelenkwinkel kann nicht erreicht werden, sei es durch Verlagerung des „Mittelpunktes des Winkels" (optimaler Gelenkwinkel) oder durch die Verringerung des maximal erreichbaren ROM durch muskuläre Dysbalancen.

Mit Triggerpunkten belastete Muskeln inhibieren sich selbst und erhöhen den Tonus des Antagonisten (Mense, 2021).

2. Akutphase
2a) Vermeidung der Ausdehnung von Muskelverletzungen durch persistierenden Muskelzug auf die rupturierten Fasern (➤ Kap. 13):

Bei Muskel(faser-)rissen sind die nicht rupturierten Fasern tonusgesteigert bzw. entwickeln mTRPs. Hierdurch wird das verletzte Gebiet „auseinandergezogen", die Einblutung findet in eine größere „Höhle" statt, die Ausheilung gestaltet sich eventuell länger, einschließlich einer ausgedehnteren Narbenbildung. Um dies zu vermeiden, sollte nach Muskelverletzungen frühzeitig das an die eigentliche Defektzone angrenzende Muskelgewebe mit der R-ESWT behandelt werden. Das Verletzungsgebiet selbst muss dabei ausgespart bleiben (Eingrenzung durch Palpation, Hämatomverfärbung, Sonografie).

2b) Beschleunigung der Ausheilung von strukturellen Schäden und Entzündungen Muskeln und Sehnen(-insertionen):
Radiale Druckwellen und fokussierte Stoßwellen verändern im behandelten Gewebe die Konzentration von Gewebsmediatoren, die die Entzündungsreaktion vermitteln und die Empfindlichkeit der Nozizeptoren steigern (➤ Kap. 2). Ebenso werden reparative Vorgänge durch Stimulation von Blasten unterstützt.

Sehnenpathologien können mit Hilfe der ESWT beschleunigt zur Ausheilung gebracht werden. Dabei werden die schmerzlindernden, entzündungshemmenden und regenerationsfördernden Effekte der ESWT genutzt. Zeitgleich muss aber auch die mechanische Entlastung der Sehnen erfolgen. Dies geschieht zum einen durch die Reduktion der sportlichen Belastung bzw. Pausen (Ausnahme: Therapie mit exzentrischen Kontraktionen), zum anderen jedoch durch die parallel dazu verlaufende Behandlung der zugehörigen Muskulatur, um den Zug, der durch eine verkürzte Muskulatur auf die Sehne und den muskulo-tendinösen sowie den tendo-ossären Übergang einwirkt und auch in Ruhe besteht, zu minimieren. Der Wechsel von Be- und Entlastung ist essenziell für die Gesunderhaltung des Sehnengewebes.

MERKE

Bei der Sehnenbehandlung mit ESWT immer auch die dazugehörigen Muskeln behandeln.

2c) Schmerzreduktion:
Die Beeinflussung der Konzentration von Gewebsmediatoren im geschädigten Gewebe durch die ESWT führt zu einer geringeren Stimulation der freien Nervenendigungen (Nozizeptoren). Gleiches gilt für die Verminderung der Hypoxie und des damit verbundenen pH-Abfalls durch Reduktion des Muskeltonus.

3. Post-Akutphase
3a) Verkürzung der Rehabilitationsdauer nach Verletzungen/Überlastungsschäden:
Die Behandlung von sportbedingten Schädigungen des Muskel-/Sehnengewebes wird durch die ESWT in mehrfacher Weise unterstützt:
- Entlastung von muskulo-tendinösen und tendo-ossären Übergangszonen sowie der Muskelfasern selbst (nach Muskelverlet-

zungen) durch Reduktion des dauerhaften Muskelzuges auf die Strukturen (s. u.)
- Reduktion der Konzentration von gewebsschädigenden und entzündungsunterhaltenden Gewebsmediatoren (➤ Kap. 2)
- Schmerzreduktion
- Förderung der Gewebeheilung
- Beschleunigung der Wiedererlangung einer normalen Muskelfunktion.

Dies führt dazu, dass Faktoren, die eine schnelle Rehabilitation verzögern und somit den Zeitpunkt des „Return to Sport" hinauszögern, in ihrer Wirkung reduziert werden.

3b) Sekundärprophylaxe:
Athleten, die wiederholt Muskelverletzungen erleiden, weisen oft latente mTRPs auf, die die Verletzungsanfälligkeit der betroffenen Muskulatur bedingen. Die mTRPs führen in erster Linie zur Verkürzung des jeweiligen Muskels und können in folgenden Muskelgruppen vorliegen, die es dann zu scannen und zu behandeln gilt, um nach erfolgter Verletzung ein erneutes Ereignis weniger wahrscheinlich zu machen:
- dem verletzungsanfälligen Muskel selbst,
- dem jeweiligen antagonistischen Muskel,
- Muskeln in der sog. longitudinalen Verkettung („Muskelkette", z. B. nach Th. W. Myers).

KAPITEL

4

F. Weinert

Load Management bei Tendinopathien

4.1 Grundlagen

In der Praxis gelten Sehnenprobleme als zeitraubend, langwierig und frustrierend. Zentrales Prinzip, in der Therapie jedoch häufig nicht berücksichtigt: Tendinopathien entwickeln sich aus einem akuten oder dauerhaften Missverhältnis zwischen Sehnenbelastung und Sehnenbelastbarkeit.

Mechanobiologie

Die Sehne ist ein dynamisches Gewebe, das sich an mechanische Belastungen anpasst. Dabei wirkt Belastung in Form von Zug, Scherbewegung oder Druck aktivierend auf die Sehnenzellen (Mechanotransduktion). Die Reaktion der Sehne ist dabei abhängig von der Höhe und Dauer der einwirkenden Kraft.

- Geeignete Belastung = optimale Anpassung der Muskel-Sehnen-Einheit
- Zu geringe Belastung durch Ruhigstellung/Schonung/Inaktivität = Disorganisation der extrazellulären Sehnenmatrix und Kraftverlust der Muskulatur
- Zu hohe Belastung = fehlende Anpassung mit Strukturveränderungen der Sehne

Reaktion der Sehne auf Belastungsänderung

Akute/reaktive Tendinopathie

Eine plötzlich gesteigerte Belastung oder ein direkter Schlag oder Tritt führt zu akut auftretenden Sehnenbeschwerden. Meist sind junge Patienten betroffen. Die Sehne ist diffus geschwollen. Starke Schmerzen (bis VAS 7–8/10) verhindern eine Sportausübung. Auch der Alltag ist schmerzbedingt stark eingeschränkt.

Fehlheilung/degenerative Tendinopathie

Aufgrund eines dauerhaften „etwas zu viel“ an Belastung treten langsam Beschwerden auf, die sich erstmals nach, zunehmend dann auch während der Sportausübung oder der Arbeit zeigen. Die Beschwerden sind zwar lästig, schränken zunächst die Leistungsfähigkeit aber kaum ein. Erst wenn die Sportausübung, die Arbeit oder der Alltag deutlich eingeschränkt sind, werden erste eigene, meist ineffektive Therapiemaßnahmen begonnen. Bis dahin vergehen häufig mehrere Monate.

Akute auf chronische Tendinopathie

Akute Belastungssteigerungen bei vorbestehenden degenerativen Sehnenveränderungen lassen in Bereichen bislang nicht veränderter Sehnenstruktur eine akute Tendinopathie entstehen.

Bislang gering bis mäßig ausgeprägte Schmerzen (VAS 2–3/10) nehmen plötzlich auf VAS 7–8/10 zu. Wichtig ist hierbei eine (Teil-) Ruptur der Sehne auszuschließen, vor allem dann, wenn die betroffene Sehne mit Kortison vorbehandelt wurde; die Behandlung kann bis zu einem Jahr zurückliegen.

4.2 Therapieschritte

4.2.1 Erster Therapieschritt: Patientenschulung

Patienten mit Sehnenbeschwerden haben meist eine fehlerhafte oder unvollständige Vorstellung von den ihr Problem verursachenden Zusammenhängen. Deshalb ist es wichtig, sie über folgende Punkte aufzuklären, um eine gemeinsame Basis für eine erfolgreiche Therapie zu schaffen.

Keine Entzündung

Eine Tendinopathie ist keine prostaglandinvermittelte Entzündung. Die Anwendung von NSAR mag die Schmerzen lindern, beeinflusst aber die zugrunde liegende Sehnenpathologie nicht.

Keine komplette (Sport-)Pause

„Use it or loose it“: Eine länger andauernde Belastungspause reduziert zwar Schmerzen, die Sehnenpathologie wird dadurch nicht verbessert. Ausnahme: Bei der akuten Tendinopathie ist initial eine *kurze* (1–2 Wochen) komplette Belastungspause notwendig.

Die Sehne darf unter der Therapie schmerzen

Bei Tendinopathien dürfen unter Therapie und während fortgesetzter reduzierter Sportausübung Schmerzen auftreten (Bedingung: maximal 5/10 auf der VAS, spätestens nach 24 h abgeklungen). Wenn die Schmerzintensität zur Belastungssteuerung genutzt wird, verzögert sich darunter der Rehabilitationsprozess nicht (➤ Kap. 4.2.3).

Die Sehne reißt nicht

Viele Patienten befürchten, dass die Sehne unter Belastung oder bei therapeutischen Übungen reißen könnte, sie sprechen häufig jedoch nicht darüber. Das ist ein häufiger Grund, die verordneten Übungen mit zu wenig Belastung, zu wenigen Wiederholungen oder überhaupt nicht durchzuführen. Fragen Sie Ihren Patienten vorher direkt danach und zerstreuen Sie die vorhandenen Ängste.

Therapiedauer

Patienten hoffen häufig auf eine kurze Therapiedauer, selbst dann, wenn ihre Beschwerden mehr als ein halbes Jahr bestehen. Klären Sie sie vorher über eine realistische Rehabilitationszeit von mindestens 3–6 Monaten im Bereich der unteren Extremität und bis zu 8–12 Monaten im Bereich der Schulter auf. Schmerzfreiheit bedeutet nicht Ende der Therapie (➤ Kap. 4.2.3).

4.2.2 Zweiter Therapieschritt: Belastung reduzieren

Viele Patienten handeln nach dem Motto: „no pain, no gain", oder „Schmerzen, die durch das Laufen kommen, gehen auch wieder durch das Laufen" und üben ihren Sport trotz zunehmendem Schmerz weiter aus. Der Kontakt zum Arzt wird lange vermieden aufgrund der Annahme: „Der verbietet mir ja sowieso nur meinen Sport..." Tatsächlich müssen nur sehnenbelastende Elemente reduziert werden, um Beschwerden deutlich zu lindern, ohne dass eine komplette Sportpause notwendig wird.

Schmerzlinderung durch reduzierte Sehnenbelastung

Sehnen der unteren Extremitäten übertragen Kraft von Muskeln auf Knochen. Besonders belastet werden sie bei der zusätzlichen Aufgabe der Energieaufnahme und Rückgabe („energy return"), z. B. beim Laufen, Springen, Landen, Abstoppen, schnellen Richtungswechseln.

Im Bereich der oberen Extremitäten wirken z.B. Heben und Tragen mit proniertem Unterarm oder dem Handgelenk in unüblichen Positionen oder mit wiederholten Kraftspitzen, anhaltende repetetive Bewegungen, auch überkopf, die nicht gewohnt/trainiert sind, sehnenbelastend.

Für eine Schmerzlinderung müssen zunächst diese Elemente reduziert oder pausiert werden.

Kompression der Sehne reduzieren

Zu Beginn der Therapie ist es wichtig, den Druck zwischen z. B. Achillessehne, Schleimbeutel und Fersenbein zu reduzieren: Bei stark irritierter Sehne, eventuell mit Begleitbursitis, ist eine Fersenerhöhung von 0,6–1,2 cm hilfreich. Auch Dehnen, das die Kompression verstärkt, sollte vermieden werden. Zur Detonisierung ist Massage oder Stoßwellentherapie ideal. Isometrisches Training ist im Zehenspitzenstand durchzuführen, exzentrisches Training anfangs nur auf flachem Boden. Später kann die Kompression langsam mit Durchführung der Übungen auf einer Unterlage mit 2 cm Dicke als Treppenstufenersatz wieder eingeführt werden. Je nach Reaktion der Sehne wird die Dicke der Unterlage stufenweise in 2-cm-Schritten gesteigert.

Auch bei der Trochantertendinose im Bereich der Hüfte (greater trochanteric pain syndrome, GTPS) gilt zu Therapiebeginn dieses Prinzip. Raus aus der Kompression bedeutet im Bereich des Trochanter major: das betroffene Bein nicht in die Adduktion bringen, im Sitzen die Beine nicht überkreuzen, im Stehen nicht „in der Hüfte hängen", im Schlaf Kissen zwischen die Beine legen, um Adduktion in der Seitenlage zu reduzieren. Im Bereich des Sitzbeines Übungen in Extension des Hüftgelenkes, Flexion der Hüfte initial vermeiden, Druck beim Sitzen durch Polster reduzieren und auch hier wichtig: nicht dehnen!

Schmerzlinderung durch Techniktraining

Wie der Patient sich bewegt, hat wesentlichen Einfluss auf die Belastung von Sehnen. Gerade im Bereich der unteren Extremitäten führen gezielte Veränderungen bei Läufern hinsichtlich Schrittfrequenz, Fußaufsatz, Kontrolle der Beinachse oder Minimierung der Aufprallkräfte zu deutlicher Entlastung und schneller Schmerzreduktion.

Ebenfalls wirksam erweist sich die Modifikation der Landung bei Basketball- und Volleyballspielern. In Sportarten wie Tennis oder Golf sind dem Sportler zur Überprüfung und Verbesserung der Technik Trainerstunden zu empfehlen.

Alternativsportarten

Folgende Sportarten mit geringer Sehnenbelastung können als Alternative oder Ergänzung zum Erhalt von Kraft und Ausdauer durchgeführt werden: Aquajogging, Aquacycling, Schwimmen, Rennradfahren, Mountainbiking, Training an Fahrradergometer oder Rudergerät, Krafttraining oder Training auf einer Vibrationsplatte.

4.2.3 Dritter Therapieschritt: Belastbarkeit erhöhen

Therapie-/Trainingsziele

- Schmerzen lindern
- Angst vor Belastung reduzieren
- Belastbarkeit der Muskel-Sehnen-Einheit steigern

Welche Belastung soll möglich sein?

Die Therapieplanung beginnt mit der Frage an den Patienten: Was wollen Sie wieder erreichen?

Eine 65-jährige Patientin mit „Fersensporn" und dem Ziel, längere Hundespaziergänge und Walkingrunden wieder schmerzfrei absolvieren zu können, muss nur wenige Elemente des Aufbauprogramms absolvieren. Dagegen ist bei einer Mittelstreckenläuferin der nationalen Spitze das Ziel der vollen schmerzfreien Belastbarkeit nach einem exzentrischen Training noch lange nicht erreicht.

Mit isometrischem Training beginnt der der Einstieg in den dosierten Belastungsaufbau.

Isometrisches Training

- Nimmt die Angst vor Sehnenbelastung
- Reduziert Schmerzen
- Reduziert die kortikale Inhibition der Muskulatur

Hier ist es wichtig, keine Angst vor hoher Last zu haben, die gehalten werden muss.

Empfehlung: Die Last sollte so hoch sein, dass die 5. Wiederholung der vorgegebenen Haltezeit gerade noch ohne Muskelzittern oder Ausweichbewegungen geschafft wird. Beispiel: Mit 5 × 20 Sekunden Haltezeit und 1 Minute Pause zwischen den Wiederholungen beginnen, langsam auf 30–40 Sekunden Haltezeit steigern, danach externe Last hinzufügen (Rucksack oder Taschen mit zunehmender Beladung, Kurz- oder Langhanteln, Theraband). 2–3 ×/Tag durchzuführen; zusätzlich direkt vor und nach Trainings- und Wettkampfbelastung, auch in der Halbzeitpause aufgrund des sofortigen, für etwa 45 Minuten anhaltenden schmerzlindernden Effekts.

Isometrisches Training ist auch bei akuter Tendinopathie wirksam.

„High intensity isometric training"

In dieser Spezialform des isometrischen Trainings wird die Sehne in vorgedehnter Position unter höchstmöglicher Last an Trainingsgeräten für 30 Sekunden belastet, damit es im Bereich gesunder Sehnenanteile zu einer Stressrelaxation kommt und der formative Bildungsreiz auch pathologisch veränderte Sehnenanteile erreichen kann.

Idealerweise wird die isometrische Belastung 3–4 × über den Tag verteilt durchgeführt, an 5 Tagen in der Woche. Bislang liegen lediglich positive Einzelfallberichte zu dieser Trainingsform vor.

Isotonisches Training

Grundlegende Therapieprinzipien

- Hohe Last! Möglichst frühzeitig externe Last hinzufügen (über Rucksack, Tasche, Theraband, Kurzhanteln)
- Zeit unter Spannung: 6 s
- Beide Seiten jeweils isoliert trainieren
- Wirkung unabhängig von der Kontraktionsform (exzentrisch und/oder konzentrisch)

Exzentrisches Training

Exzentrisches Training gilt immer noch als Goldstandard in der Therapie. Studien zeigen eine deutliche Schmerzreduktion bei Tendinopathien unterschiedlicher Lokalisation. Es muss jedoch nicht isoliert exzentrisch trainiert werden, um die positiven Effekte zu erzielen. Zudem lassen sich bei Patienten, die unter exzentrischem Training schmerzfrei geworden sind, trotz allem deutliche muskuläre Defizite nachweisen, die auch die „gesunde" Gegenseite betreffen. Schmerzfreiheit bedeutet daher nicht ein Ende der Therapie.

Läufer sollten z. B. nach Achillessehnenbeschwerden das 1,5-Fache ihres Körpergewichts 10–12 × einbeinig auf jeder Seite in den Zehenspitzenstand hochdrücken können, Sportler in Sprint- und Sprungdisziplinen mindestens das 2-Fache ihres Körpergewichts.

Das Aufbautraining sollte nicht nur isoliert die betroffene Muskel-Sehnen-Einheit ansprechen, sondern die gesamte kinetische Kette. Zudem müssen sportartspezifisch die Bewegungsgeschwindigkeit erhöht werden, plyometrisches Training wird Schritt für Schritt intensiviert (erst Landungen, dann Sprünge).

Exzentrisches Training ist während einer Wettkampfsaison nicht effektiv und sollte bei aktiven Sportlern lediglich in Verletzungspausen oder zur Saisonvorbereitung eingesetzt werden.

„Heavy slow resistance training" (HSR-Training)

Gleiche Wirksamkeit wie das exzentrische Training, aber auch „in season" mit positiven Effekten, weist das „heavy slow resistance training" auf, das an Geräten nach den oben genannten Therapieprinzipien 3 ×/Woche durchgeführt wird. Nach Beginn mit 3 × 15 Wiederholungen in der ersten Woche wird mit zunehmender Gewichtsbelastung auf 3 × 6 Wiederholungen ab der 10. Woche gesteigert.

„Heavy slow resistance training" nach der Berliner Methode

Während man bei dem oben beschriebenen HSR-Training lediglich in den letzten Behandlungswochen tatsächlich von einem Training unter hoher Belastung sprechen kann, startet die Berliner Methode bereits zu Beginn mit 90 % der maximal möglichen willkürlichen Muskelkontraktion (MVC) mit 3 bis maximal 5 sauber ausgeführten Wiederholungen je Satz an Trainingsgeräten. Als isometrische oder dynamische Version möglich.

5 Sätze mit Belastungspausen von 1–2 Minuten zwischen den Sätzen. Anfangs 2 ×/Woche, später auf bis zu 4 ×/Woche zu steigern.

„Tendon neuroplastic training"

Um die schmerzbedingte kortikale Hemmung der Muskulatur zu reduzieren, ist neben isometrischen Anspannungsübungen ein exzentrisches oder HSR-Training mit einem externen Taktgeber effektiv – als sogenanntes „tendon neuroplastic training" (TNT). Dabei gibt ein Metronom im Sekundentakt die Dauer der exzentrischen und konzentrischen Phase (jeweils 3 s) vor.

Belastungssteuerung nach VAS

Während das HSR-Training 3 ×/Woche durchgeführt wird, zeigen sich beim exzentrisches Training Effekte sowohl bei einmal täglicher Durchführung an 3 Tagen in der Woche als auch bei 2 × täglicher Anwendung an 7 Tagen in der Woche. Offenbar reagieren kollagene Strukturen (Sehne, Knochen) besser auf kurze Belastungsspitzen alle 6–8 Stunden. Das bedeutet für das exzentrische Training 1 × 12–15 Wiederholungen 3 ×/Tag, statt 3 × 12–15 Wiederholungen 1 ×/Tag.

4

Die Gewichtserhöhung beim exzentrischen Training richtet sich nach der Sehnenreaktion am nächsten Morgen. Dabei ist die auf der visuellen Analogskala (VAS) gemessene Schmerzintensität ausschlaggebend:

- VAS 0–2/10: Belastung kann gesteigert werden
- VAS 3–5/10: Belastung so beibehalten
- VAS >5/10: Belastung reduzieren

Die oben genannten Werte der VAS können auch für die Belastungssteuerung beim Wiedereinstieg in den Sport verwendet werden. Zunächst sollte die Strecke oder die Wiederholungszahl gesteigert werden, erst später die Intensität.

4.3 Stoßwellentherapie als wirksame Ergänzung

Lastmanagement alleine löst nicht bei allen Patienten die Probleme. Unter exzentrischem Training werden in Studien durchschnittlich in 60–70% der Fälle gute bis sehr gute Ergebnisse über einen Zeitraum von 12 Wochen erreicht. Ergänzende Therapieverfahren wie die Stoßwellentherapie können die Erfolgsrate deutlich verbessern. Während 56% der Probanden mit Achillessehnentendinopathie nach 4 Monaten unter exzentrischem Training „deutlich verbessert“ oder „komplett beschwerdefrei“ waren, stieg diese Rate unter Kombination von exzentrischem Training plus Stoßwellenbehandlung auf 82% (Rompe et al. 2009).

Bei fehlenden Therapiefortschritten während eines Heimübungsprogramms hat sich die ergänzende Stoßwellenbehandlung auch beim GTPS als wirksam erwiesen (Mani-Babu et al. 2015).

Die Ergänzung von Stoßwellentherapie zu einem Treppenstufentraining bei Plantarfasziopathie zeigt nach 3 Monaten eine höhere Reduktion des „Functional foot index“-Score als unter Treppenstufentraining alleine (Rompe et al. 2015).

Die Kombination aus dosierter Belastung und Stoßwellentherapie verbessert auch die Ergebnisse bei der Epicondylitis humeri radialis, der Rotatorenmanschettentendopathie oder der Tendopathie der Tibialis-posterior-Sehne.

Auch eine systematische Übersichtsarbeit kommt zu der Empfehlung, die Behandlung von Tendinopathien mit Stoßwellen zu beginnen, um dann die Therapie mit einer aktiven Übungsbehandlung fortzusetzen (Mani-Babu et al. 2015).

KAPITEL

5 Patientenkommunikation

C. Kalmbach, K. Hornig

Unter Patientenkommunikation wird in diesem Kapitel vor allem Anamnese und Aufklärung der Schmerzsymptomatik verstanden. Die Diagnostik mit den verschiedenen Verfahren und Möglichkeiten wird hier nicht erläutert und gestaltet sich je nach Symptomatik sehr individuell. Auf diagnostische Verfahren wird im Praktischen Teil zu jeder Indikation kurz eingegangen. Zudem müssen die Kontraindikationen vor der Behandlung abgeklärt werden (➤ Kap. 2.2).

5.1 Anamnese und Aufklärung der Schmerzsymptomatik

Die Kommunikation mit dem Patienten steht immer Anfang einer Behandlung. Sie sollte mehrere Säulen beinhalten, um den Patienten optimal in das Behandlungskonzept einzubeziehen:

- Aufklärung des Patienten über das Krankheitsbild
- Genaue Anamnese hinsichtlich Schmerzsymptomatik und Funktion
- Erklärung der Behandlungsstrategie (Therapien und Übungsprogramm)

Aufklärung des Patienten über das Krankheitsbild

Am Anfang der Behandlung ist es sehr wichtig, dem Patienten zu erklären, wie seine Beschwerden eingestuft werden, welche Diagnose gestellt wurde, wie es zu dem Beschwerdebild kommen kann und was das für weiteren Behandlungsablauf bedeutet. Dabei kann dem Patienten idealerweise anhand eines 3D-Anatomie-Programms oder einer Anatomietafel gezeigt werden, wo die Beschwerden und ggf. ihr Ursprung lokalisiert sind. Dies kann durch Röntgen- oder Ultraschallbilder unterstützt werden.

Bei den orthopädischen Indikationen handelt es sich in der überwiegenden Zahl der Fälle um eine Symptomatik des muskuloskelettalen Systems ohne Beteilung der inneren Organe oder neurologische Störungen (Ausschluss durch entsprechende Diagnostik). Darunter ist wiederum der weitaus größte Teil rein myofaszialen Ursprungs und somit durch die ESWT behandelbar. Der Patient kann dahingehend beruhigt werden, dass seine Schmerzen und Probleme nicht lebensbedrohlich sind und durch entsprechende Maßnahmen therapiert werden können. Der Patient sollte unbedingt darauf hingewiesen werden, dass nicht nur die Behandlung in der Praxis zum gewünschten Therapieerfolg führt, sondern auch seine Mitarbeit zu Hause (Übungsprogramme, adäquates Verhalten). Ist der Patient stark übergewichtig oder weist er sonstige Risikofaktoren (Rauchen, Drogen, Medikamente, Arbeitspensum) auf, die sich auf das Schmerzbild auswirken können, sollte er zur Änderung seiner Lebensgewohnheiten ermutigt werden.

Schmerzsymptomatik und Funktion

Durch Aufklärung über den Schmerz und dessen Entstehung können die Patienten besser damit umgehen und den Schmerz besser einordnen. Verstehen Patienten ihren Schmerz und dessen Ursache nicht, beginnen sie dem Schmerz auszuweichen und ihn zu vermeiden. Das sogenannte **Schmerzvermeidungsverhalten** kann, wenn es nicht unterbrochen wird, zum Teufelskreislauf werden, wie die nachfolgende ➤ Abb. 5.1 zeigt.

Daher ist es wichtig, mit dem Patienten über seinen Schmerz zu sprechen. Folgende Fragen können dabei hilfreich sein:

- Beschreiben Sie Ihren momentanen Schmerz (Qualität, Intensität, Verlauf über den Tag, Einordnung in einer VAS)?
- Wo tut es weh? Strahlt der Schmerz aus?
- Bei welcher Bewegung tut es weh?
- Wann fingen die Schmerzen an? Wie ist der Verlauf der Schmerzsymptomatik seitdem?
- Haben Sie eine Erklärung für Ihre Schmerzen?
- Was verschlimmert den Schmerz?

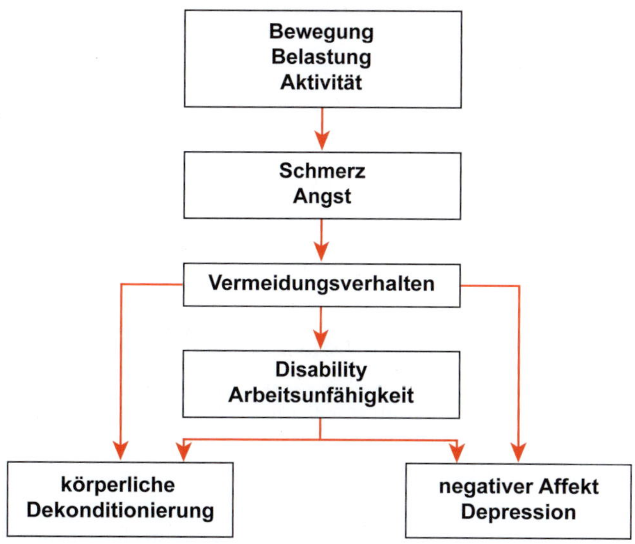

Abb. 5.1 Schmerzvermeidungsverhalten – Schmerzkaskade (nach Pfingsten M. Orthopädische Praxis. 1999; 35:288–96) [V492]

- Können Sie irgendetwas gegen den Schmerz tun?
- Verzichten Sie auf irgendetwas wegen der Schmerzen?
- Macht das Ihnen Angst? Was denken Sie, was im schlimmsten Fall passieren könnte?
- Was erwarten Sie von der Behandlung? Was ist Ihr Ziel?

Mit der Schmerzsymptomatik geht meist eine verringerte Funktion aufgrund einer Fehlhaltung einher. Ist die Funktion aufgrund pathologischer Veränderungen eingeschränkt, sollte dies dem Patienten erklärt werden. Oft liegt in diesem Fall eine eindeutige Bildgebung vor, die zur Erklärung herangezogen werden kann.

Erklärung der Behandlungsstrategie

Die Behandlung wird sich in den meisten Fällen über mehrere Wochen erstrecken, um den gewünschten Behandlungserfolg zu erzielen. Das muss dem Patienten erklärt werden; er muss verstehen, dass es nicht mit 1–2 Behandlungen getan ist, sondern vielmehr ein gewisser Zeitraum benötigt wird, um dem Körper die Chance zu geben, zu reagieren, die Behandlung umzusetzen und zu regenerieren. Eine Tendinopathie beispielsweise benötigt mindestens 2–3 Monate Regenerationszeit und muss neben der Behandlung auch optimal trainiert werden, damit die Sehnenfasern wieder belastbar werden. Kalkdepots benötigen bis zu 6 Monaten, bis sie sich aufgelöst haben.

Ein myofasziales Schmerzsyndrom hingegen geht häufig mit einer Fehlhaltung und einer verminderten Beweglichkeit und Kraft einher. Die schmerzhaften Triggerpunkte klingen in der Regel nach 1–2 Tagen ab, dennoch muss das myofasziale Schmerzsyndrom in der Regel über Wochen gezielt behandelt, stabilisiert und trainiert werden.

Je mehr dem Patienten diese Aspekte bewusst sind, desto besser kann er die Situation einschätzen und wird Eigenverantwortung für seine Gesundung übernehmen.

Die Kommunikation kann zum überwiegenden Teil während der Behandlung stattfinden, die ja einige Minuten dauert. So verliert man nicht unnötig Zeit und bleibt während der Therapie kontinuierlich in Verbindung mit dem Patienten, dessen Feedback wichtig für den Verlauf der Behandlung ist.

Wird in der Praxis mit Therapieplänen gearbeitet, ist es sinnvoll, dem Patienten eine Ausfertigung mitzugeben. So kann er sehen, wann welche Therapie stattfindet und wann er welches Übungsprogramm durchführen soll. Um Therapien und deren Erfolge messbar zu machen, ist eine lückenlose Dokumentation unerlässlich.

5.2 Stoßwellentherapie erklären

Neben der Erklärung der Stoßwellentherapie ist es je nach gesetzlichen Vorgaben zudem ratsam, sich eine schriftliche Einverständniserklärung zur Behandlung unterschreiben zu lassen, in der der Patient auf alle möglichen Nebenwirkungen und Kontraindikationen hingewiesen wird. Beim Erstgespräch sollte daher auf die folgenden Punkte geachtet werden.

Erklärung der Stoßwellentherapie

Eine mögliche Erklärung, was Stoßwellen sind, kann zum Beispiel lauten: „In der modernen Schmerztherapie wird die Energie der Stoßwellen auf die Schmerzzonen im menschlichen Körper mithilfe von Ultraschallgel übertragen. Dort kann sie ihre heilende Wirkung entfalten. Heilungsprozesse im Körper können beschleunigt werden, der Stoffwechsel wird angeregt, die Durchblutung wird gesteigert, geschädigtes Gewebe kann sich regenerieren und ausheilen. Die Stoßwellentherapie hat vor allem eine schmerzlindernde Wirkung. Liegen Kalkdepots vor, wird der Körper angeregt, diese aufzulösen. Muskuläre Triggerpunkte werden dauerhaft ausgeschaltet.“

Es sollte ein realistisches Behandlungsziel formuliert werden, um keine überzogenen Erwartungen zu erzeugen. Besser, der Patient ist im Anschluss von einem besseren Ergebnis überrascht, als von einem schlechteren enttäuscht.

Häufigkeit und Dauer der Behandlung

Die Behandlung dauert zwischen zehn und fünfzehn Minuten, je nach Umfang und Größe der behandelten Strukturen, was sich in der erforderlichen Anzahl von Impulsen ausdrückt. Durchschnittlich sind drei bis fünf Sitzungen etwa im Wochenabstand erforderlich (5–10 Tage).

Ist die Behandlung schmerzhaft?

Die Behandlung ist sehr deutlich spürbar, soll aber nicht schmerzen. Der Behandler kann die Energie so anpassen, dass der Patient die Behandlung sehr gut toleriert. Durch Kommunikation mit dem Patienten können die schmerzhaften Areale eindeutig diagnostiziert und behandelt werden. Im Idealfall können während der Behandlung genau die Schmerzen reproduziert werden, die der Patient im Alltag spürt.

Bezüglich der fokussierten ESWT kann man dem Patienten erklären, dass z. B. ein unauffälliger Muskel diese fast überhaupt nicht spürt, und jede stark unangenehme Wahrnehmung auf einen behandlungsbedürftigen Befund hinweist.

Die Behandlung eines Punktes sollte solange durchgeführt werden, bis die Empfindung einer Ausstrahlung („referred pain“) um etwa die Hälfte abgenommen hat. Hierbei ist man auf das Feedback des Patienten angewiesen. Ein kontinuierliches Feedback des Patienten während der Behandlung führt zudem zu einem besseren Behandlungsergebnis.

Schmerzreduktion bedeutet nicht gleich Heilung

Da die Stoßwellentherapie eine stark schmerzlindernde Wirkung hat, ist bereits nach der ersten Behandlung eine Schmerzreduktion zu erwarten. Über den Therapieverlauf schwankt die Schmerzintensität, nimmt aber kontinuierlich ab. Es ist wichtig, dem Patienten deutlich zu erklären, dass weniger Schmerz nicht geheilt bedeutet. Der Patient muss sich unbedingt an den Therapieplan halten und darf in keinem Fall zu früh wieder in eine Über- oder Fehlbelastung kommen, sonst ist der Behandlungserfolg nicht gewährleistet.

Nebenwirkungen oder unerwünschte Effekte

In einzelnen Fällen kann es zu einer sogenannten **Erstverschlimmerung** kommen oder der **Schmerz „verschiebt sich".** Letzteres ist nicht als Misslingen der Therapie zu werten, sondern im Gegenteil als Erfolg, da die ursprünglichen (aktiven) Triggerpunkte ausgeschaltet wurden, neue (latente) Triggerpunkte hingegen aktiviert. Diese müssen ebenfalls in weiteren Sitzungen behandelt werden, damit sie die ursprünglichen Punkte nicht reaktivieren können.

Diese Information kann für den Patienten entscheidend sein, damit er die Behandlung nicht nach wenigen Sitzungen abbricht, im Glauben, dass sie „nichts bringt". In solchen Fällen sollte der Patient genau beobachten, wie es ihm im Anschluss an die Therapie geht, und dies seinem Behandler beim nächsten Termin schildern.

Ebenso können deutliche **Hautrötungen** auftreten, die in den folgenden Stunden aber wieder verschwinden. Sollte ein Hämatom entstehen, klingt dieses ebenfalls binnen weniger Tage ab. Dieses Behandlungsareal sollte in der folgenden Sitzung ausgespart werden.

Ebenso können am Tag der Behandlung **vegetative Symptome** auftreten, insbesondere eine ausgeprägte Müdigkeit. Dieser Effekt kann dem Patienten dahingehend erklärt werden, dass der Körper „jetzt wieder entspannen kann".

5.2.1 Kosten der Behandlung

Die Stoßwellentherapie wird nach Vorgabe der GOÄ als Privatleistung abgerechnet. Entsprechende Vorschlagsziffern für die radiale und fokussierte ESWT sind im Anhang der GOÄ gelistet. Anfang 2019 ist die Behandlung der chronischen Plantarfasziitis in den Leistungskatalog der GKV aufgenommen worden.

Wird die Stoßwellentherapie als IGeL-Leistung angeboten, ist es erforderlich, dem Patienten ein Kostenplan vorzulegen und diesen von ihm unterschreiben zu lassen. Auch private Krankenversicherer und Beihilfestellen erstatten die Kosten vielfach nur bei bestimmten Indikationen. Dies wird in den einzelnen Bundesländern in der Regel unterschiedlich gehandhabt. Im Vorfeld der Behandlung sollte hierüber Klarheit herrschen und im Zweifelsfall durch den Patienten eine schriftliche Erstattungszusage vom Versicherer eingeholt werden. Auf die Abrechnung der Stoßwellentherapie wird in ➤ Kap. 7.1 eingegangen.

Ausbleibender Therapieerfolg

Wie bei allen Therapien gibt es auch bei der Stoßwellentherapie die sogenannten Non-Responder. Hier gilt, je besser Diagnostik und Anamnese hinsichtlich einer für die Stoßwellentherapie geeigneten Befundkonstellation und je treffender die Wahl der geeigneten Stoßwelle und applizierten Energie, desto höher ist die Wahrscheinlichkeit eines positiven Therapieergebnisses. Bei der Stoßwellentherapie kann recht schnell eingeschätzt werden, ob ein Patient auf die Therapie anspricht. In der Regel gilt, wenn nach drei Sitzungen keine Besserung oder Veränderung eingetreten ist, sollte die Behandlungstrategie überdacht werden, v.a. in Bezug auf das Vorliegen unterhaltender Faktoren (z.B. Verkettungssyndrome mit latenten Triggerpunkten in anderen Muskeln und weitere übergeordnete Faktoren), und ggf. abgebrochen und andere Therapieverfahren in Betracht gezogen werden.

KAPITEL

6 Behandlung

C. Kalmbach, K. Hornig

6.1 Wahl der Stoßwelle

Wie in ➤ Kap. 1.2 beschrieben, wird zwischen fokussierten und radialen Stoßwellen (Druckwellen) unterschieden. Die Frage, wann welcher Typ eingesetzt werden soll, beschäftigt sehr viele Anwender. In der orthopädischen Praxis hat sich vor allem die Kombination beider Stoßwellen als ideal erwiesen. Da aber nicht alle Anwender über ein kombiniertes Stoßwellengerät verfügen, sondern oft nur über ein radiales System, sind Technologie und Materialforschung zu verschiedenen Applikatoren so weit fortgeschritten, dass bis auf wenige Indikationen alle Behandlungen auch mit der radialen Stoßwelle alleine erfolgen können.

Vorteile der fokussierten Stoßwellen:

- Präzise und punktgenaue Behandlung des betroffenen Areals (Sehnenansatz oder Triggerpunkt).
- Lokale Behandlung.
- Eindringtiefe bis zu 12,5cm, je nach gewünschter Tiefe mit unterschiedlichen Vorlaufstrecken erreichbar.
- Wirken auf zellulärer Ebene.
- Evidenzbasierter Nachweis der Aktivierung von Stammzellen und Wachstumsfaktoren.
- Hohe Patientencompliance bei Behandlung sehr empfindlicher bzw. schmerzhafter Areale.

Vorteile der radialen Stoßwellen:

- Durch verschiedene Applikatoren kann sowohl lokal als auch flächig gearbeitet werden.
- Wirken mechanisch auf muskulärer Ebene.
- Mobilisierung von Gewebsschichten und Lösen von faszialen „Verklebungen“ und Triggerpunkten.
- Muskelketten können funktionell und dynamisch im Verlauf behandelt werden.
- Größere Muskelareale können erfasst und behandelt werden.

Durch die Kombination der beiden Technologien können die Effekte voll ausgeschöpft werden. Auch bei unterschiedlichen Behandlungstiefen kann die Indikation präzise bearbeitet werden. Für die flächige Behandlung ist die radiale Stoßwelle unerlässlich und nimmt deutlich mehr Raum ein. Steht für die lokale Behandlung keine fokussierte Stoßwelle zur Verfügung, bedient man sich spezieller Applikatoren, die unter ➤ Kap. 6.2 erläutert werden.

6.2 Vorlaufstrecken und Applikatoren

Fokussierte Stoßwelle

Bei fokussierten Stoßwellensystemen arbeiten die meisten Hersteller mit sogenannten Vorlaufstrecken. Die Vorlaufstrecken regulieren die Eindringtiefe und fungieren als Abstandshalter. Je nach Hersteller sind die Fokuszonen unterschiedlich dimensioniert, dadurch werden mehr oder weniger Vorlaufstrecken benötigt (➤ Abb. 6.1). Die Korrelation zwischen Fokusgröße und Anzahl der Vorlaufstrecken beeinflusst nicht die therapeutische Wirksamkeit und das Therapieergebnis. Entscheidend ist die Wahl der richtigen Vorlaufstrecke, um in der gewünschten Tiefe behandeln zu können. Zur Kopplung zwischen Vorlaufstrecke und Handstück wird ein Kopplungsöl, in der Regel Silikonöl, verwendet. Für die Energieeinkopplung in den Körper wird Ultraschallgel verwendet.

MERKE

Bei oberflächennahen Strukturen wird mit einer langen Vorlaufstrecke behandelt, bei tiefliegenden Strukturen mit einer kurzen oder ohne Vorlaufstrecke.

Radiale Stoßwelle

Die radialen Stoßwellensysteme bzw. deren Handstücke sind mit auswechselbaren Aufsätzen, sogenannten Applikatoren, ausgestattet. Diese Applikatoren unterscheiden sich in Form und Materialeigenschaften, durch Eindringtiefe und Energieübertragung beein-

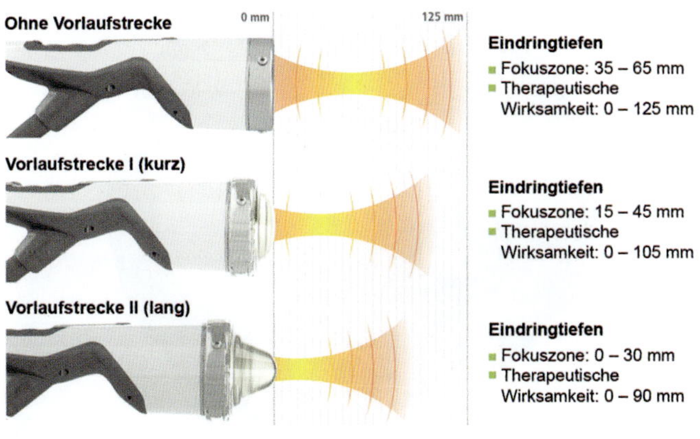

Abb. 6.1 Fokussierte Stoßwellentherapie: verschiedene Vorlaufstrecken zur Veränderung der Eindringtiefe [U379]

flusst werden. Im Wesentlichen wird bei fast allen Herstellern zwischen zwei Arten unterschieden: dem myofaszialen Applikator für die flächige Behandlung von Muskeln und Triggerpunkten und dem Sehnenapplikator für die lokale Behandlung von Sehnenansätzen und Triggerpunkten. Die Eindringtiefe der radialen Stoßwelle mit unterschiedlichen Applikatoren variiert je nach Ausführung zwischen 2 und 5cm. Alle Applikatoren sind mit Ultraschallgel zu verwenden, um die Energieübertragung zu gewährleisten.

Myofaszialer Applikator

Der myofasziale Applikator ist der wichtigste Applikator bei der radialen Behandlung (➤ Abb. 6.2). Mit ihm wird der flächige, myofasziale Teil der Behandlung durchgeführt (➤ Kap. 6.5). Der myofasziale Applikator arbeitet mit einem kleinen Hub und wirkt daher sehr intensiv und hauptsächlich durch mechanische Energieübertragung. Aufgrund des großen Durchmessers kann man dynamisch im Verlauf der Muskeln arbeiten. Triggerpunkte werden vom Patienten deutlich wahrgenommen. Anhand des Patientenfeedbacks können Trigger- und Schmerzpunkte eindeutig aufgespürt und behandelt werden.

Sehnenapplikator

Der Sehnenapplikator ist kleiner und arbeitet ohne Hub, daher eignet er sich ideal für die lokale Behandlung an Sehnen und einzelnen Triggerpunkten. Klassisch ist der Applikator aus Edelstahl und kann für alle Standardindikationen im Bereich der Sehnenansatzerkrankungen eingesetzt werden. Einige Hersteller haben weitere Sehnenapplikatoren aus unterschiedlichen Materialien entwickelt, um noch gezielter behandeln zu können, wenn es die Situation erfordert.

Der Sehnenapplikator aus Plastik reduziert die Intensität und kann daher an sensiblen Strukturen wie Kopf, Hals oder knochennahen Arealen eingesetzt werden. Das Gegenstück dazu ist ein Sehnenapplikator aus Titan, der die Energie bündelt, besser leitet und somit die Energie verstärkt überträgt und sehr intensiv wirkt (➤ Abb. 6.3).

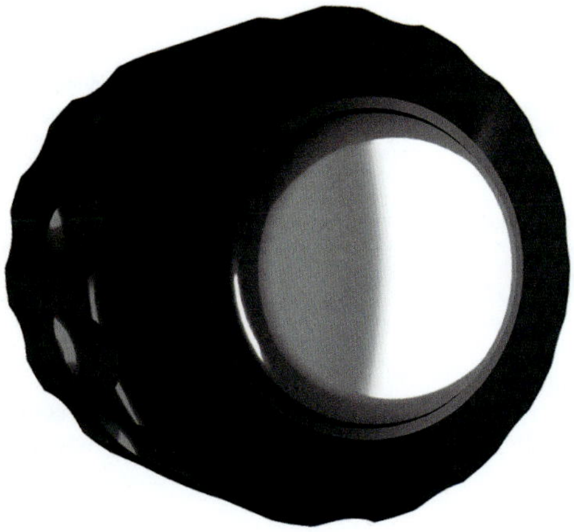

Abb. 6.2 Myofaszialer Applikator zur flächigen Behandlung myofaszialer Strukturen [U379]

Stehen alle drei Sehnenapplikatorentypen zur Verfügung, können alle Strukturen des Bewegungsapparates mit einer Behandlungsintensität von schonend bis intensiv therapiert werden.

Wirbelsäulenapplikator

Der Wirbelsäulenapplikator ist speziell für die Behandlung der paravertebralen Wirbelsäulenmuskulatur entwickelt worden und bei einigen Herstellern erhältlich (➤ Abb. 6.4). Gearbeitet wird mit ihm in einem 45°-Winkel „schiebend" über die Muskulatur. An schmerzhaften Stellen wird er auf 90° gekippt und vertikale Impulse auf die Muskulatur gegeben.

Einstellen der Energie

Die Energie, die im Gewebe effektiv wird, ist der entscheidende Parameter bei der Behandlung. Die adäquate Energiedosis ist notwendig, damit die gewünschten Effekte und Wirkweisen (➤ Kap. 2.1) eintreten. Dazu muss sich an der tolerierbaren Schmerzgrenze des Patienten orientiert werden. In vielen Behandlungsprotokollen werden exakte Energieeinstellungen vorgegeben, in der Praxis zeigt sich jedoch, dass diese Werte in den meisten Fällen nicht pauschal auf alle Patienten anwendbar sind. Die Schmerzempfindung ist zu individuell und kann daher für orthopädische Indikationen nicht generalisiert werden. Von den sehr hohen Energiedosen der Vergangenheit wurde Abstand genommen, da mittlerweile bekannt ist, dass „mehr nicht mehr" hilft. Ein gewisses Maß an Energie wird benötigt, die Schwelle zur deutlichen Schmerzempfindung sollte aber nicht überschritten werden, da der Patient unter Schmerzen eher eine Abwehrspannung der Muskulatur entwickelt. Die Stoßwelle fungiert neben der Therapie als sehr zuverlässiges Diagnostiktool, mit dem die Schmerzpunkte unter Zuhilfenahme des Patientenfeedbacks sehr präzise aufgespürt werden können. Häufig können dabei auch die wahrgenommenen Alltagsschmerzen exakt reproduziert werden, was einen sehr guten Indikator für die Behandlung an der richtigen Lokalisation darstellt. Die Provokation der vom Patienten geklagten Beschwerden ist ein wichtiger Faktor zur Erhöhung der Compliance.

MERKE
Das richtige Einstellen der Energie an der tolerierbaren Schmerzgrenze des Patienten ist entscheidend für das gewünschte therapeutische Ergebnis.

Radiale Energiewerte

Die meisten radialen Stoßwellensysteme messen eingesetzte Energie in bar, also in dem Druck, mit dem der angeschlossene Kompressor Luft in das Handstück abgibt. Die einstellbaren Druckwerte reichen je nach System von 0,3–5,0 bar. Das im Gewebe erreichte Energieniveau wird hiermit jedoch nicht dargestellt.

Als Regel gilt, dass je nach Struktur mit einem bestimmten Startwert begonnen wird. Je nach dem, ob dieser Energiewert toleriert wird oder nicht, wird die Energie erhöht oder reduziert.

Ein moderater Startwert für Areale mit Weichteilen beträgt 1,5–1,8 bar, für ein sensibles Areal 1,0–1,5 bar.

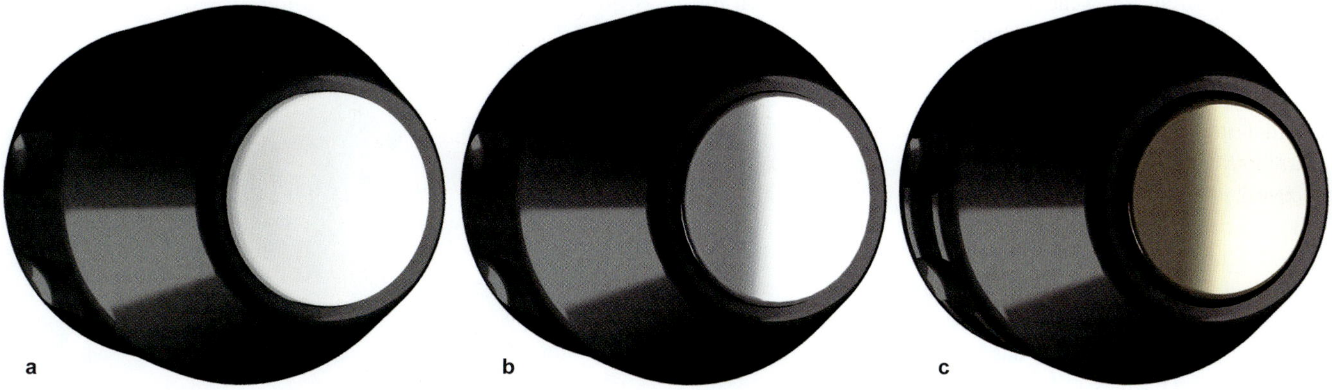

Abb. 6.3 Sehnenapplikatoren aus (a) Plastik, (b) Edelstahl und (c) Titan [U379]

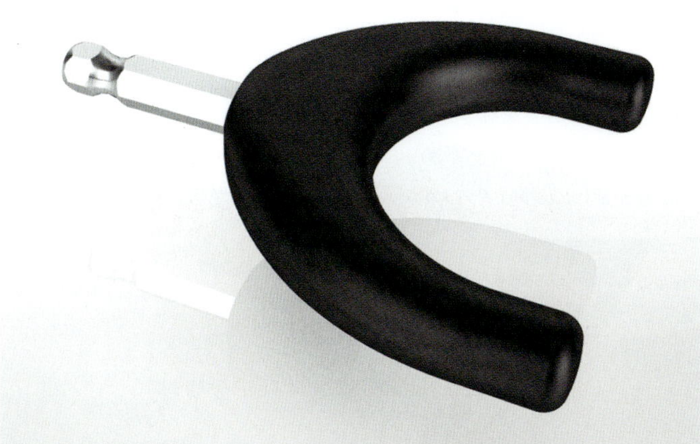

Abb. 6.4 Wirbelsäulenapplikator zur Behandlung der paravertebralen Wirbelsäulenmuskulatur [U379]

Je nach Schmerzempfinden wird die Energie erhöht oder reduziert. Im Laufe der Therapiesitzungen kann die Energie in der Regel stetig erhöht werden, da das Schmerzempfinden des Patienten im Verlauf der Behandlung in der Regel abnimmt.

Fokussierte Energiewerte

Die fokussiere Energie wird in der Lithotripsie historisch in mJ/mm^2 gemessen. Dies ist eine Angabe eines Energieniveaus, das im Zielgewebe erreicht wird. Die einstellbaren Energiestufen reichen meist von 0,01–0,55 mJ/mm^2. Zahlreiche Studien geben immer den Wert 0,25 mJ/mm^2 an; in der täglichen Praxis zeigt sich jedoch, dass dieser Wert extrem hoch ist und fast kein Patient diese Energie toleriert.

Bei der Einstellung der fokussierten Energie gilt daher das Gleiche wie bei der radialen. Gewählt wird ein moderater Startwert je nachdem, ob die Struktur sensibel ist (z.B. knochennah) oder eher im Weichteilbereich behandelt wird, und erhöht oder reduziert dann die Energie bis an die tolerierbare Schmerzgrenze des Patienten.

Ein moderater Startwert für Areale mit Weichteilen ist erfahrungsgemäß 0,05–0,1 mJ/mm^2, für ein sensibles Areal 0,02–0,05 mJ/mm^2.

Einstellen der Frequenz

Die Einstellung der Frequenz in Hz kann an fast allen Geräten manuell vorgenommen werden. Es existieren jedoch keine gesicherten wissenschaftlichen Erkenntnisse darüber, dass das Ergebnis der Behandlung von der eingestellten Frequenz abhängt. In der täglichen Praxis haben sich allerdings einige Frequenzen herauskristallisiert, die sowohl für den Patienten als auch für den Behandler als angenehm empfunden werden.

6

Radiale Behandlung. Die meisten radialen Systeme verfügen über ein einstellbares Frequenzspektrum von 1–21 Hz. Bei der radialen Behandlung werden überwiegend Frequenzen zwischen 10–17 Hz verwendet. Myofaszial wird dabei gerne mit höheren Frequenzen von 15–17 Hz gearbeitet, lokal mit 10–12 Hz.

Fokussierte Behandlung. Bei der fokussierten Behandlung ist die Frequenz meist mit der Höhe der abgegebenen Energie gekoppelt. Diese Koppelung ist durch die Technologie (elektromagnetisch, piezoelektrisch, elektrohydraulisch) bedingt. Das bedeutet: hohe Energie – niedrige Frequenz und niedrige Energie – hohe Frequenz. Die meisten Geräte nehmen die Einstellung der Impulsfrequenz in Abhängigkeit von der eingestellten Energie automatisch vor.

Auch hier gilt, die zu erwartenden Effekte und das erhoffte Therapieergebnis sind nach gängigen wissenschaftlichen Erkenntnissen nicht frequenzabhängig.

Anzahl der Impulse

Die Anzahl der abzugebenden Impulse ist neben der Energie ein weiterer entscheidender Parameter. Je nach Größe des Behandlungsareals und Anzahl der zu behandelnden Muskeln werden mehr oder weniger Impulse benötigt. Dabei kann ebenfalls nicht verallgemeinert werden, wie viele Impulse erforderlich sind, um das gewünschte Ergebnis zu erzielen. Entscheidender ist die präzise Auswahl der zu behandelnden Muskeln und Areale sowie die Identifikation der relevanten Triggerpunkte. Es gilt, den Spannungszustand und die Dauer der Behandlung der Struktur, bis sie reagiert, zu erkennen. Dieses „Gefühl" stellt sich mit zunehmender Erfahrung und Übung des Anwenders ein. Dabei ist die begleitende Palpation der behandelten Strukturen und gegebenenfalls eine Vordehnung sehr hilfreich.

Zusammenfassend kann für die Anzahl der einzusetzenden Impulse eine **Empfehlung** angegeben und Ober- sowie Untergrenzen gesetzt werden:

Radiale Behandlung:
300–500 Impulse pro Triggerpunkt
2000–3000 Impulse pro Areal
8000–10000 Impulse maximal pro Sitzung

Fokussierte Behandlung:
300–500 Impulse pro Triggerpunkt
1000–2000 Impulse pro Areal und Sitzung

Bei der Behandlung von Triggerpunkten ist insbesondere die Angabe des Patienten wichtig, dass das „Ausstrahlungsgefühl" (referred pain) deutlich nachlässt (d.h. mindestens um die Hälfte). Dann kann der aktuell behandelte Punkt verlassen und zum Nächsten übergegangen werden.

MERKE
Die durchschnittliche Behandlungsdauer beträgt 10–15 Minuten.

6.3 Anzahl der Behandlungen

Die Anzahl der Behandlungen variiert je nachdem, ob radial oder kombiniert behandelt wird. Bei radialen Behandlungen werden im Schnitt 2–3 Sitzungen mehr benötigt als bei der kombinierten Behandlung.

- Minimum der Behandlungen (radial und kombiniert): 3
- Maximum der Behandlungen (radial): 8
- Maximum der Behandlungen (kombiniert): 5–6
- Minimum der Behandlungen fokussiert (z. B. Sehnenpathologie, Kalkschulter): 2
- Maximum der Behandlungen fokussiert: 3–4
- Intervall, Abstand zwischen den Behandlungen: 5–10 Tage

6.4 Haltung und Führen des Handstücks

Radiales Handstück

Das radiale Handstück kann mit verschiedenen Griffhaltungen eingesetzt werden. Je nach Griffart wird mehr oder weniger Anpressdruck ausgeübt. Der Anpressdruck ins Gewebe wird individuell vom Anwender angepasst, je nach behandelter Struktur, gewünschter Eindringtiefe (Kompression z. B. des Unterhautfettgewebes) und Schmerzempfinden des Patienten. Generell gilt aber, dass ein angemessener Anpressdruck als angenehmer empfunden wird, als wenn das Handstück „nur aufgesetzt" wird. Dabei wird eher ein „Brennen" auf der Haut wahrgenommen. Dies kann auch ein Anzeichen dafür sein, dass zu wenig Gel zur Ankopplung verwendet wird.

Griffmöglichkeiten:

- Schreibstiftgriff (➤ Abb. 6.5)
- Pistolengriff (➤ Abb. 6.6)
- Meißelgriff (➤ Abb. 6.7)
- Beidhändiger Griff (➤ Abb. 6.8)

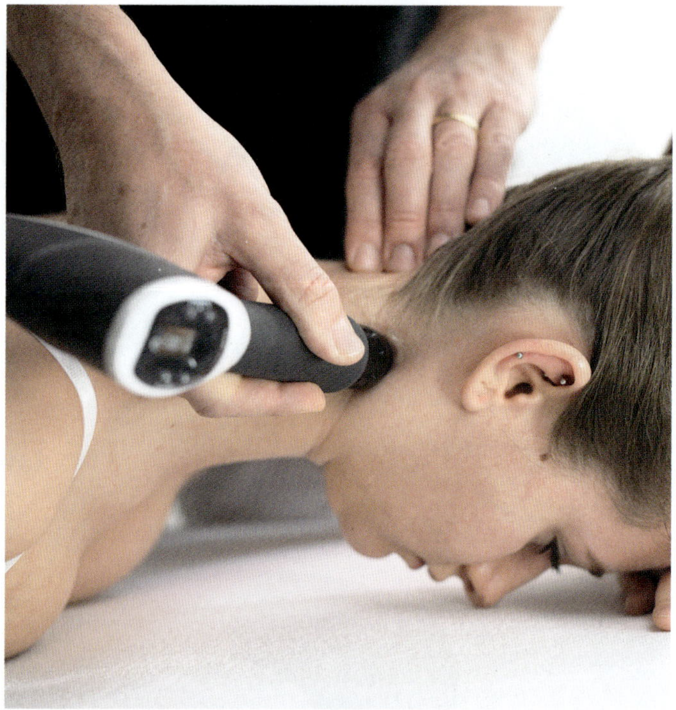

Abb. 6.5 Schreibstiftgriff, leichter Anpressdruck, exakte Positionierung [O1098]

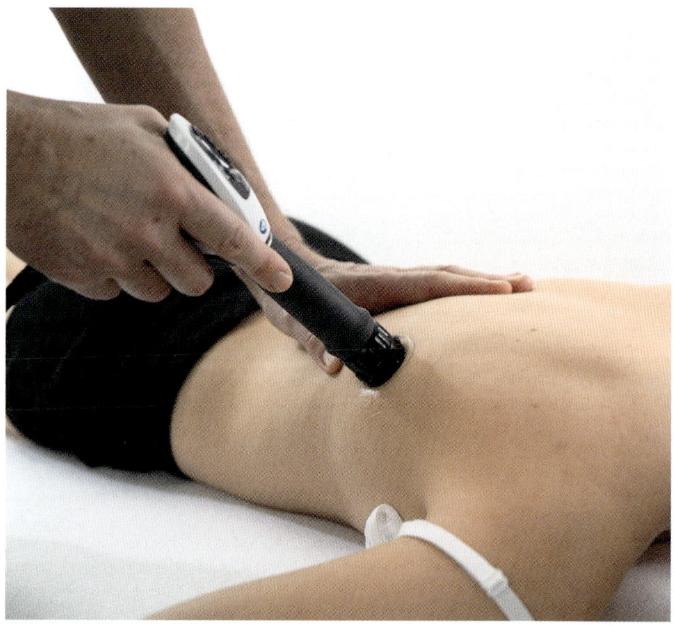

Abb. 6.6 Pistolengriff, mittlerer Anpressdruck [O1098]

Darüber hinaus zu beachten:

- Ultraschallgel zur Ankopplung verwenden.
- Applikator im 90°-Winkel zur Hautoberfläche aufsetzen.
- Fläche des Applikators sollte vollen Hautkontakt haben für volle Energieübertragung.
- Verschieben/Umsetzen des Handstückes mit Reduzierung des Anpressdrucks.
- Die freie Hand nahe am Applikator als Monitorhand führen, um sich immer der zu behandelnden Struktur sicher zu sein und um

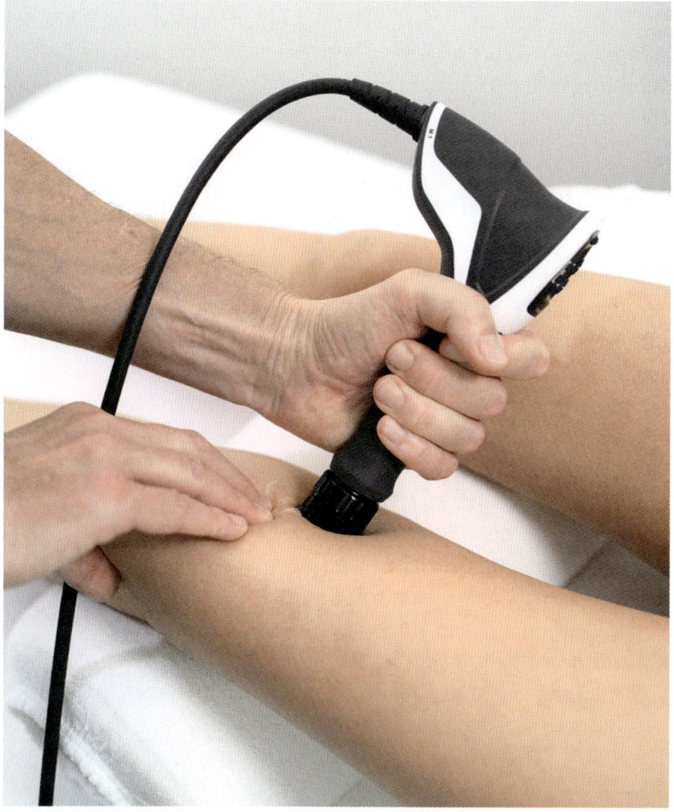

Abb. 6.7 Meißelgriff, mittlerer bis intensiver Anpressdruck [O1098]

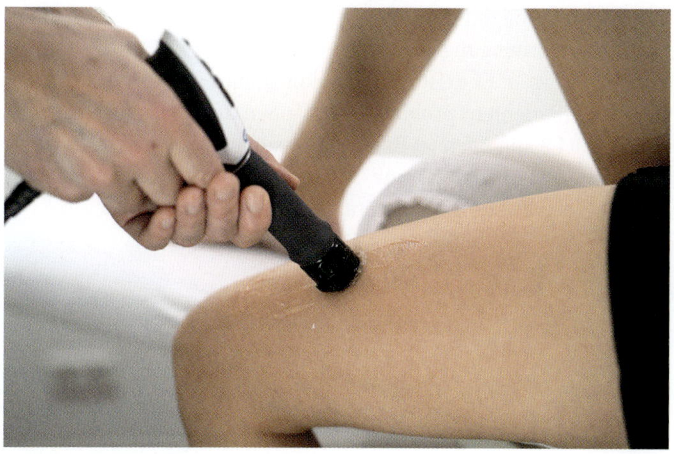

Abb. 6.8 Beidhändiger Griff, intensiver bis starker Anpressdruck [O1098]

z. B. Knochen (Tibiakante, Klavikula, Akromion etc.) und Gefäße zu identifizieren und auszusparen.

Fokussiertes Handstück

Der Anpressdruck und die verschiedenen Griffmöglichkeiten spielen beim fokussierten Handstück keine Rolle. Folgendes ist bei der fokussierten Behandlung zu beachten:

- Ultraschallgel zur Ankopplung verwenden
- Aufsetzen des Handstücks im 90°-Winkel
- Sich der anatomischen Strukturen bewusst machen und gegebenenfalls den Applikationswinkel verändern oder die Lagerung des Patienten anpassen
- Scannen des Gewebes (z. B. auf Triggerpunkte) kann durch Horizontalverschiebung an der Körperoberfläche oder durch kreisende Bewegungen mit wechselndem Radius um einen fixen Auflagepunkt erfolgen, wobei in der Tiefe ein kegelförmiges Segment abgesucht wird (➤ Abb. 6.9)

6.5 Behandlungsschritte

Wie unter ➤ Kap. 2.3 dargelegt, werden die in diesem Buch beschriebenen Behandlungen in zwei Schritte unterteilt. Der Ansatz erfolgt nach dem Global Approach. Die Behandlung kann radial und kombiniert durchgeführt werden und gliedert sich in:

1. Schritt 1: myofasziale Behandlung (graue Areale und Triggerpunkte)
   radiale Stoßwelle mit myofaszialem Applikator
2. Schritt 2: Sehnenansatz (grünes Areal)
   fokussierte Stoßwelle mit passender Vorlaufstrecke
   oder radiale Stoßwelle mit Sehnenapplikator

Am Beispiel der Fasciitis plantaris kann die Behandlung wie in ➤ Abb. 6.10 dargestellt aussehen.

Die gesamte Behandlung der Fasciitis plantaris wird unter ➤ Kap. 12.6 detailliert erklärt.

6.6 Lagerungsmöglichkeiten des Patienten

Die Lagerungsmöglichkeiten des Patienten sind die klassischen, auch von anderen Behandlungen bekannten. Dabei sollte Folgendes beachtet werden:

- Die zu behandelnde Struktur muss gut erreichbar sein.
- Die Lagerung ist so zu wählen, dass häufige Positionswechsel vermieden werden.
- Gelenke und Extremitäten so lagern, dass die anatomischen Strukturen präzise erreicht werden.

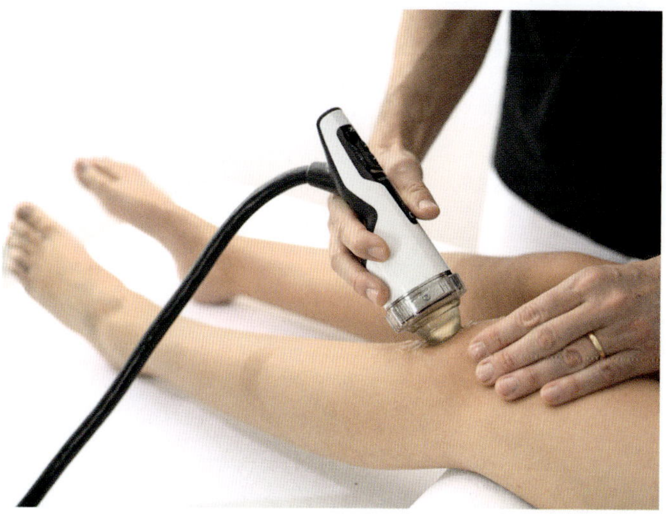

Abb. 6.9 Applikation des fokussierten Handstücks, Scannen der Behandlungszone mit kleinen Bewegungen [O1098]

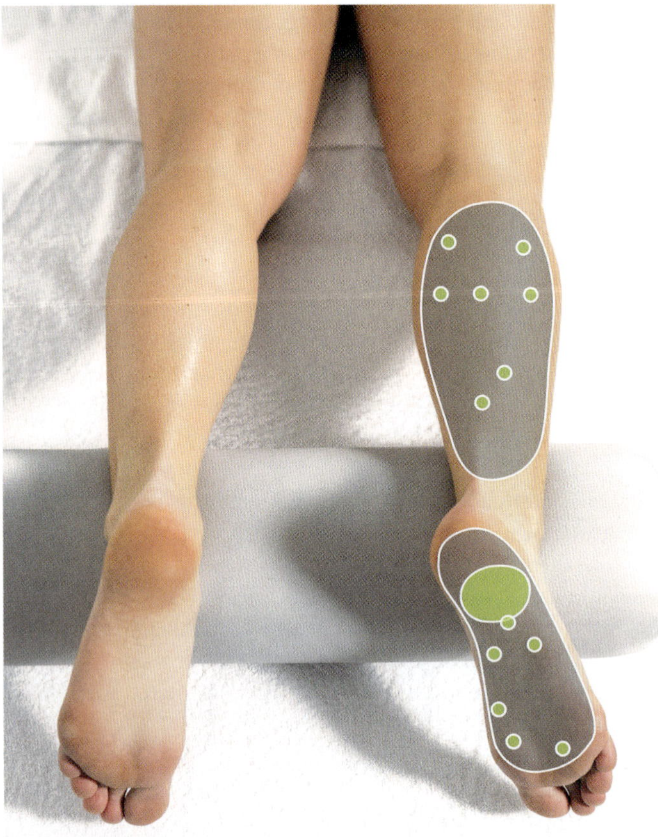

Abb. 6.10 Behandlungsareale: Behandlungsübersicht der Fasciitis plantaris [O1098]

- Der Patient sollte bequem liegen oder sitzen und nicht verkrampfen.
- Ein schmerzbedingtes Ausweichen des Patienten sollte erschwert sein.
- Knie oder Sprunggelenke mit Rollen unterlagern.

Oft bietet es sich an, funktionell oder unter Vordehnung eines bestimmten Muskels (➤ Kap. 2.3) zu arbeiten. Dies muss im Einzelfall individuell entschieden werden und ist vom jeweiligen Befund abhängig.

6.7 Ergonomie in der Behandlung

Nicht nur der Patient sollte sich in einer bequemen Position befinden, auch der Behandler muss auf seine Haltung und die Ergonomie bei der Behandlung achten. Je nach Lagerung des Patienten steht oder sitzt der Behandler.

- Eine höhenverstellbare Liege dient der optimalen Positionierung.
- Die Liege sollte frei stehen, damit der Patient von allen Seiten zugänglich ist.
- Dicht am Patienten zu stehen oder zu sitzen vermeidet lange Hebel und Fehlhaltungen des Behandlers.
- Schultern nicht hochziehen, entspannt arbeiten.
- Steht der Behandler, kann zur Entlastung ein Knie oder Fuß auf der Liege oder einem Hocker aufgestellt werden.
- Je nach Griffhaltung des Handstücks kann man den Körper zur Steigerung des Anpressdrucks einsetzen, indem man sich z. B. mit der Hüfte gegen das Handstück lehnt.

6.8 Gehörschutz

Wird sehr häufig mit der radialen Stoßwelle gearbeitet, empfiehlt es sich, zur Vorbeugung einer Lärmschwerhörigkeit einen Gehörschutz zu tragen. Es existieren Versionen, die eine Kommunikation mit dem Patienten problemlos erlauben und gleichzeitig hohe Schalldrücke abfangen (z. B. für professionelle Musiker). Hinzuzufügen ist, dass bislang keine Fälle von Schwerhörigkeit bekannt sind, die auf die Stoßwellentherapie zurückzuführen sind.

KAPITEL

7

C. Kalmbach, K. Hornig

Wirtschaftliche Aspekte

7.1 Abrechnung

Neben dem praktischen Einsatz der Stoßwelle ist auch die Wirtschaftlichkeit ein wichtiges Thema. Da die Anschaffung eines Stoßwellengerätes in der Regel eine größere Investition bedeutet (je nach Hersteller, Gerätetyp und Zubehör 10.000 bis zu 50.000 EUR), sollte damit auch Umsatz erzielt werden können.

Die Stoßwellentherapie ist in der Regel eine IGeL-Leistung für GKV-Versicherte und Selbstzahler, bei Privatversicherten übernehmen die Kostenträger in unterschiedlichem Ausmaß einige Indikationen (meist Tendinosis calcarea, Plantarfasziitis, Tendinitis achilleae und Pseudarthrosen).

Im **Anhang der GOÄ** sind Vorschlagsziffern des gemeinsamen Gebührenausschusses, die nach §6 Abs. 2 entwickelt wurden, aufgeführt. Die fokussierte Stoßwelle kann nach GoÄ 1800 (analog gemäß BÄK) 2,3-fach entsprechend 198,41 EUR, abgerechnet werden. Für die radiale Stoßwelle existiert die Ziffer 302 (analog gemäß BÄK), die 2,3-fach mit 33,52 EUR abgerechnet werden kann. Die Steigerungsziffern können je nach Aufwand variieren.

Bei gleichzeitiger Verwendung der radialen und fokussierten Technologie geht der niedriger bewertete Einsatz der radialen Stoßwelle im höher bewerteten Einsatz der fokussierten Stoßwelle auf.

Gestaltungsmöglichkeiten ergeben sich letztendlich aus der Höhe des angewandten Steigerungssatzes. Zum Beispiel ist für den Einsatz der radialen Stoßwelle ein erhöhter Steigerungssatz (über 2,3-fach) dadurch darstellbar, dass mehrere Lokalisationen mit einer überdurchschnittlichen (> 2000) Anzahl an Impulsen behandelt werden, was wiederum einen erhöhten Zeitaufwand bedingt. Dieser erhöhte Zeitaufwand ist eine adäquate Begründung für den höheren Steigerungssatz. Bei diesen Analogziffern ist jedoch eine Kostenübernahme durch private Kassen und Beihilfestellen nicht garantiert und oft auf die o.g. Indikationen beschränkt.

Seit 2019 ist die Behandlung der Plantarfasziitis/des Fersenporns im Leistungskatalog der GKV gelistet. Nach GOP 30440 können pro Behandlung 26,73 EUR abgerechnet werden mit bis zu drei Sitzungen je Fuß. Bei dieser Ziffer ist nicht definiert, mit welcher Form der Stoßwelle die Therapie durchgeführt wird. Bei rein wirtschaftlicher Betrachtung ist es hier jedoch sinnvoller, mit der radialen Stoßwelle zu behandeln, da die fokussierte Stoßwelle wesentlich höhere Anschaffungs- und Revisionskosten mit sich bringt.

Da das Einsatzgebiet der Stoßwellentherapie aber viel größer ist, als die anerkannten Indikationen der Kassen es vermuten lassen, sollte man diese Therapie allen Patienten für einen erschwinglichen und gleichzeitig für den Behandler attraktiven Betrag zugänglich machen.

Bietet man also die Stoßwellentherapie als IGeL oder als Privatleistung an, muss man entsprechend **kalkulieren.** Dabei sollte man Folgendes beachten:

- Basis ist die in der GOÄ vorgeschlagene Ziffer 302 analog bzw. 1800 analog
- Wird radial oder kombiniert behandelt?
- Wie lange dauert die Behandlung (in der Regel 10–15 min)?
- Können andere Therapien kombiniert werden?
- Wie hoch ist der Zielumsatz je Stunde der Praxis?
- Lage der Praxis (Stadt oder ländliche Gegend)
- Patientenklientel (finanzstark/-schwach; älter oder jünger)

Bei rein radialen Behandlungen haben sich Beträge zwischen 35–75 EUR je Sitzung durchgesetzt.

Die radialen Systeme kosten in der Regel zwischen 10.000–15.000 EUR und ziehen jährliche Revisionskosten von ca. 300 EUR nach sich. Die Revisionskosten ergeben sich aus dem Verschleiß im Handstück, dabei müssen regelmäßig Teile ausgewechselt bzw. ersetzt werden. Die Notwendigkeit hierzu hängt natürlich von Intensität der Nutzung und der Pflege ab.

Behandlungen mit radialen und fokussierten Stoßwellen sind deutlich kostenintensiver, da die fokussieren System zwischen 20.000–30.000 EUR kosten und die Anschaffungskosten kombinierter Geräte bei 35.000–50.000 EUR liegen. Dazu kommen die Revisionskosten der fokussierten Handstücke, die je nach Hersteller bei 1500–3000 EUR liegen. Auch diese hängen von der Zahl der abgegebenen Impulse ab. Werden die Revisionskosten auf die Behandlungen umgelegt, muss der Ertrag deutlich höher sein als bei radialen Systemen.

Für kombinierte Behandlungen haben sich Beträge zwischen 85–180 EUR durchgesetzt.

7.2 Marketingkonzepte

Mit Marketingkonzepten sind in diesem Kapitel vor allem die Umsetzungsmöglichkeiten und die Integration der Stoßwelle in der Praxis gemeint.

Unter den klassischen Marketingansätzen stellt das 5-P-Modell des Marketing-Mixes einen sehr guten Ansatz dar, da es verständlich ist und man keinen Aspekt außer Acht lässt.

Product – Produktpolitik
Price – Preispolitik
Promotion - Kommunikationspolitik
Place - Distributionspolitik
People – Personalpolitik

Produktpolitik

Bei der Produktpolitik geht es um das Produkt, das angeboten wird, in diesem Fall die Stoßwellentherapie. Hier geht es darum, die Therapieform für den Patienten/Kunden zu erklären und zu definieren, das heißt:

- Was ist die Stoßwellentherapie?
- Welche Vorteile und welchen Nutzen hat die Stoßwellentherapie?
- Bei welchen Indikationen kann sie angewendet werden und wie oft?
- Was sagen Studien über die Therapieergebnisse aus?

Preispolitik

Ärztliche Anbieter sind an die Gebührenordnung (➤ Kap. 7.1) gebunden, bei anderen wird der Preis der Behandlung durch die Gegebenheiten des Marktes bestimmt. Dabei ist wiederum der Behandlungserfolg, der nicht nur von der Technologie, sondern auch vom optimalen Einsatz der Stoßwelle abhängt, der ausschlaggebende Faktor, um sich z. B. von Konkurrenzanbietern abzuheben.

Kommunikationspolitik

Die Kommunikationspolitik ist mit dem geläufigen Begriff der „Werbung" gleichzusetzen. Hier geht es vor allem um die Gestaltung und Planung der Kommunikationsmaßnahmen der Praxis. Dazu kann man sich verschiedener Instrumente bedienen, sollte aber immer immer bedenken, was macht gerade für unsere Praxis sinnvoll ist.

- Mediakommunikation (Homepage, Anzeigen in Zeitungen, soziale Medien etc.)
- Public Relations (z. B. Fach- oder Patientenartikel veröffentlichen)
- Persönliche Kommunikation (Direktgespräch mit dem Patienten, Infoflyer und Poster über die Therapie)
- Extraraum für die Stoßwellentherapie mit Triggerpunktpostern etc.
- Messebesuch (z.B lokale Gesundheitsmessen)

Distributionspolitik

Hier geht es um den Verkauf des Produkts, d. h. wie diese IGeL-Leistung den Patienten verkauft werden kann. Wichtig ist zunächst, dass der Patient überhaupt weiß welches Therapieangebot in der Praxis besteht. Dies kann über die Homepage, Printmedien (Flyer, Poster) oder im direkten Gespräch mit dem Patienten kommuniziert werden. Sinnvoll ist es aber, dass die Praxis das Therapieangebot einschließlich der Preise klar und strukturiert kommuniziert und somit Transparenz schafft. Die Patienten wollen über die Möglichkeiten des Therapiespektrums mit ihrem Nutzen und den Kosten informiert werden. Den meisten Ärzten und Therapeuten fällt es schwer über Preise zu sprechen, denn Verkaufen gehört traditionell nicht in das Aufgabengebiet eines Mediziners, daher ist eine transparente Preisstruktur von Vorteil.

Wenn Stoßwellentherapie als Einzelleistung „verkauft" werden soll, können die Therapien einzeln oder im Block angeboten werden. Da immer mindestens drei Sitzungen erforderlich sind, ist es daher ratsam einen Dreier-Block zu „verkaufen" und die weiteren Sitzungen wenn nötig einzeln oder auch wieder im Block anzubieten.

Es gibt ebenfalls Praxen, die so kalkulieren, dass ein bestimmter Betrag für den eingesetzten Zeitaufwand (z. B. halbe oder ganze Stunde) erwirtschaftet wird, unabhängig davon, welche Leistungen im Einzelnen erbracht werden. Wenn der Ertrag den Aufwand, den der Einsatz der ESWT bedingt, abbilden kann, ist dies eine akzeptable Strategie. Der Therapeut ist dabei frei, zu entscheiden welche Behandlung in der jeweiligen Sitzung Priorität hat, und kann die ESWT gegebenenfalls günstiger anbieten als als Einzelleistung, da der Ertrag über andere Leistungen generiert wird. Dieses Modell wird jedoch nur in Physiotherapie- oder in privatärztlichen Praxen angewandt. Dabei ist zu berücksichtigen, dass es Ärzten untersagt ist, ihre Leistungen als echte „Pauschalen" abzurechnen oder umsonst anzubieten. Um dies zu umgehen, kann die ESWT mit einem erheblich geminderten Steigerungssatz (minimal 1,0-fach) abgerechnet werden.

Sich und seine Praxis mit einem besonderen Therapieangebot darzustellen und sich selbst als Experten zu etablieren, ist mit der ESWT sehr gut realisierbar. Dadurch schafft man sich einen deutlichen Wettbewerbsvorteil und hat die Möglichkeit, zusätzliche Umsätze zu generieren. Wichtig ist aber, nie die Wirtschaftlichkeit aus den Augen zu verlieren, denn nur wer entsprechend wirtschaftet, kann auch in neue und innovative Therapieformen investieren. Heutzutage ist der Wettbewerb enorm und man muss sich differenzieren und den Patienten mehr anbieten als nur das Standardprogramm.

Personalpolitik

Hierbei geht es um den Personaleinsatz in Verbindung mit der Stoßwellenbehandlung. Dabei sind folgende Fragen zu klären:

- Wer führt in der Praxis die Stoßwellentherapie durch?
- Gibt es einen Experten, der ausschließlich Stoßwelle macht? Sollen es alle Angestellten können? (betrifft Physiotherapiepraxen, ansonsten ist ESWT Arztleistung)
- Wie wird die Fachkunde sichergestellt?
- Wird die Stoßwellentherapie immer durchgeführt? Unabhängig von Tag und Uhrzeit? Kollidiert sie eventuell mit anderen Therapien? Bindet sie Personal und Räume, die ansonsten mit größerem Ertrag eingesetzt werden könnten? Andernfalls würde sich eine eigene Stoßwellensprechstunde anbieten.

Wichtig ist bei der Beantwortung dieser Fragen, dass der Praxisablauf berücksichtigt wird. Je besser man plant und strukturiert, desto besser können Kosten, Wartezeiten und die Wirtschaftlichkeit der Praxis optimiert werden.

B Behandlung einzelner Krankheitsbilder und Muskeln

KAPITEL

8

C. Kalmbach, K. Hornig

Kopf und Hals

8.1 Spannungskopfschmerzen

Gut zu wissen

Spannungskopfschmerzen rühren aus muskulären Verspannungen mit und ohne Ausbildung von Triggerpunkten am Schädel oder im Bereich der HWS und des Schultergürtels her. Der Ursprung der Schmerzen liegt häufig nicht am Ort der Schmerzwahrnehmung, sondern sie werden dorthin aus anderen Regionen projiziert. Deshalb ist es erforderlich, zahlreiche Muskeln zu scannen, um diejenigen sicher zu identifizieren, die für den jeweiligen Schmerz verantwortlich sind. Die Kenntnis des typischen „referred pain" häufiger verursachender Muskeln ist hilfreich, um bereits anamnestisch die mögliche Schmerzquelle einzugrenzen.

Mögliche Ursachen des Spannungskopfschmerzes

- Muskuläre Verspannungen der Hals- und Nackenmuskulatur mit der Ausbildung myofaszialer Trigger
- Längere Zwangshaltungen, z. B. am Arbeitsplatz oder im Auto
- Häufig wiederholte einseitige Belastungen (z. B. Kassiererin im Supermarkt)
- Schwache Rücken-/Schultergürtelmuskulatur
- Stress, Schlafmangel
- Zugluft, Kälte
- Zähnepressen (Bruxismus), Okklusionsfehler, Zahnstörherde (Behandlung ➤ Kap. 8.3)
- Degenerative Halswirbelsäulenveränderungen
- Statische Fehlhaltungen, z. B. durch Beinlängendifferenzen oder ein abgeflachtes Fußgewölbe

Diagnostik und Therapievorbereitung

Anamnese der Schmerzsituation

Am Anfang der Behandlung steht die Anamnese der Schmerzsituation. Mit Hilfe gezielter Fragen (➤ Kap. 2) kann die Schmerzsituation genau erfasst werden. Vor allem das Erfragen von Zeitpunkt des Auftretens, Häufigkeit, Dauer und Intensität sowie verstärkenden und abmildernden Faktoren kann Hinweise auf myofasziale Triggerpunkte ergeben.

Spannungskopfschmerzen werden meist bildlich als enges Band um den Kopf beschrieben oder als Helm, bei dem die Schrauben festgezogen wurden. Die Schmerzen werden oft als dumpf und drückend bezeichnet; sie können einseitig und beidseitig auftreten. In fast allen Fällen ist der Spannungszustand der Schulter-Nacken-Partie zu hoch. Dadurch kommt es zu ausstrahlenden Schmerzen, die vom Nacken über den gesamten Kopf bis zur Stirn, zu den Augen und Ohren ziehen können (➤ Abb. 8.1). Die Spannungskopfschmerzen können auch mit Sehstörungen und/oder Übelkeit einhergehen, sodass die Symptome denen einer Migräne ähneln.

Die Dauer der Spannungskopfschmerzen kann von wenigen Stunden bis zu Tagen reichen. Die Schmerzen können intermittierend oder chronisch auftreten.

Manuelle und weiterführende Diagnostik

- Bewegungsausmaß der HWS und oberen BWS testen (Rotation, Flexion, Extension, Seitneigung), einseitig verkürzte Muskeln identifizieren.
- Palpation der betroffenen Muskeln mit Auffinden der aktiven Triggerpunkte sowie deren Provokation. Die Triggerpunkte können auch direkt mit einem Stift markiert werden.
- Orientierende neurologische Diagnostik.
- Differenzialdiagnosen gegebenenfalls mit bildgebenden Verfahren ausschließen.

Zu beachten

Aufgrund der sensiblen Strukturen am Kopf kann es ratsam sein, einige Muskeln nicht mit der radialen Stoßwelle zu behandeln, sondern mit manuellen Techniken. Das ist von Patient zu Patient sehr unterschiedlich und muss daher immer im Einzelfall vom Behandler entschieden werden. Alternativ können am knöchernen Schädel fokussierte Stoßwellen (**F-SW**) eingesetzt werden.

Aufgrund der Lautstärke der radialen Stoßwelle und der Knochenleitung kann es in seltenen Fällen bei sensiblen Patienten zu einem vorübergehenden Ohrgeräusch kommen. Darüber muss der Patient im Vorfeld aufgeklärt werden. Patienten, die bereits vor der Behandlung Ohrgeräusche haben, sollten aus forensischen Gründen nicht mit der radialen Stoßwelle behandelt werden.

TIPP

Bei geräuschempfindlichen Patienten empfiehlt es sich, einen Gehörschutz bereitzustellen.

⚠ CAVE

Bei Patienten mit bekanntem Tinnitus auf F-SW ausweichen! Keine R-SW.

Behandlungsoptionen

Bei Spannungskopfschmerzen ist eine Kombinationsbehandlung mit ergänzenden Therapiemaßnahmen in den meisten Fällen sinnvoll und kann bedenkenlos in der gleichen Sitzung durchgeführt werden. In ➤ Kapitel 3 werden ergänzende Therapiemöglichkeiten detailliert eräutert.

Einstellungen am Gerät

Wahl der Stoßwelle

Radiale Stoßwellentherapie
In der Praxis hat sich die radiale Stoßwelle bei Spannungskopfschmerzen bewährt. Die fokussierte Stoßwelle kann ebenfalls eingesetzt werden, allerdings muss aufgrund der größeren Eindringtiefe bei den ventralen und seitlichen Strukturen des Halses genau auf die Anatomie geachtet werden.

Applikator

Bei der **R-SW** für den Weichteilbereich den myofaszialen Applikator (➤ Kap. 6.2) verwenden.

Für die knochen- und gesichtsnahen Bereiche den Sehnenapplikator verwenden, falls verfügbar aus Plastik (➤ Kap. 6.2).

Alternativ die **F-SW,** lange Vorlaufstrecke (➤ Kap. 6.2) einsetzen. Ultraschallgel zur Ankopplung verwenden.

Einstellen der Parameter

Energie 0,3–2,5 bar ;(**F-SW** 0,07–0,15 mJ/mm^2).

Mit einer niedrigen Energie beginnen und die **Energie steigern,** bis sie für den Patienten **deutlich spürbar, aber nicht schmerzhaft** ist. Während der Behandlung kann es vorkommen, dass die Energie je nach Lokalisation korrigiert werden muss.

Frequenz 10–12 Hz (**F-SW** automatisch). Dieser Frequenzbereich ist für das Ohr angenehmer als hohe Frequenzen.
Anzahl der Impulse 3000–6000 (**F-SW** 1000–2000); 300–500 Impulse/Triggerpunkt.

Zu behandelnde Muskeln

Für eine gezielte Behandlung ist es wichtig, die Triggerpunkte der Muskeln vorab zu diagnostizieren. Die Behandlung wird in *ventral* und *dorsal* unterteilt. Da der Patient einen Lagerungswechsel vornehmen muss, empfiehlt es sich, die Behandlung in einer Lagerungsposition solange durchzuführen, bis alle erreichbaren Areale therapiert wurden, und dann einen Positionswechsel vorzunehmen, um sämtliche in dieser Position erreichbaren Areale zu behandeln. Ob in der ventralen oder dorsalen Lagerungsposition bzw. im Sitzen begonnen wird, ist individuell zu entscheiden.

TIPP
Aufgrund der gegenseitigen Beeinflussung der jeweils antagonistisch wirkenden Nackenmuskeln (Verkürzungsstress auf den Antagonisten kann hier Triggerpunkte initiieren), ist es sinnvoll, auch bei einseitiger Symptomatik *beide* Nackenseiten zu scannen und ggf. zu behandeln.

Beim Applizieren der radialen Stoßwelle können aktive Triggerpunkte genau die Schmerzen reproduzieren, die der Patient im Alltag spürt. Dies ist nach David Simons das wichtigste diagnostische Kriterium für das Vorliegen eines Triggerpunktes. Wichtig ist, dass mit Patientenfeedback gearbeitet und das Handstück so lange in kleinen Bewegungen verschoben wird, bis der Patient den Schmerz oder die Ausstrahlungsmuster wahrnimmt.

Behandlung des ventralen Halsbereichs

- M. sternocleidomastoideus (➤ Kap. 8.1.1)
- Mm. scaleni (➤ Kap. 8.1.2)
- Mm. suboccipitales (➤ Kap. 8.1.3)
- M. masseter (➤ Kap. 8.3.1)
- M. temporalis (➤ Kap. 8.3.2)
- M. occipitofrontalis (manuell behandeln)

MERKE
Sensible Strukturen werden immer mit dem Sehnenapplikator aus Plastik behandelt.

⚠ CAVE
Arteria carotis und Plexus cervicalis sind sicher aus dem Behandlungsfeld auszuschließen.

Behandlung des dorsalen Bereichs

- M. trapezius descendens, transversus und ascendens (➤ Kap. 8.1.4)
- Mm. splenius capitis (➤ Kap. 8.1.5)

MERKE
Größere Muskeln werden in der Regel mit dem myofaszialen Applikator behandelt.

8.1.1 M. sternocleidomastoideus

Lagerung Patient in Rückenlage, Knie mit einer Rolle unterlagert.
Stoßwelle **R-SW.**
Applikator Sehnenapplikator aus Plastik.
Startenergie 0,3–1,5 bar.
Ablauf Je nach Diagnose behandelt man entweder ein- oder beidseitig.

Der Kopf wird zur kontralateralen Seite des zu behandelnden Muskels rotiert und falls erforderlich kurz aktiv angehoben, um den Muskel zu palpieren. Der Muskelbauch wird von dorsal mit den Fingern fixiert. Die radiale Stoßwelle wird von ventral in Richtung der fixierenden Finger appliziert (➤ Abb. 8.2).

- Der Muskel wird statisch behandelt, d.h. wenn ein Triggerpunkt (➤ Abb. 8.1) behandelt wurde, wird der nächste zunächst wieder von dorsal mit den Fingern fixiert und erst dann die R-SW appliziert. Das Handstück wird so lange in kleinen Bewegungen auf dem Muskel verschoben, bis der Patient den vollen Schmerz bzw. die Ausstrahlungen wahrnimmt.
- Jeder Triggerpunkt wird mit ca. 300–500 Impulsen behandelt.
- Die meisten Triggerpunkte befinden sich im kranialen und mittleren Drittel des Muskels.

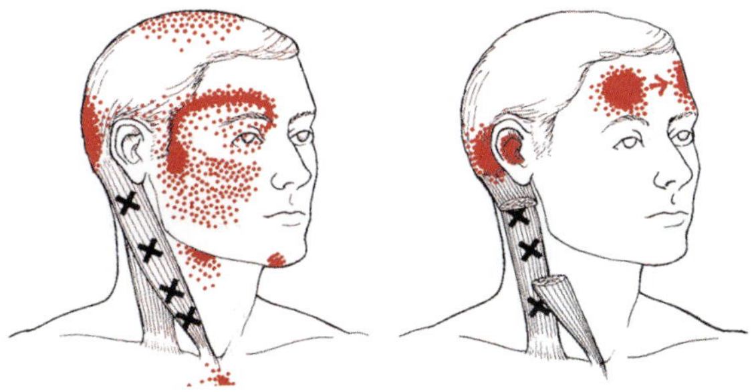

Abb. 8.1 M. sternocleidomastoideus: Triggerpunkte mit ihren Ausstrahlungsmustern [G100]

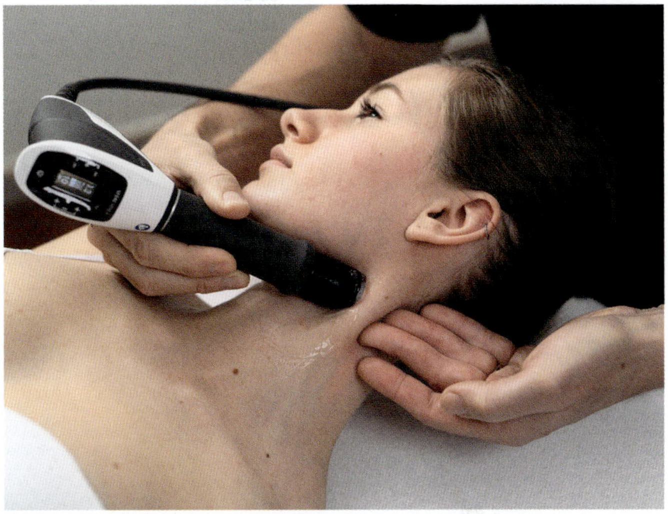

Abb. 8.2 M. sternocleidomastoideus: Fixieren des Muskelbauchs von dorsal mit den Fingern [O1098]

8

8.1.2 Mm. scaleni

Lagerung Patient in Rückenlage, Knie mit einer Rolle unterlagert. Kopf leicht zur Gegenseite rotiert.
Stoßwelle **R-SW oder F-SW.**
Applikator **R-SW**: Sehnenapplikator aus Plastik, **F-SW:** lange Vorlaufstrecke.
Startenergie **R-SW:** 0,3–1,0 bar, **F-SW:** 0,07–0,15 mJ/mm^2.
Ablauf Der Kopf bleibt zur kontralateralen Seite rotiert. Behandlungsrichtung streng in der Frontalebene, allenfalls etwas nach dorsal gerichtet für die am häufigsten betroffenen Mm. scalenus medius und posterior (➤ Abb. 8.3). Bei den Mm. scaleni wird auf das Fixieren mit den Fingern verzichtet (➤ Abb. 8.4), jedoch eventuell eine sichere Identifikation mit direkt neben dem Applikator aufgesetzten Fingern gewährleistet (➤ Abb. 8.5).

⚠ CAVE
Wenn man mit dem Applikator dorsal des M. sternocleidomastoideus bleibt, liegt die A. carotis sicher außerhalb des Wirkungsbereichs.

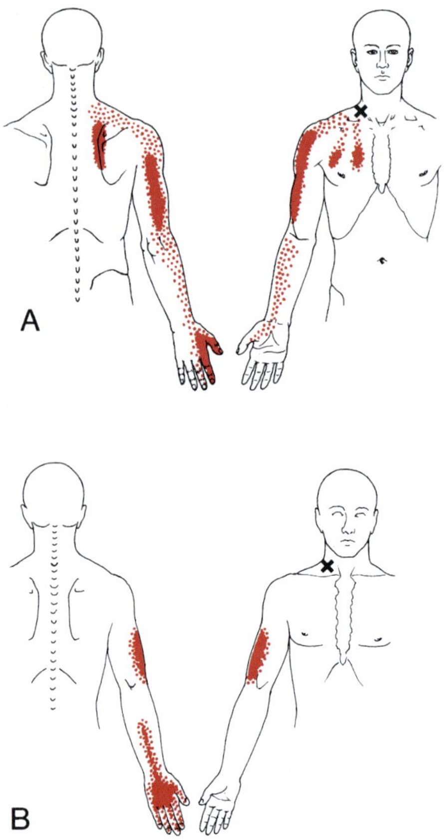

Abb. 8.3 Mm. scaleni: Triggerpunkte mit ihren Ausstrahlungsmustern [G100]

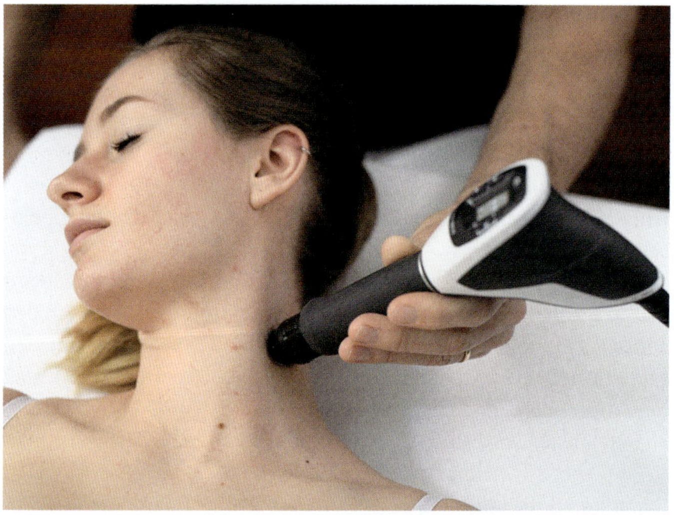

Abb. 8.4 Mm. scaleni :Behandlung mit zur Gegenseite rotiertem Kopf [O1098]

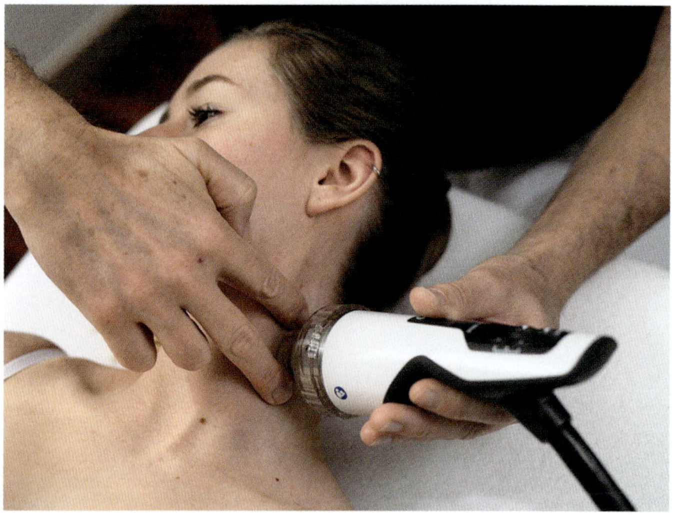

Abb. 8.5 Mm. scaleni : F-SW-Behandlung mit sicherer Zwei-Finger-Lokalisation des Muskels [O1098]

8.1.3 Mm. suboccipitales

Lagerung Patient in Rückenlage, Knie mit einer Rolle unterlagert (➤ Abb. 8.7). Wahlweise Patient in Bauchlage (➤ Abb. 8.8). Der Kopf zur Gegenseite rotiert. Der am häufigsten betroffene M. obliquus capitis superior erstreckt sich etwa daumennagelgroß zwischen Atlasquerfortsatz und Mastoid (➤ Abb. 8.6).
Stoßwelle **R-SW oder F-SW.**
Applikator **R-SW:** Sehnenapplikator aus Plastik; **F-SW:** lange Vorlaufstrecke.
Startenergie **R-SW:** 0,3–1,0 bar; **F-SW:** 0,07–0,15 mJ/mm^2.
Ablauf Der Kopf bleibt zur kontralateralen Seite rotiert. Es wird wie in ➤ Kap. 8.1.1 beschrieben vorgegangen.

> ⚠ **CAVE**
> Occiput, Mastoid, Dorn- und Querfortsätze C1 und C2 sicher manuell identifizieren und nicht direkt darauf fokussieren.

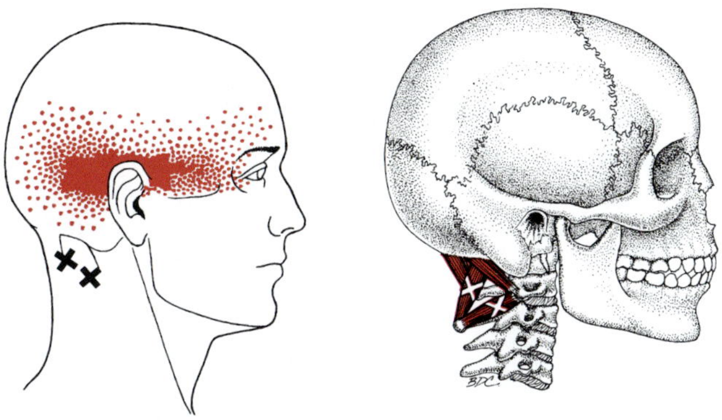

Abb. 8.6 Mm. suboccipitales: Triggerpunkte mit ihren Ausstrahlungsmustern [G100]

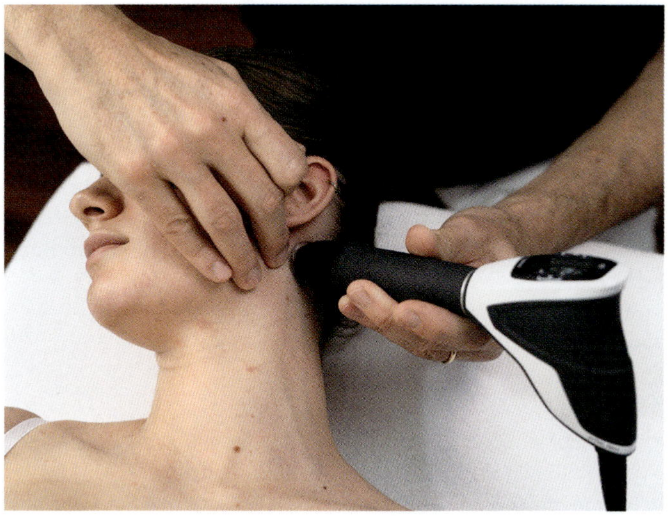

Abb. 8.7 Mm. suboccipitales: Erst den Schmerzpunkt sicher palpieren, dann das Handstück applizieren – hier kann mit R-SW oder F-SW behandelt werden [O1098]

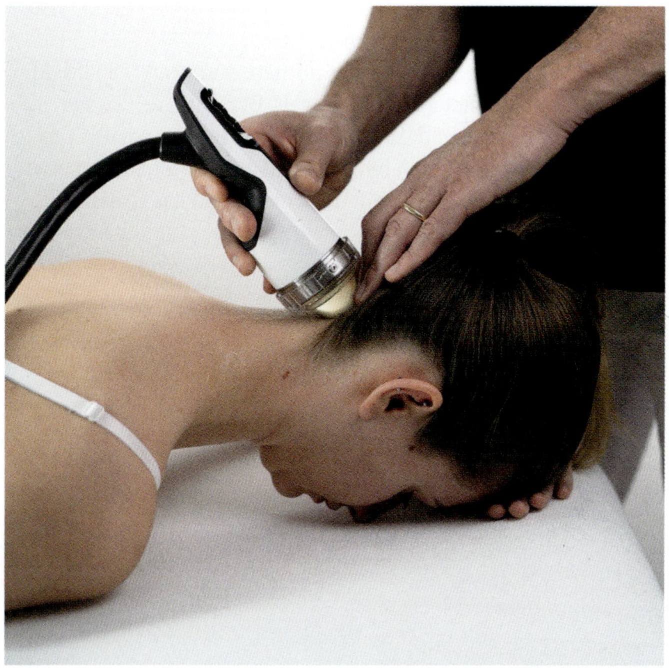

Abb. 8.8 Mm. suboccipitales: Erst den Schmerzpunkt sicher palpieren, dann das Handstück applizieren – hier kann mit R-SW oder F-SW behandelt werden [O1098]

8.1.4 M. trapezius

Es folgt die **dorsale** Behandlung (➤ Abb. 8.9).

Lagerung Patient in Bauchlage, die Sprunggelenke mit einer Rolle unterlagert. Der Kopf kann entweder gerade über einen Nasenschlitz abgelegt oder zur Gegenseite rotiert werden. Der ipsilaterale Arm wird parallel zum Rumpf ausgestreckt. Alternativ Behandlung im Sitzen.

Stoßwelle **R-SW.**

Applikator Myofaszialer Applikator (➤ Kap. 6.2).

Startenergie 0,7–1,5 bar.

Ablauf

- Der Kopf wird zur Gegenseite gedreht, das Handstück gestartet und zwischen Wirbelsäule und Skapula appliziert ➤ Abb. 8.10. Begonnen wird mit dem unteren Teil des M. trapezius. Die Muskelfläche wird langsam mit dem Handstück abgefahren, treten Triggerpunkte auf, werden diese mit ca. 300–500 Impulsen lokal behandelt. Die schmerzhaften Punkte lassen sich über Patientenfeedback identifizieren oder durch Gewebswiderstand, den man durch das Handstück spürt.
- Im weiteren Verlauf werden der mittlere und obere Teil des M. trapezius in gleicher Weise behandelt. Der mittlere Teil zwischen Wirbelsäule und Akromion weist oft schmerzhafte Triggerpunkte auf, die in den hinteren Teil des Kopfes ausstrahlen.
- Es empfiehlt sich, ständig mit der freien Hand das Umfeld des Applikators zu palpieren, um nicht auf Spina scapula, Akromion oder Klavikula zu behandeln.

TIPP

Je nach Patient kann es sinnvoll sein, im Sitzen zu behandeln. Dazu werden die Arme auf der Bank oder einer Rolle abgelegt, damit die Schultergürtelmuskulatur entspannt ist.

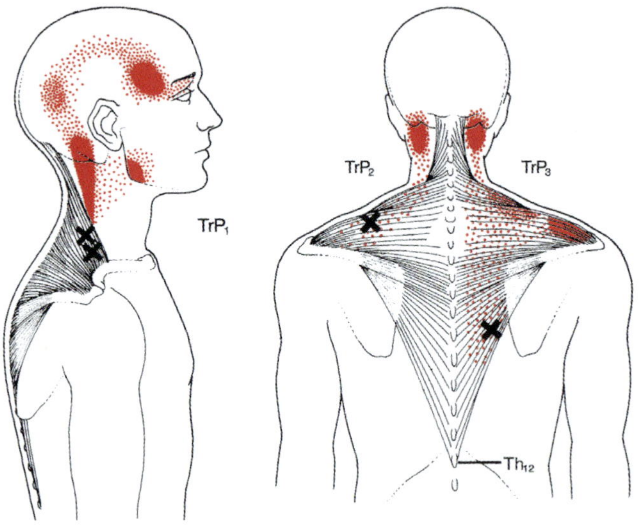

Abb. 8.9 M. trapezius: Triggerpunkte mit ihren Ausstrahlungsmustern [G100]

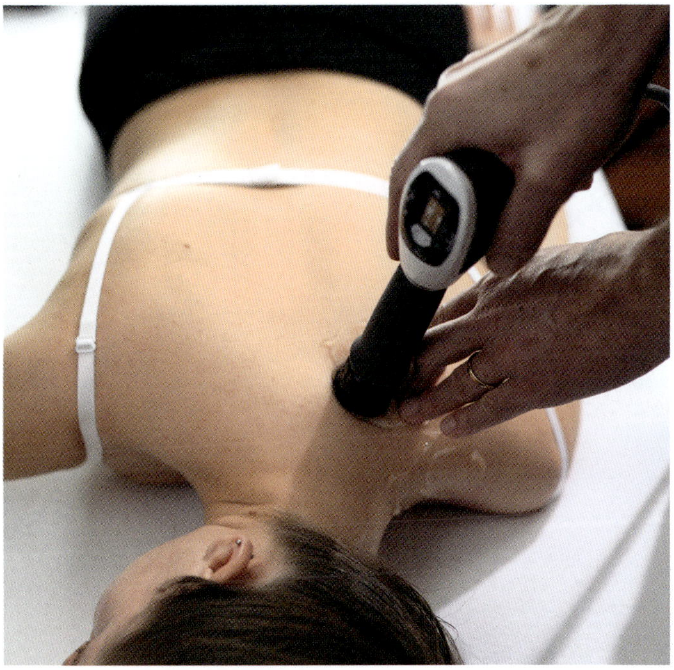

Abb. 8.10 Behandlung mit der R-SW. Der M. trapezius weist oft schmerzhafte Triggerpunkte auf [O1098]

8

8.1.5 M. splenius capitis

Lagerung Patient in Bauchlage, die Sprunggelenke mit einer Rolle unterlagert. Hier empfiehlt es sich, den Kopf in einer neutralen Position zu lagern (➤ Abb. 8.12a). Die palpierenden Finger der freien Hand liegen auf den Dornfortsätzen der HWS und am Mastoid, um direkten Knochenkontakt des Handstücks zu vermeiden.
Stoßwelle **R-SW.**
Applikator Sehnenapplikator aus Edelstahl oder Plastik (➤ Kap. 6.1).
Startenergie 0,7–1,5 bar.
Ablauf

- Der Muskel wird statisch behandelt, d. h. man palpiert erst den Triggerpunkt (➤ Abb. 8.11) und appliziert dann die R-SW. Das Handstück wird so lange in kleinen Bewegungen auf dem Muskel verschoben, bis der Patient den vollen Schmerz bzw. die Ausstrahlungen wahrnimmt.
- Der Triggerpunkt wird mit 300–500 Impulsen behandelt.
- Der palpierende Finger der freien Hand verhindern eine Applikation auf dem Mastoid oder dem Processus spinosi.

Alternativ:
Lagerung Patient in Rückenlage, Kopf zur Gegenseite rotiert (➤ Abb. 8.12b).
Stoßwelle **F-SW mit langer Vorlaufstrecke.**
Energie 0,07–01,5 mJ/mm^2
Ablauf

- Der ventrale Rand des M. splenius capitis wird palpiert. Hier, im kranialen und mittleren Drittel des Muskelbauchs, befinden sich die meisten Triggerpunkte. Bleibt man dorsal dieses Randes, wird der Gefäß-Nervenstrang sicher aus dem Fokus gehalten.
- Jeder Triggerpunkt wird mit ca. 300–500 Impulsen behandelt.

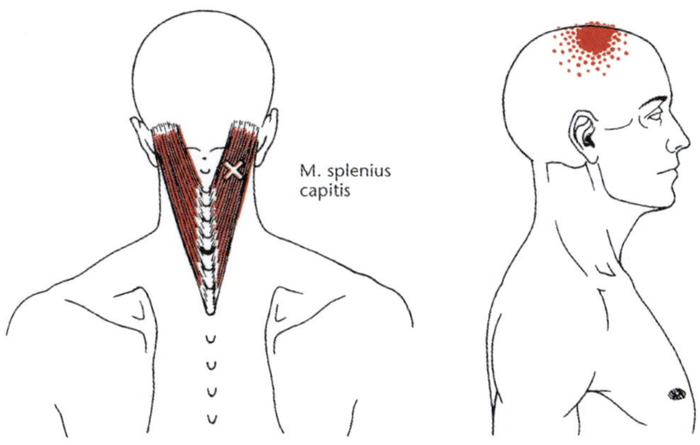

Abb. 8.11 M. splenius capitis: Triggerpunkte mit ihren Ausstrahlungsmustern [G100]

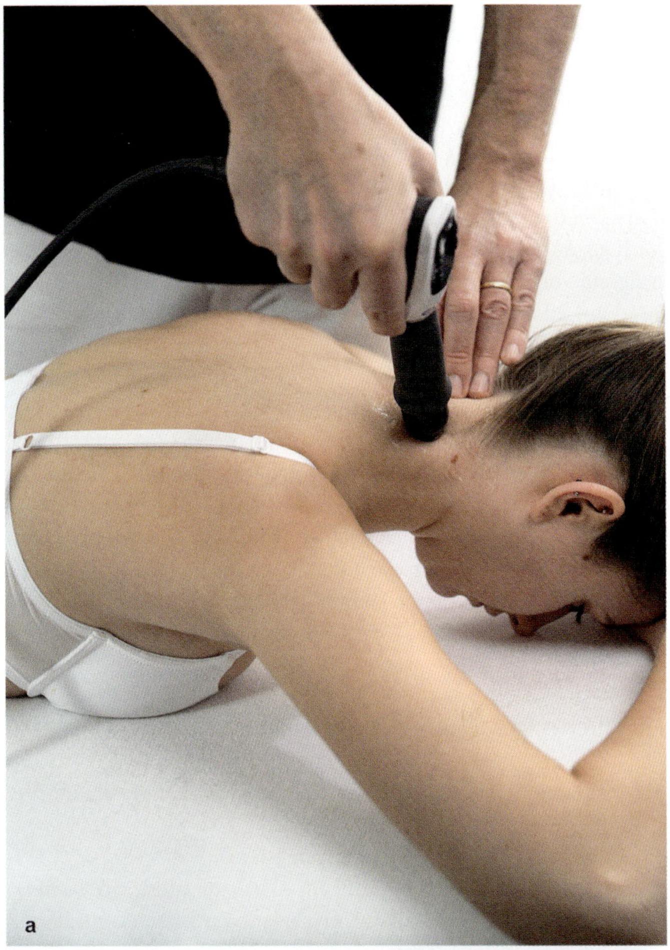

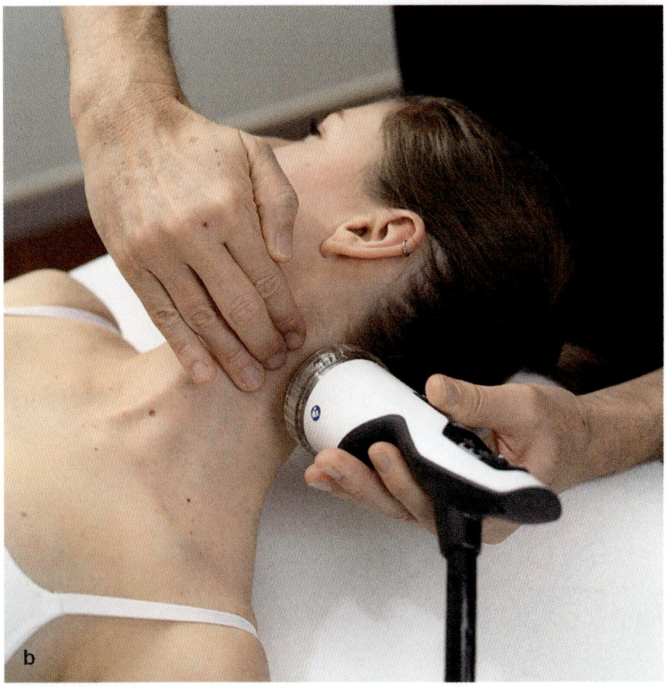

Abb. 8.12 M. splenius capitis: **a** Behandlung in einer neutralen Kopfposition, **b** Behandlung mit F-SW [O1098]

8.2 HWS-Symptomatik

Gut zu wissen

Beim Autofahren und am Schreibtisch „hängen wir in den Seilen" und auch der vermehrte Blick auf das Handy oder Tablet führt zu einer Überbelastung des Nackens. Der Kopf wiegt ca. 5 kg, wird er nach vorne geneigt, erhöht sich die Last auf den Nacken. Bei einer Neigung von 15 Grad steigt das Gewicht auf etwa 13 Kilo, bei 30 Grad auf 20 Kilo und bei einem Winkel von 45 Grad drücken 24 Kilo auf die sieben Halswirbel. Nicht selten wird auch von einem „Handy-Nacken" gesprochen.

Die Muskulatur der HWS ist also ständiger Belastung und ggf. Überlastung ausgesetzt. Dies kann zu schmerzhaften muskulären Spannungszuständen führen, die sehr gut mit der ESWT behandelbar sind. „Blockaden" der HWS lassen sich nach erfolgter ESWT-Behandlung oftmals wesentlich leichter manualtherapeutisch behandeln oder verschwinden sogar spontan. Auch die Rezidivhäufigkeit segmentaler Dysfunktionen kann erheblich positiv beeinflusst werden.

Mögliche Ursachen der HWS-Symptomatik

- Muskuläre Verspannungen der Hals- und Nackenmuskulatur mit der Ausbildung myofaszialer Trigger
- Degenerative HWS-Veränderungen
- Längere Zwangshaltungen, z.B. am Arbeitsplatz oder im Auto
- Schwache Rückenmuskulatur, Dysbalance zwischen ventraler und dorsaler Muskulatur
- Stress, Schlafmangel
- Faszialer Zug auf die HWS bzw. die Schädelbasis aus Abdomen bzw. Thorax
- Statische Fehlhaltungen, z.B durch Beinlängendifferenzen oder ein abgeflachtes Fußgewölbe

8

Diagnostik und Therapievorbereitung

Anamnese der Schmerzsituation

Am Anfang der Behandlung steht die Anamnese der Schmerzsituation. Mit Hilfe gezielter Fragen (➤ Kap. 2) kann die Schmerzsituation genau erfasst werden. Vor allem das Erfragen von Auftretungszeitpunkt, Häufigkeit, Dauer und Intensität sowie verstärkenden und abmildernden Faktoren kann Hinweise auf myofaszialer Triggerpunkte erbringen.

Stechend, ziehend, hell, Ameisenlaufen, „als würde jemand mit einem Messer hineinschneiden" – so werden meist die muskulär bedingten Schulter-Nacken-Schmerzen im Bereich der HWS beschrieben. Sehr oft sind die Schmerzen auch mit Taubheitsgefühlen und Ausstrahlungen in die Arme, also einer pseudoradikulären Symptomatik verbunden. Diese folgt jedoch nicht streng den bekannten Dermatomen, sondern weist ein davon differentes Ausbreitungsmuster auf.

Manuelle und weiterführende Diagnostik

- Bewegungsausmaß der HWS und der Schultergelenke testen.
- Statische Situation der gesamten Wirbelsäule beurteilen.
- Palpation der betroffenen Muskeln mit Auffinden der aktiven Triggerpunkte sowie deren Provokation. Die Triggerpunkte können auch direkt mit einem Stift markiert werden.
- Orientierende neurologische Diagnostik.
- Differenzialdiagnosen gegebenenfalls mit bildgebenden Verfahren ausschließen.

Zu beachten

Die Behandlung der Triggerpunkte kann zu schmerzhaften Ausstrahlungen oder Parästhesien führen, die einer radikulären Beteiligung ähneln. Im Bereich des M. levator scapulae und M. trapezius kann ein Hustenreiz ausgelöst werden. Dieser ist jedoch reflektorisch bedingt und unbedenklich, daher kann mit ggf. reduzierter Energie normal weiterbehandelt werden.

Behandlungsoptionen

Bei der HWS-Symptomatik ist eine Kombinationsbehandlung mit ergänzenden Therapiemaßnahmen in den meisten Fällen sinnvoll und kann bedenkenlos in der gleichen Sitzung durchgeführt werden. In ➤ Kapitel 3 werden ergänzende Therapiemöglichkeiten detailliert erklärt.

Einstellungen am Gerät

Wahl der Stoßwelle

Radiale und fokussierte Stoßwellentherapie
Im Bereich der HWS und des Schultergürtels wird mit der R-SW behandelt. Die fokussierte Stoßwelle kann im Bereich von C7–C1 eingesetzt werden, dies jedoch nur bei eindeutig identifizierten Triggerpunkten und nicht flächig vorgehend.

Applikator

R-SW Für den Weichteilbereich den myofaszialen Applikator (➤ Kap. 6.2) verwenden. Für den zervikalen Bereich von C7 bis zur Linea nuchae empfiehlt sich der Sehnenapplikator aus Plastik (➤ Kap. 6.2).
F-SW Es wird ausschließlich mit der langen Vorlaufstrecke (➤ Kap. 6.2) behandelt. Ultraschallgel zur Ankopplung verwenden.

Einstellen der Parameter

Energie **R-SW:** 0,3–2,5 bar; **F-SW:** 0,01–0,15 mJ/mm^2.

Mit einer niedrigen Energie beginnen und die **Energie steigern,** bis sie für den Patienten **deutlich spürbar, aber nicht schmerzhaft** ist. Während der Behandlung kann es vorkommen, dass die Energie je nach Lokalisation korrigiert werden muss.

Frequenz **R-SW:** 10–12 Hz, dieser Frequenzbereich ist für das Ohr angenehmer als hohe Frequenzen; **F-SW:** automatisch.
Anzahl der Impulse **R-SW:** 2000–5000; 300–500 Impulse/Triggerpunkt; **F-SW:** 300–500 Impulse/Triggerpunkt.

Zu behandelnde Muskeln

Für eine gezielte Behandlung ist es wichtig, die Triggerpunkte der Muskeln vorab zu diagnostizieren. Die Behandlung wird in *von ventral* und *von dorsal* unterteilt. Da der Patient einen Lagerungswechsel vornehmen muss, empfiehlt es sich, die Behandlung in einer Lagerungsposition solange durchzuführen, bis alle erreichbaren Areale therapiert wurden, und dann einen Positionswechsel vorzunehmen, um sämtliche in dieser Position erreichbaren Areale zu therapieren. Ob in der ventralen oder dorsalen Lagerungsposition begonnen wird, ist individuell zu entscheiden.

Beim Applizieren der Stoßwelle können aktive Triggerpunkte genau die Schmerzen reproduzieren, die der Patient im Alltag spürt. Dies ist nach David Simons das wichtigste diagnostische Kriterium für das Vorliegen eines Triggerpunktes. Wichtig ist, dass mit Patientenfeedback gearbeitet und das Handstück so lange in kleinen Bewegungen verschoben wird, bis der Patient den Schmerz oder die Ausstrahlungsmuster wahrnimmt.

Behandlung des ventralen Halsbereichs

- M. sternocleidomastoideus (➤ Kap. 8.1.1)
- Mm. scaleni (➤ Kap. 8.1.2)
- Mm. suboccipitales (➤ Kap. 8.1.3)

MERKE
Sensible Strukturen werden immer mit dem Sehnenapplikator aus Plastik behandelt, alternativ mit der **F-SW,** lange Vorlaufstrecke.

⚠ CAVE
Arteria carotis, Plexus cervicalis und die Lungenspitze sind sicher aus dem Behandlungsfeld auszuschließen.

Behandlung des dorsalen Bereichs

- M. trapezius descendens, transversus und ascendens (➤ Kap. 8.1.4)
- M. levator scapulae (➤ Kap. 8.2.1)
- Mm. multifidi und zervikaler M. erector spinae (➤ Kap. 8.2.2)
- M. splenius capitis (➤ Kap. 8.1.5)

MERKE
Größere Muskeln werden in der Regel mit dem myofaszialen Applikator (➤ Kap. 6.2) behandelt.

8.2.1 M. levator scapulae

Lagerung Patient in Bauchlage, die Sprunggelenke mit einer Rolle unterlagert, oder im Sitzen. Der Kopf wird zur Gegenseite gedreht und leicht inkliniert.
Stoßwelle **R-SW.**
Applikator Myofaszialer Applikator.
Startenergie 0,3–2,0 bar.
Ablauf

- Der Muskel wird dynamisch im Verlauf des Muskelbauchs behandelt. Das Handstück wird so lange in kleinen Bewegungen auf dem Muskel verschoben, bis der Patient den vollen Schmerz bzw. die Ausstrahlungen wahrnimmt (➤ Abb. 8.13; ➤ Abb. 8.14a).
- An diesem Punkt verweilt man mit dem Handstück so lange, bis der Schmerz sich verändert bzw. reduziert.
- Jeder Triggerpunkt wird mit ca. 300–500 Impulsen behandelt.

Alternativ:
Lagerung Patient im Sitzen, mit dem Rücken zum Behandler, Kopf leicht zur Gegenseite rotiert (➤ Abb. 8.14b).
Stoßwelle **F-SW ohne Vorlaufstrecke.**
Energie 0,07–01,5 mJ/mm².
Ablauf

- Das Handstück wird in einem Winkel von 45 Grad zur Horizontalen und etwa 30 Grad aus der Frontalebene nach ventral gekippt gehalten. Aus dieser Position wird ein Kreissektor von 35–40 Grad vom medialen Skapulawinkel zur Senkrechten nach kaudal abgesucht. Auf Punkten, die das typische Ausstrahlungsmuster (➤ Abb. 8.13) aufweisen, wird so lange verweilt, bis die Ausstrahlung etwa 50 % reduziert ist. Weitere Projektionsgebiete des referred pain können die vordere oder seitliche Brustwand sowie die Achselhöhle sein.
- Jeder Triggerpunkt wird mit ca. 300–500 Impulsen behandelt.

⚠ CAVE
Unbedingt die Lungenspitze aus dem Fokus ausschließen. Deswegen den Fokus nach dorsal aus der Fontalebene richten.

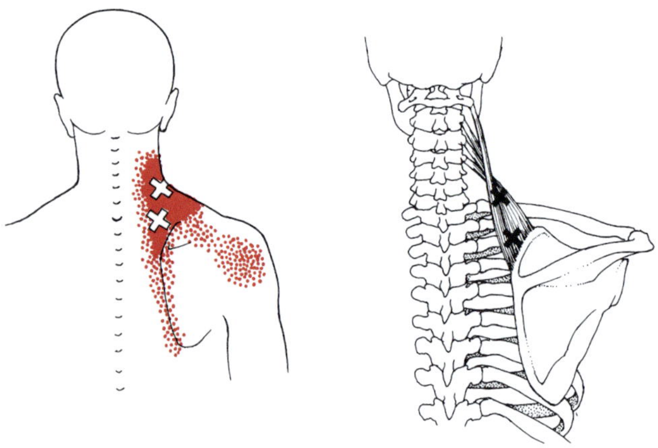

Abb. 8.13 M. levator scapulae: Triggerpunkte mit ihren Ausstrahlungsmustern [G100]

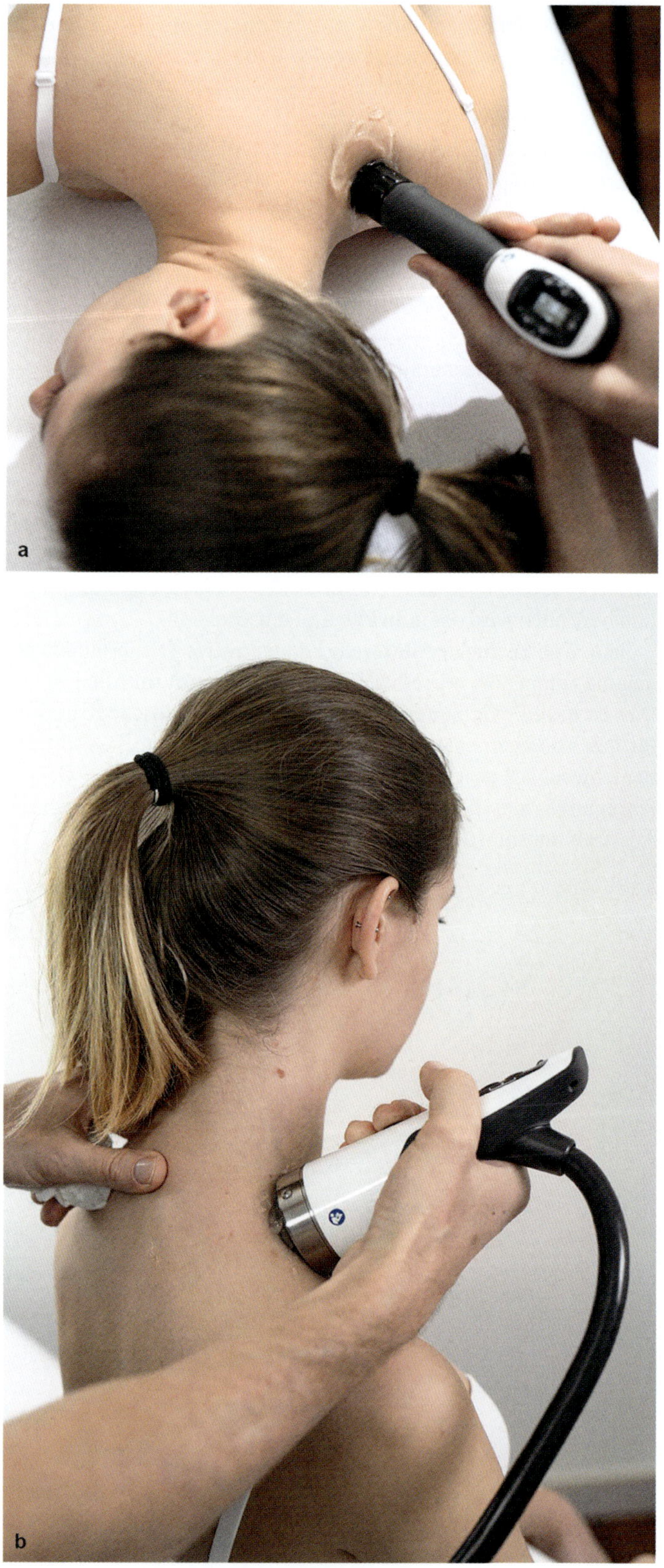

Abb. 8.14 M. levator scapulae: **a** Aufsuchen der Triggerpunkte im Muskelverlauf mit der R-SW, **b** Behandlung mit F-SW [O1098]

8

8.2.2 Mm. multifidi und M. erector spinae

Aufgrund der anatomischen Nähe dieser Muskeln zueinander werden sie sowohl mit der **R-SW** als auch mit der **F-SW** gemeinsam behandelt. Auch die Symptomatik, die Triggerpunkte in diesen Muskeln verursachen (➤ Abb. 8.15), ähnelt sich. Zu unterscheiden sind sie palpatorisch.

Lagerung Patient in Bauchlage, die Sprunggelenke mit einer Rolle unterlagert, oder im Sitzen. Die Muskeln befinden sich unmittelbar lateral der Dornfortsatzreihe. Muskeln mit der freien palpierenden Hand sicher identifizieren, um direkten Knochenkontakt zu vermeiden.

Stoßwelle **R-SW** oder **F-SW.**

Applikator **R-SW:** Sehnenapplikator aus Plastik (➤ Abb. 8.16); **F-SW:** lange Vorlaufstrecke (➤ Abb. 8.17).

Startenergie **R-SW:** 0,3–1,0 bar; **F-SW:** 0,01–0,07 mJ/mm².

Ablauf

- Die Mm. multifidi und der zervikale Anteile des M. erector spinae werden statisch behandelt, d.h. zunächst werden die schmerzhaften Stellen palpiert und genau dort die Stoßwelle appliziert.
- Jeder Triggerpunkt wird mit ca. 300–500 Impulsen behandelt.
- Die frei palpierende Hand schützt Dornfortsätze und Occiput mastoid.

⚠ CAVE

Behandlungen in diesem Bereich können vegetative Symptomatik wie vermehrtes Schwitzen verursachen. Auf Patientenfeedback achten!

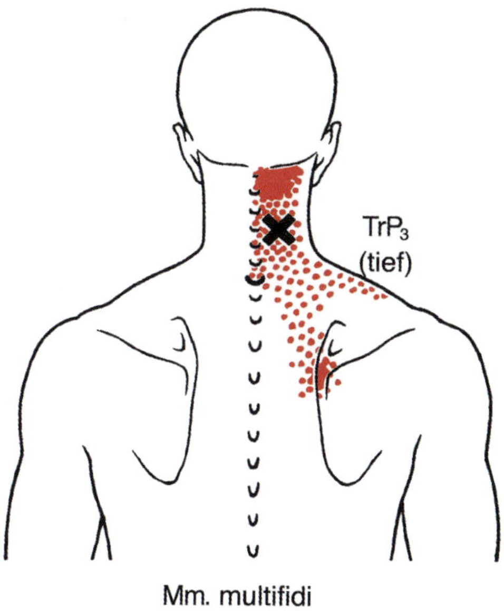

Abb. 8.15 Mm. multifidi und M. erector spinae: Triggerpunkte mit ihren Ausstrahlungsmustern [G100]

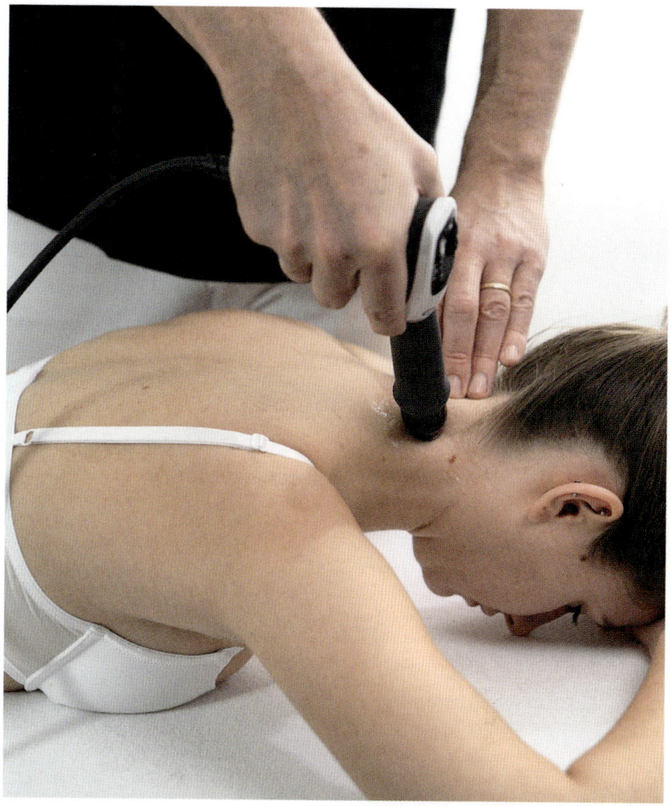

Abb. 8.16 Mm. multifidi und M. erector spinae: Behandlung mit R-SW [O1098]

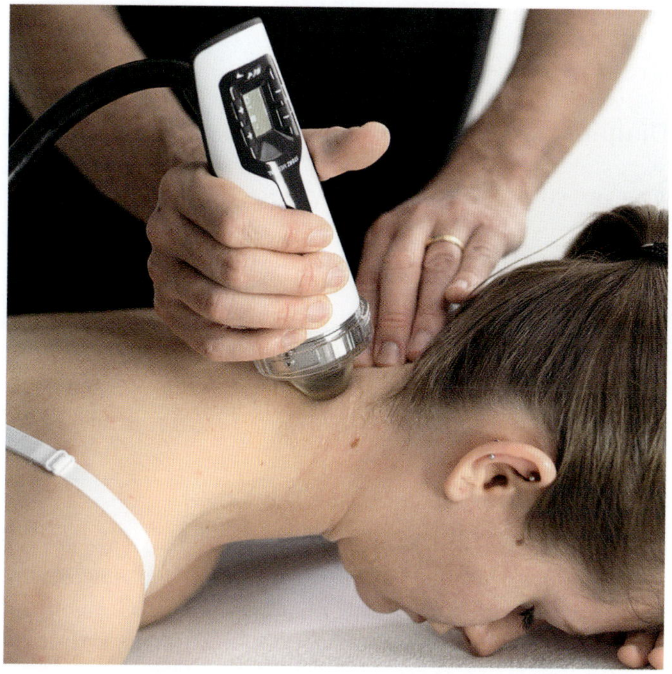

Abb. 8.17 Mm. multifidi und M. erector spinae: Behandlung mit F-SW und langer Vorlaufstrecke [O1098]

8.3 Craniomandibuläre Dysfunktion (CMD)

Gut zu wissen

Ein zu hoher Spannungszustand der Kiefermuskulatur geht meist mit Schmerzen im Bereich der Kaumuskulatur einher. Dazu kommen häufig Kiefergelenksgeräusche wie Knacken und Mobilitätsstörungen im Unterkiefer. Es resultiert meist ein einseitiger Schmerz, der für gewöhnlich im Ohr oder im Bereich vor dem Tragus auftritt. Stirn- und Schläfenkopfschmerzen können ihren Ursprung in der Kaumuskulatur haben, es können Ohrgeräusche und Schwindel auftreten. Aufgrund von Verkettungsgeschehen wirkt sich eine CMD oftmals auf den gesamten Bewegungsapparat aus, kann aber umgekehrt auch aus anderen Regionen des Körpers verursacht werden.

Mögliche Ursachen der CMD

- Zahnfehlstellungen (Malokklusion)
- Muskuläre Verspannungen der Kau-, Kopf- und Gesichtsmuskulatur mit der Ausbildung myofaszialer Trigger
- Bruxismus
- Zahnherde
- Stress, Schlafmangel
- Statische Fehlhaltungen, z.B durch Beinlängendifferenzen oder ein abgeflachtes Fußgewölbe
- Spannungsweiterleitung aus dem Abdomen, vom Zwerchfell oder aus dem Thorax

8

Diagnostik und Therapievorbereitung

Anamnese der Schmerzsituation

Am Anfang der Behandlung steht die Anamnese der Schmerzsituation. Anhand gezielter Fragen (➤ Kap. 2) kann die Schmerzsituation genau erfasst werden. Vor allem das Erfragen von Auftretungszeitpunkt, Häufigkeit, Dauer und Intensität sowie verstärkenden und abmildernden Faktoren kann Hinweise auf myofasziale Triggerpunkte ergeben.

Manuelle und weiterführende Diagnostik

- Bewegungsausmaß der Kiefergelenke und HWS testen.
- Im Einzelnen zu testen: Ausmaß der Mundöffnung, Abweichung des Unterkiefers zu einer Seite, Krepitation und Subluxation.
- Palpation der betroffenen Muskeln mit Auffinden der aktiven Triggerpunkte sowie deren Provokation. Die Triggerpunkte können auch direkt mit einem Stift markiert werden.
- Differenzialdiagnosen gegebenenfalls mit bildgebenden Verfahren ausschließen.
- Bei der Diagnostik und Therapie sollte interdisziplinär mit einem Zahnarzt und spezialisierten Physiotherapeuten zusammengearbeitet werden.

Zu beachten

Der Gesichts- und Kopfbereich ist sehr sensibel, sodass nicht alle Patienten eine Stoßwellenbehandlung tolerieren. Die Behandlung der Triggerpunkte kann zu schmerzhaften Ausstrahlungen führen. Aufgrund der Lautstärke der radialen Stoßwelle und der Knochenleitung können bei sensiblen Patienten in seltenen Fällen Ohrgeräusche auftreten. Hierüber muss der Patient im Vorfeld aufgeklärt werden. Patienten mit vorbestehenden Ohrgeräuschen sollten aus forensischen Gründen nicht mit der radialen Stoßwelle behandelt werden. Insgesamt ist im Kopf- und Gesichtsbereich der fokussierten Stoßwelle der Vorzug zu geben.

> ⚠ **CAVE**
> Bei geräuschempfindlichen Patienten empfiehlt es sich, einen Gehörschutz bereitzustellen. Bei Patienten mit bekanntem Tinnitus auf F-SW ausweichen!

Behandlungsoptionen

Bei der CMD ist eine Kombinationsbehandlung mit ergänzenden Therapiemaßnahmen in den meisten Fällen sinnvoll und kann bedenkenlos in der gleichen Sitzung durchgeführt werden. In ➤ Kapitel 3 werden ergänzende Therapiemöglichkeiten detailliert erklärt.

Einstellungen am Gerät

Wahl der Stoßwelle

Radiale und fokussierte Stoßwellentherapie
Erste Wahl bei der CMD-Behandlung ist die fokussierte Stoßwelle, da diese gezielter appliziert werden kann und die Patientencompliance höher ist. Die radiale Stoßwelle kann eingeschränkt genutzt werden, hier ist es aber empfehlenswert, den Sehnenapplikator aus Plastik zu verwenden.

Applikator

R-SW Sehnenapplikator aus Plastik (➤ Kap. 6.2).
F-SW Es wird ausschließlich mit der langen Vorlaufstrecke (➤ Kap. 6.2) behandelt.
Ultraschallgel zur Ankopplung verwenden.

Einstellen der Parameter

Energie **R-SW:** 0,3–1,0 bar **F-SW:** 0,01–0,15 mJ/mm^2.
Mit einer niedrigen Energie beginnen und die **Energie steigern,** bis sie für den Patienten **deutlich spürbar, aber nicht schmerzhaft** ist. Während der Behandlung kann es vorkommen, dass die Energie je nach Lokalisation häufiger nach oben oder unten korrigiert werden muss.
Frequenz **R-SW:** 10–12 Hz, dieser Frequenzbereich ist für das Ohr angenehmer als hohe Frequenzen; **F-SW:** automatisch.

Anzahl der Impulse **R-SW:** 2000–3000; 300–500 Impulse/Triggerpunkt; **F-SW:** 300–500 Impulse/Triggerpunkt, insgesamt ca. 2000 Impulse/Sitzung.

TIPP

Bei der Behandlung der Kaumuskulatur mit der fokussierten Stoßwelle ist es in der Regel erforderlich, zumindest die großen Kaumuskeln beidseits (M. masseter und M. temporalis) in einer Sitzung zu behandeln, um keine neuen Ungleichgewichte zu erzeugen. Folglich ist eine hohe Anzahl von Impulsen erforderlich. Um die Balance zwischen notwendiger Wirkung und Wirtschaftlichkeit (Zeitaufwand/Verbrauchskosten ESWT versus Abrechnungsmöglichkeit) zu wahren, hat es sich bewährt, die Impulszahl der fokussierten ESWT je Therapiesitzung auf etwa 2000 (je 500/Muskel) zu beschränken. Entsprechend sind 4–6 Therapiesitzungen in etwa wöchentlichen Abständen erforderlich, um sämtliche Triggerpunkte des Kauapparates zu beseitigen.

Zu behandelnde Muskeln

Für eine gezielte Behandlung ist es wichtig, die Triggerpunkte der Muskeln vorab zu diagnostizieren. Beim Applizieren der Stoßwelle können aktive Triggerpunkte genau die Schmerzen reproduzieren, die der Patient im Alltag spürt. Dies ist nach David Simons das wichtigste diagnostische Kriterium für das Vorliegen eines Triggerpunktes.

Wichtig ist, dass mit Patientenfeedback gearbeitet und das Handstück so lange in kleinen Bewegungen verschoben wird, bis der Patient den Schmerz oder die Ausstrahlungsmuster wahrnimmt.

Für die Behandlung im Bereich des Kiefers kann dem Patienten ein Mundschutz angeboten oder er gebeten werden, „Luft in der Wange zu halten", die als Luftkissen dient. Die meisten Patienten tolerieren die Behandlung aber ohne Einschränkungen.

In enger Beziehung zur eigentlichen Kaumuskulatur stehen der M. digastricus (venter posterior) und der (kontralaterale) M. obliquus capitis superior. Diese unterhalten bei der CMD häufig die begleitenden Kopfgelenkblockierungen mit daraus resultierenden Kopfschmerzen und/oder Schwindel.

Behandlung der Kaumuskulatur

- M. masseter (➤ Kap. 8.3.1)
- M. temporalis (nur F-SW; ➤ Kap. 8.3.2)
- M. pterygoideus medialis und lateralis (➤ Kap. 8.3.3)
- M. digastricus posterior (➤ Kap. 8.3.4)
- M. obliquus capitis superior (➤ Kap. 8.3.5)

MERKE

Ein Luftkissen in der Wange oder ein Mundschutz kann dem Patienten eine schmerzhafte Behandlung erleichtern.

⚠ CAVE

Der N. trigeminus und seine Endäste müssen sicher aus dem Behandlungsfeld ausgeschlossen werden.

8.3.1 M. masseter

Lagerung Patient in Rückenlage, die Knie mit einer Rolle unterlagert
Stoßwelle **F-SW** oder **R-SW.**
Applikator **F-SW:** lange Vorlaufstrecke; **R-SW:** Sehnenapplikator aus Plastik.
Startenergie **F-SW:** 0,01–0,15 mJ/mm^2; **R-SW:** 0,3–1,0 bar.
Ablauf

- Der Muskel wird langsam, aber dynamisch im Verlauf behandelt. Das Handstück wird so lange in kleinen Bewegungen auf dem Muskel verschoben, bis der Patient den vollen Schmerz bzw. die Ausstrahlungen wahrnimmt (➤ Abb. 8.19).
- An diesem Punkt verweilt man mit dem Handstück so lange, bis der Schmerz sich verändert bzw. reduziert.
- Jeder Triggerpunkt (➤ Abb. 8.18; ➤ Abb. 8.19)wird mit ca. 300–500 Impulsen behandelt.
- Gleichzeitig mit dem Masseter wird auch der M. pterygoideus medialis behandelt.

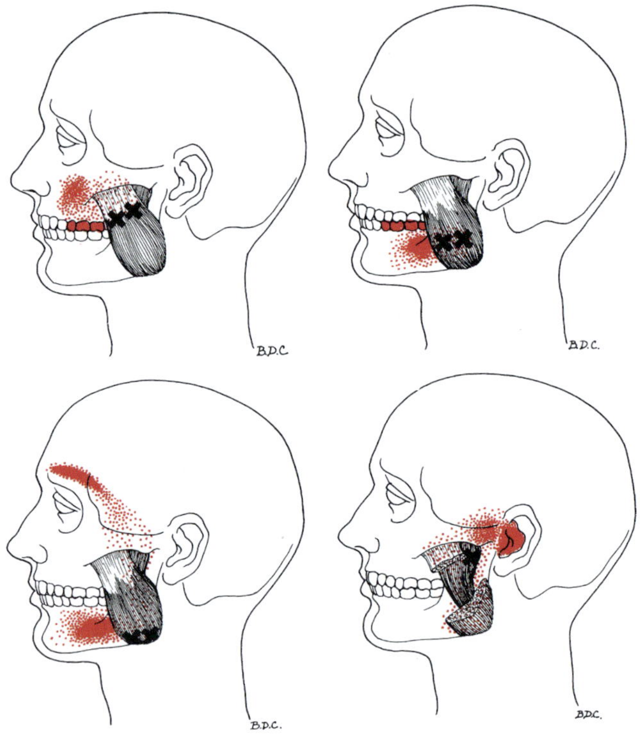

Abb. 8.18 M. masseter: Triggerpunkte mit ihren Ausstrahlungsmustern [G100]

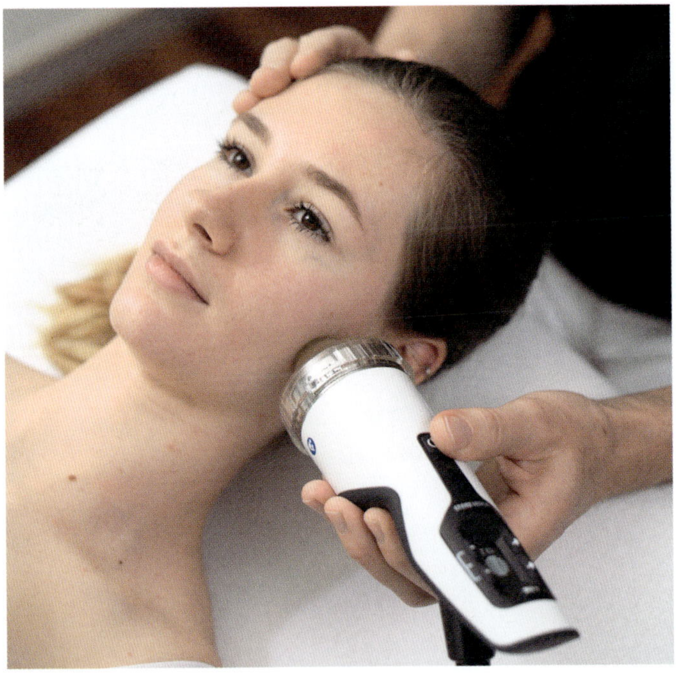

Abb. 8.19 M. masseter: Aufsuchen der Triggerpunkte im Muskelverlauf mit der F-SW [O1098]

8.3.2 M. temporalis

Lagerung Patient in Rückenlage, die Knie mit einer Rolle unterlagert.
Stoßwelle **F-SW.**
Applikator **F-SW:** lange Vorlaufstrecke.
Startenergie **F-SW:** 0,01–0,15 mJ/mm².
Ablauf

- Der Muskel wird statisch am Schmerzpunkt behandelt (➤ Abb. 8.20), nachdem er zuvor manuell palpiert wurde. Das Handstück wird so lange in kleinen Bewegungen auf dem Schmerzpunkt verschoben, bis der Patient den vollen Schmerz bzw. die Ausstrahlungen wahrnimmt (➤ Abb. 8.21).
- An diesem Punkt verweilt man mit dem Handstück so lange, bis der Schmerz sich verändert bzw. reduziert.
- Jeder Triggerpunkt wird mit ca. 300–500 Impulsen behandelt.

⚠ CAVE
Der M. temporalis wird ausschließlich mit der fokussierten Stoßwelle behandelt.

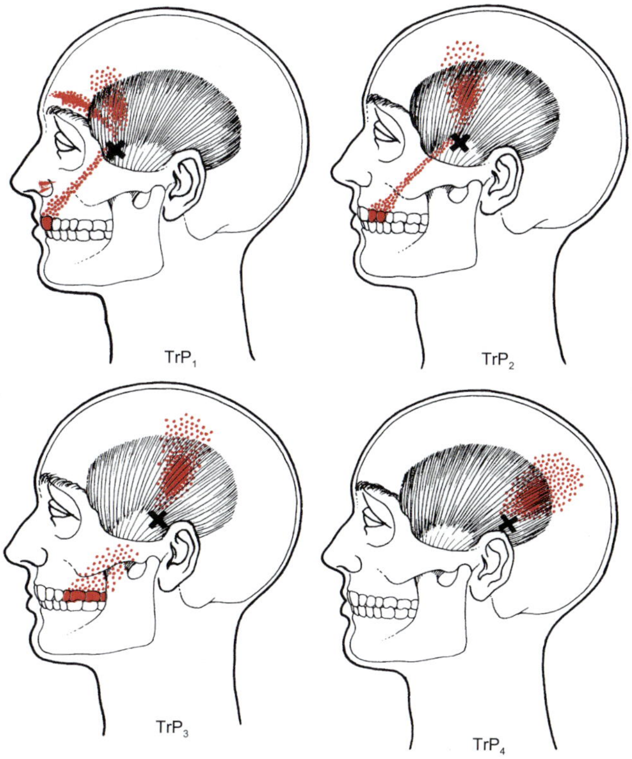

Abb. 8.20 M. temporalis: Triggerpunkte mit ihren Ausstrahlungsmustern [G100]

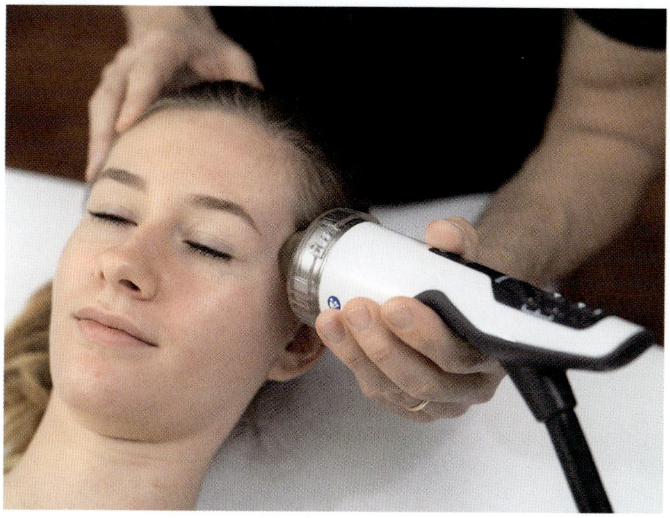

Abb. 8.21 M. temporalis: statische Behandlung des Schmerzpunktes mit der F-SW [O1098]

8.3.3 Mm. pterygoideus lateralis und medialis

Lagerung Patient in Rückenlage, die Knie mit einer Rolle unterlagert.

Stoßwelle F-SW oder **R-SW.**

Applikator **F-SW:** lange Vorlaufstrecke; **R-SW:** Sehnenapplikator aus Plastik.

Startenergie **F-SW:** 0,01–0,15 mJ/mm²; **R-SW:** 0,3–1,0 bar.

Ablauf

- Das Handstück wird unmittelbar kaudal des Jochbeines aufgesetzt und nach kranial anguliert, um den M. pterygoideus lateralis zu erreichen. Für den M. pterygoideus medialis gilt das gleiche Verfahren wie für den M. masseter.
- Der Muskel wird langsam, aber dynamisch im Verlauf behandelt. Das Handstück wird so lange in kleinen Bewegungen auf dem Muskel verschoben, bis der Patient den vollen Schmerz bzw. die Ausstrahlungen wahrnimmt (➤ Abb. 8.23).
- An diesem Punkt verweilt man mit dem Handstück so lange, bis der Schmerz sich verändert bzw. reduziert.
- Jeder Triggerpunkt (➤ Abb. 8.22)wird mit ca. 300–500 Impulsen behandelt.

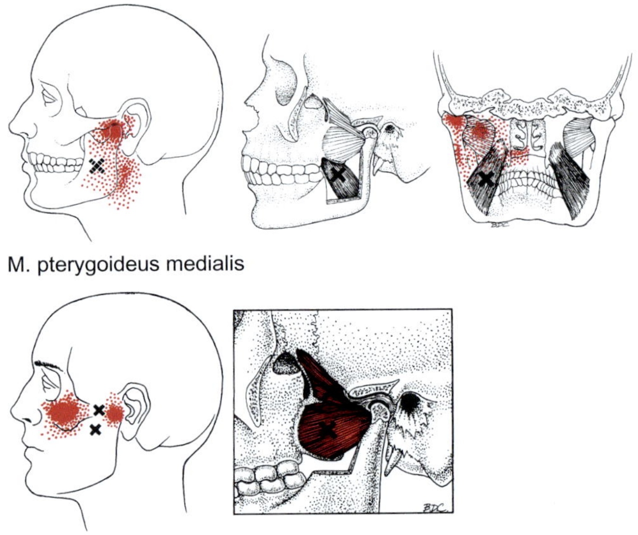

Abb. 8.22 M. pterygoideus medialis und lateralis: Triggerpunkte mit ihren Ausstrahlungsmustern [G100]

MERKE

Bei dieser Behandlung wird nur auf den M. pterygoideus lateralis gezielt. Der M. pterygoideus medialis wird „automatisch" beim M. masseter mitbehandelt.

TIPP

Die nachfolgend dargestellten Muskeln (➤ Kap. 8.3.4 und ➤ Kap. 8.3.5) sollten im Rahmen einer CMD-Behandlung auf jeden Fall gescannt werden. Triggerpunkte im M. digastricus führen bei Mundöffnung zu einer Abweichung des Unterkiefers zur ipsilateralen Seite, was die Kiefergelenksfunktion beeinträchtigt. Außerdem sind sie sehr häufig mit Triggerpunkten im M. obliquus capitis posterior der kontralateralen Seite gekoppelt, was heftige, migräneartige Kopfschmerzen verursachen kann.

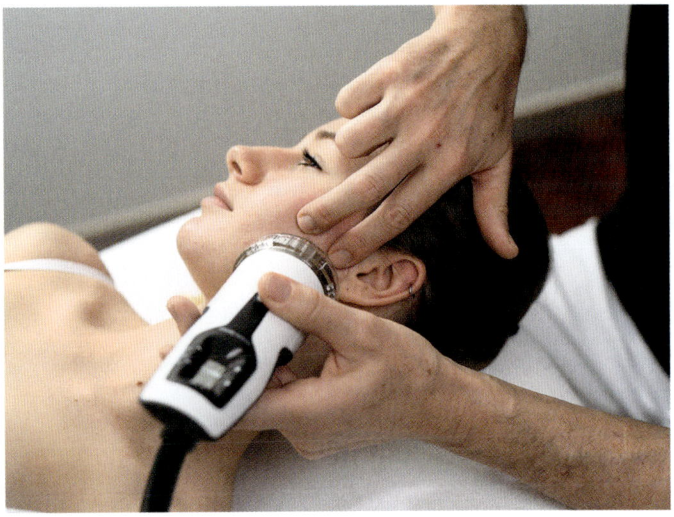

Abb. 8.23 M. pterygoideus medialis und lateralis: Behandlung mit F-SW und langer Vorlaufstrecke [O1098]

8.3.4 M. digastricus posterior

Lagerung Patient in Rückenlage, die Knie mit einer Rolle unterlagert, der Kopf ist leicht zur Gegenseite rotiert.
Stoßwelle **F-SW.**
Applikator **F-SW:** lange Vorlaufstrecke.
Startenergie **F-SW:** 0,01–0,15 mJ/mm².
Ablauf

- Der Muskel, der zuvor manuell palpiert wurde, wird statisch am Schmerzpunkt behandelt. Das Handstück wird so lange in kleinen Bewegungen auf dem Schmerzpunkt verschoben, bis der Patient den vollen Schmerz bzw. die Ausstrahlungen wahrnimmt (➤ Abb. 8.24, ➤ Abb. 8.25).
- An diesem Punkt verweilt man mit dem Handstück so lange, bis der Schmerz sich verändert bzw. reduziert.
- Jeder Triggerpunkt wird mit ca. 300–500 Impulsen behandelt.

⚠ CAVE
Der M. digastricus posterior wird ausschließlich mit der fokussierten Stoßwelle behandelt. Bei der Behandlung kann ein Kratzen im Hals auftreten, das aber unbedenklich ist. Auch ein harmloser Hustenreiz ist provozierbar. Es kann ganz normal weiterbehandelt werden, sofern der Patient es toleriert.

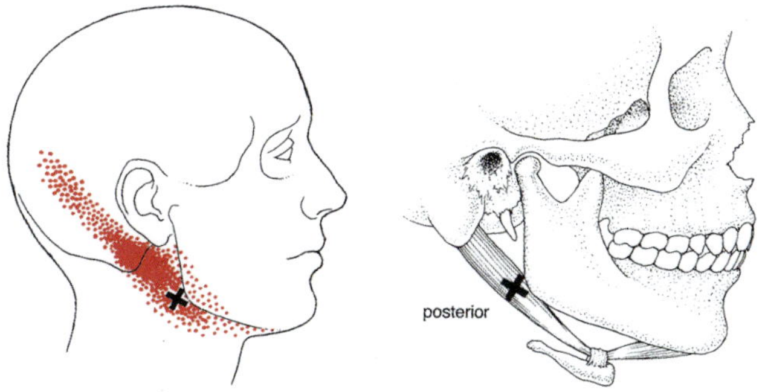

Abb. 8.24 M. digastricus posterior: Triggerpunkte mit ihren Ausstrahlungsmustern [G100]

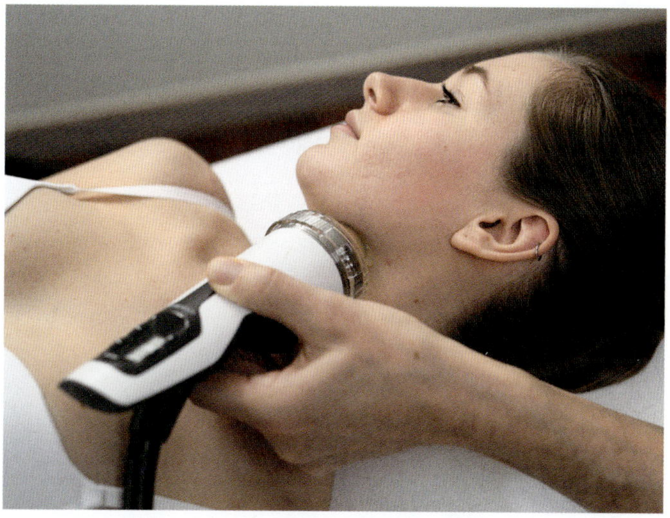

Abb. 8.25 M. digastricus posterior: statische Behandlung des Schmerzpunktes mit der F-SW [O1098]

8

8.3.5 M. obliquus capitis superior

Lagerung Patient in Rückenlage, die Knie mit einer Rolle unterlagert, der Kopf ist leicht zur Gegenseite rotiert.
Stoßwelle **F-SW** oder **R-SW.**
Applikator **F-SW:** lange Vorlaufstrecke; **R-SW:** Sehnenapplikator aus Plastik.
Startenergie **F-SW:** 0,01–0,15 mJ/mm²; **R-SW:** 0,3–1,0 bar.
Ablauf

- Der etwa daumennagelgroße Muskel zieht vom Atlasquerfortsatz zum Mastoid und ist bei Triggerpunktbelastung sehr palpationsempfindlich.
- Der Muskel wird statisch am Schmerzpunkt behandelt. Das Handstück wird so lange in kleinen Bewegungen auf dem Muskel verschoben, bis der Patient den vollen Schmerz bzw. die Ausstrahlungen wahrnimmt (➤ Abb. 8.26, ➤ Abb. 8.27).
- An diesem Punkt verweilt man mit dem Handstück so lange, bis der Schmerz sich verändert bzw. reduziert.
- Jeder Triggerpunkt wird mit ca. 300–500 Impulsen behandelt.

MERKE
Dieser Muskel verursacht häufig sehr heftige, trigeminusneuralgieartige Halbseitenkopfschmerzen, die letztendlich auf eine CMD zurückzuführen sind.

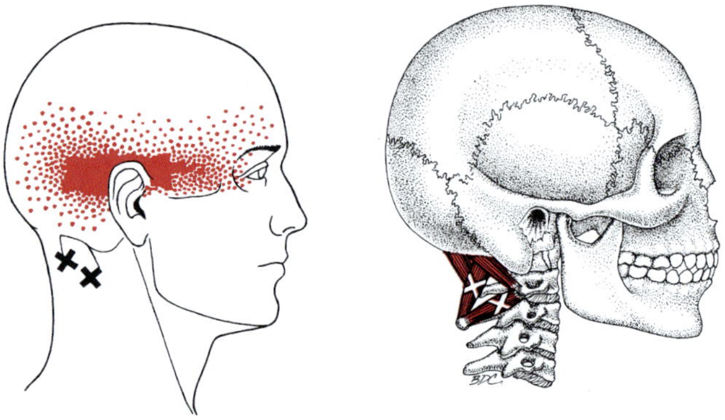

Abb. 8.26 M. obliquus capitis superior: Triggerpunkte mit ihren Ausstrahlungsmustern [G100]

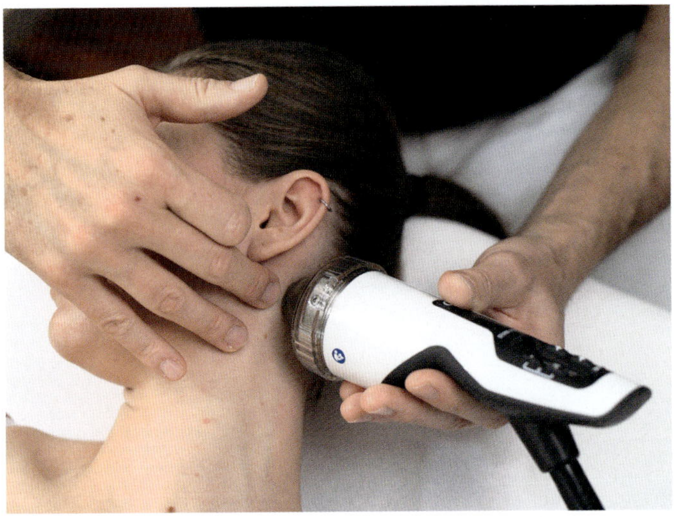

Abb. 8.27 M. obliquus capitis superior: statische Behandlung mit der F-SW [O1098]

8

KAPITEL

9

C. Kalmbach, K. Hornig

Wirbelsäule und Rumpf

9.1 BWS-Symptomatik

Gut zu wissen

Die Brustwirbelsäule ist Durchgangsregion für aus den unteren Extremitäten und dem Beckengürtel aufsteigende muskuläre Verkettungen, die zur Halswirbelsäule und zum Kopf sowie zum Schultergürtel führen. Sie ist somit großen statischen Einflüssen unterworfen. Gleichzeitig erreichen die BWS aufgrund der segmentalen Innervation vielfältige Einflüsse aus den Viszera von Brust- und Bauchhöhle. Treffen beide Aspekte aufeinander, entstehen häufig Triggerpunkte. Insofern sollten bei häufig rezidivierenden BWS-Syndromen, die sich nicht degenerativ begründen lassen, immer auch die Gesamtstatik und die „internistische Situation" des Patienten in das therapeutische und diagnostische Regime einbezogen werden.

Mögliche Ursachen der BWS-Symptomatik

- Muskuläre Verspannungen der Schultergürtelmuskulatur und der Muskulatur auf Höhe der BWS mit der Ausbildung myofaszialer Trigger
- Längere Zwangshaltungen, z. B. am Arbeitsplatz oder im Auto
- Sternosymphyseale Belastungshaltung
- Schwache Rückenmuskulatur
- Degenerative Veränderungen der Bandscheiben
- Osteoporose
- Traumata
- Blockierungen der Brustwirbelkörper
- Viszerosomatische Aufschaltungen („fazilitiertes Segment") aus Brust- und Bauchorganen
- Stress, Schlafmangel
- Bewegungsmangel
- Statische Fehlhaltungen, z. B. durch Beinlängendifferenzen oder ein abgeflachtes Fußgewölbe
- Verkürzung/Triggerpunkte der Bauchmuskulatur

Diagnostik und Therapievorbereitung

Anamnese der Schmerzsituation

Am Anfang der Behandlung steht die Anamnese der Schmerzsituation. Mit Hilfe gezielter Fragen (➤ Kap. 2) kann die Schmerzsituation genau erfasst werden. Vor allem das Erfragen von Auftretungszeitpunkt, Häufigkeit, Dauer und Intensität sowie verstärkenden und abmildernden Faktoren kann Hinweise auf myofasziale Triggerpunkte ergeben.

Die Schmerzsymptomatik, die von der BWS ausgeht, ist meist bewegungs- und/oder atmungsabhängig. Der Hauptschmerz ist überwiegend zwischen den Schulterblättern lokalisiert. Häufig werden dumpfe, drückende und stechende Schmerzen wahrgenommen, die gürtelförmig in den vorderen Brustkorb ausstrahlen können. Nicht selten tritt ein Stechen im Herzbereich auf, das mit einer herzinfarktähnlichen Schmerzsymptomatik verwechselt werden kann. Sind Muskeln betroffen, die an den Rippen inserieren, können Rippengelenksblockierungen entstehen, die atmungsabhängige Schmerzen verursachen.

Manuelle und weiterführende Diagnostik

- Bewegungsausmaß der BWS, Rippen, HWS und Schultergelenke testen.
- Beckenstand prüfen (anatomischer oder funktioneller Schiefstand).
- Palpation der betroffenen Muskeln mit Auffinden der aktiven Triggerpunkte sowie deren Provokation. Die Triggerpunkte können auch direkt mit einem Stift markiert werden.
- Differenzialdiagnosen gegebenenfalls mit bildgebenden Verfahren ausschließen.

Zu beachten

Die Behandlung der Triggerpunkte kann zu schmerzhaften Ausstrahlungen führen. Behandlungen des M. levator scapulae und M. trapezius können einen Hustenreiz auslösen. In diesem Fall kann mit ggf. reduzierter Energie normal weiterbehandelt werden.

Behandlungsoptionen

Bei der BWS-Symptomatik ist eine Kombinationsbehandlung mit ergänzenden Therapiemaßnahmen in den meisten Fällen sinnvoll und kann bedenkenlos in der gleichen Sitzung durchgeführt werden. In ➤ Kapitel 3 werden ergänzende Therapiemöglichkeiten detailliert erklärt.

Einstellungen am Gerät

Wahl der Stoßwelle

Radiale Stoßwellentherapie
Im Bereich der BWS wird mit der R-SW behandelt. Die F-SW ist aufgrund der Eindringtiefe und der Nähe zum Lungengewebe nicht zu empfehlen.

Applikator

R-SW Für den Weichteilbereich den myofaszialen Applikator (➤ Kap. 6.2) verwenden. Für die knöchernen Bereiche empfiehlt sich der Sehnenapplikator aus Edelstahl (➤ Abb. 6.3). Der spezielle Wirbelsäulenapplikator (➤ Abb. 6.4) kann sehr gut im Bereich der paravertebralen Muskulatur eingesetzt werden.

TIPP
Der Wirbelsäulenapplikator eignet sich hervorragend in Kombination mit einer manuellen Therapie oder einer chiropraktischen Intervention. In beiden Fällen gilt, zuerst die myofaszialen Strukturen mit der radialen Stoßwelle zu behandeln.

Einstellen der Parameter

Energie **R-SW:** 1,0–2,5 bar.

Mit einer niedrigen Energie beginnen und die **Energie steigern,** bis sie für den Patienten **deutlich spürbar, aber nicht schmerzhaft** ist. Während der Behandlung kann es vorkommen, dass die Energie je nach Lokalisation korrigiert werden muss.

Frequenz **R-SW:** 13–17 Hz.
Anzahl der Impulse **R-SW:** 3000–5000; 300–500 Impulse/Triggerpunkt.

9

Zu behandelnde Muskeln

Für eine gezielte Behandlung ist es wichtig, die Triggerpunkte der Muskeln vorab zu diagnostizieren. Beim Applizieren der Stoßwelle können aktive Triggerpunkte genau die Schmerzen reproduzieren, die der Patient im Alltag spürt. Dies ist nach David Simons das wichtigste diagnostische Kriterium für das Vorliegen eines Triggerpunktes. Wichtig ist, dass mit Patientenfeedback gearbeitet und das Handstück so lange in kleinen Bewegungen verschoben wird, bis der Patient den Schmerz oder die Ausstrahlungsmuster wahrnimmt.

Diagnostik und Behandlung konzentrieren sich nacheinander auf **drei Bereiche:** den medialen, unmittelbar lateral der Dornfortsatzreihe, etwa dem Durchmesser des Applikators entsprechend (Mm. multifidi und rotatores), den intermedialen auf dem sichtbaren paravertebralen Muskelwulst (M. erector spinae) und den lateralen Bereich (flächige Muskeln: Mm. trapezius, serratus, rhomboideus, latissimus).

⚠ CAVE
Lateral des Angulus costae befindet sich unmittelbar unter den Rippen Lungengewebe! Hier ist der Einsatz der F-SW möglichst zu vermeiden bzw. streng auf die Eindringtiefe zu achten. Die R-SW bietet hier ein größeres Maß an Sicherheit. Vorsicht bei bekanntem Lungenemphysem oder Pneumothorax in der Anamnese.

Behandlung der BWS

- M. trapezius (pars ascendens und pars descendens; ➤ Kap. 8.1.4)
- M. levator scapulae (➤ Kap. 8.2.1)
- Mm. scaleni (➤ Kap. 8.1.2)
- M. erector spinae (➤ Kap. 9.1.1)
- Mm. multifidi und rotatores (➤ Kap. 9.1.2)
- Mm. rhomboideus major und minor (➤ Kap. 9.1.3)
- M. latissimus dorsi (➤ Kap. 9.1.4)
- M. serratus anterior und posterior (superior und inferior; ➤ Kap. 9.1.5)
- M. rectus abdominis (oberer mTrp; ➤ Kap. 9.1.6)

TIPP
Der aufsteigende Anteil des M. trapezius projiziert häufig in die ventrale Thoraxregion, wodurch subjektiv die Symptome einer Herzerkrankung entstehen können.

9.1.1 M. erector spinae

Der M. erector spinae wird auch als autochthone Rückenmuskulatur bezeichnet und setzt sich aus dem M. longissimus, M. spinalis, M iliocostalis und dem M. intertransversarius zusammen. Für Behandlungen im Bereich der BWS ist vor allem der M. iliocostalis zu berücksichtigen.

Lagerung Patient in Bauchlage, die Sprunggelenke mit einer Rolle unterlagert, oder im Sitzen.
Stoßwelle **R-SW.**
Applikator Myofaszialer Applikator oder Wirbelsäulenapplikator (➤ Kap. 6.2).
Startenergie 1,0–2,5 bar.
Ablauf

- Das Handstück des Wirbelsäulen-Applikators wird im 45° Winkel „schiebend" paravertebral von kaudal nach kranial bewegt. An Schmerzpunkten oder Verhärtungen, die unter dem Handstück gespürt werden, wird der Applikator auf 90° aufgestellt und es werden direkt 300–500 Impulse appliziert (➤ Abb. 9.1).
- Mit dem myofaszialen Applikator wird der paravertebrale Bereich erst rechts, dann links oder umgekehrt dynamisch behandelt. Das Handstück wird so lange in kleinen Bewegungen auf dem Muskel verschoben, bis der Patient den vollen Schmerz bzw. die Ausstrahlungen wahrnimmt (➤ Abb. 9.3).
- An diesem Punkt verweilt man mit dem Handstück so lange, bis der Schmerz sich verändert bzw. reduziert.
- Jeder Triggerpunkt (➤ Abb. 9.2) wird mit ca. 300–500 Impulsen behandelt.

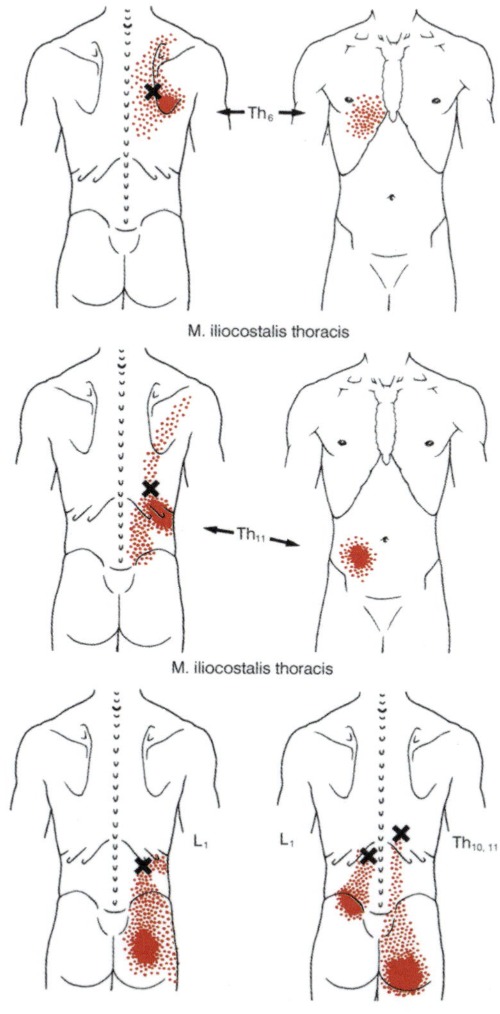

Abb. 9.1 M. erector spinae: Triggerpunkte mit ihren Ausstrahlungsmustern [G100]

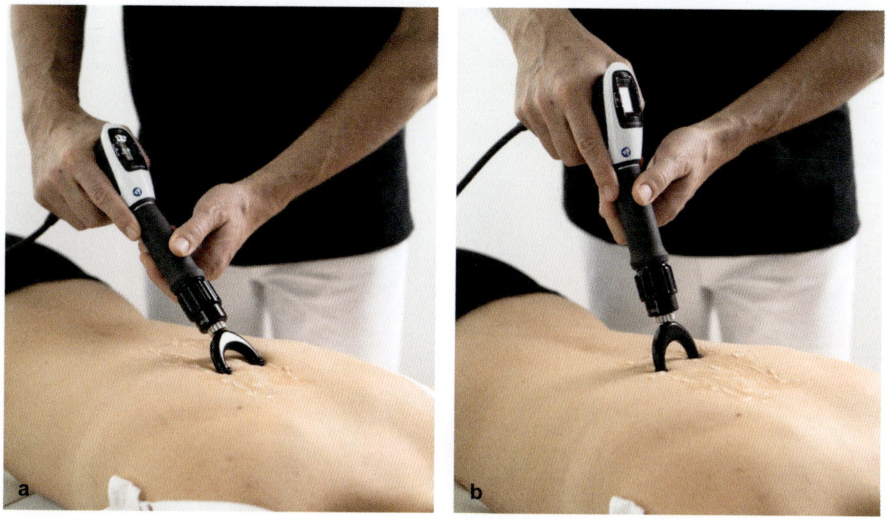

Abb. 9.2 M. erector spinae: Kippen des Handstückes von (a) 45° auf (b) 90° [O1098]

9.1.2 Mm. multifidi und rotatores

Lagerung Patient in Bauchlage, die Sprunggelenke mit einer Rolle unterlagert, oder im Sitzen.

Stoßwelle **R-SW.**

Applikator Myofaszialer Applikator oder Wirbelsäulenapplikator (➤ Kap. 6.2).

Startenergie 1,0–2,5 bar.

Ablauf

- Das Handstück des Wirbelsäulenapplikators wird im 45° Winkel „schiebend" paravertebral von kaudal nach kranial bewegt. An Schmerzpunktenoder Verhärtungen, die unter dem Handstück gespürt werden, wird der Applikator auf 90° aufgestellt und es werden direkt 300–500 Impulse appliziert (➤ Abb. 9.1).
- Mit dem myofaszialen Applikator wird der paravertebrale Bereich erst rechts, dann links oder umgekehrt dynamisch behandelt. Das Handstück wird so lange in kleinen Bewegungen auf dem Muskel verschoben, bis der Patient den vollen Schmerz bzw. die Ausstrahlungen wahrnimmt (➤ Abb. 9.4, ➤ Abb. 9.3).
- An diesem Punkt verweilt man mit dem Handstück so lange, bis der Schmerz sich verändert bzw. reduziert.
- Jeder Triggerpunkt wird mit ca. 300–500 Impulsen behandelt.

TIPP

Die Mm. multifidi und rotatores können im gleichen Therapieschritt mit dem M. erector spinae behandelt werden. Während die dornfortsatznahen Mm. multifidi und rotatores in der Regel an einer betroffenen Lokalisation behandelt werden, wird der lateraler davon gelegene Strang des M. erector spinae in seinem gesamten (regionalen) Verlauf gescannt und behandelt. Ist ein M. mulifidus betroffen, ist sehr häufig ein weiterer Triggerpunkt im M. erector spinae auf gleicher Segmenthöhe zu finden.

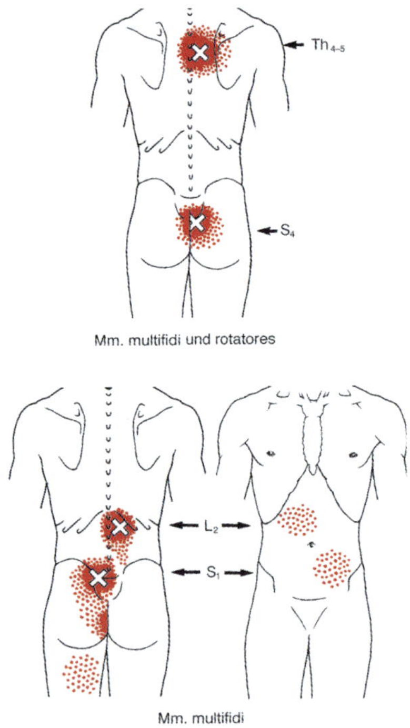

Abb. 9.3 Mm. multifidi und rotatores: Triggerpunkte mit ihren Ausstrahlungsmustern [G100]

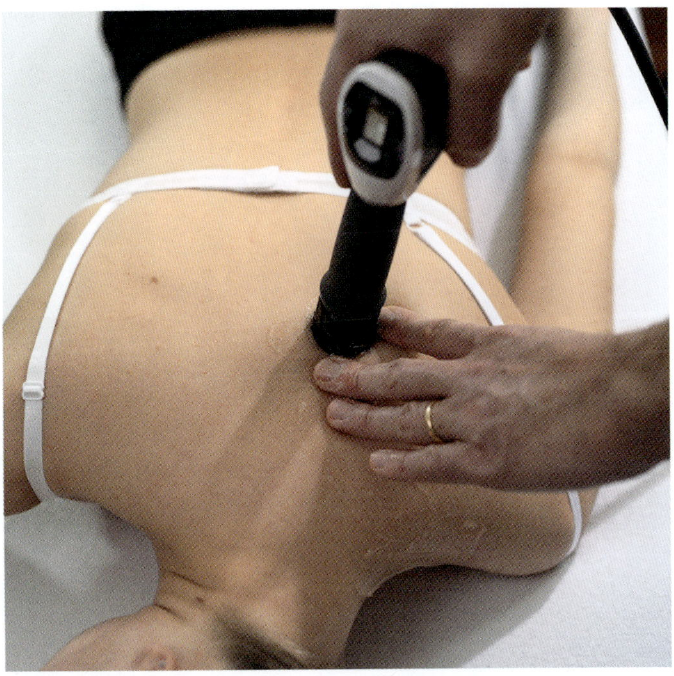

Abb. 9.4 Mm. multifidi und rotatores: Behandlung mit dem myofaszialen Applikator [O1098]

9.1.3 Mm. rhomboidei major und minor

Lagerung Patient in Bauchlage, die Sprunggelenke mit einer Rolle unterlagert, oder im Sitzen.
Stoßwelle **R-SW.**
Applikator Myofaszialer Applikator (➤ Kap. 6.2).
Startenergie 1,0–2,5 bar.
Ablauf

- Mit dem myofaszialen Applikator wird am medialen Skapularand beginnend dynamisch behandelt. Das Handstück wird so lange in kleinen Bewegungen auf dem Muskel verschoben, bis der Patient den vollen Schmerz bzw. die Ausstrahlungen wahrnimmt.
- An diesem Punkt verweilt man mit dem Handstück so lange, bis der Schmerz sich verändert bzw. reduziert.
- Jeder Triggerpunkt (➤ Abb. 9.5) wird mit ca. 300–500 Impulsen behandelt.

TIPP
Zur Intensivierung der Behandlung kann der Arm in Bauchlage oder im Sitzen in den „Schürzengriff" gebracht werden (➤ Abb. 9.6). Alternativ kann die Hand auf die kontralaterale Schulter gelegt werden.

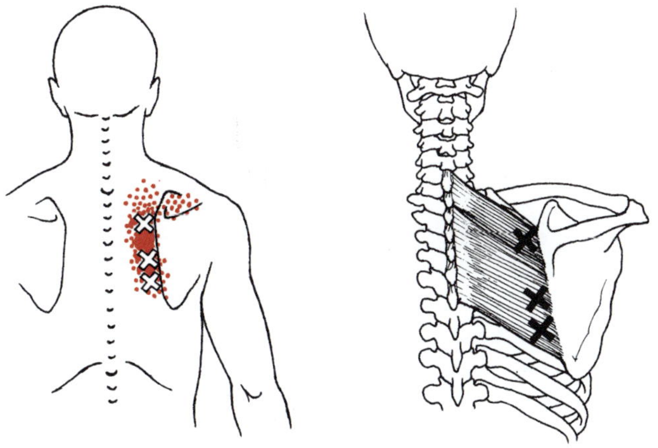

Abb. 9.5 Mm. rhomboidei major und minor: Triggerpunkte mit ihren Ausstrahlungsmustern [G100]

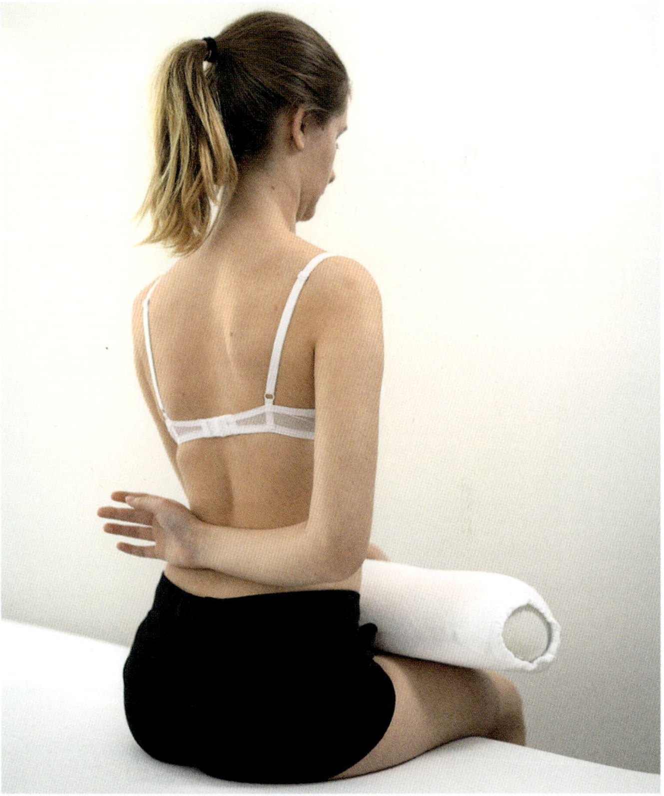

Abb. 9.6 Arm im Schürzengriff zur Intensivierung der Behandlung [O1098]

9.1.4 M. latissimus dorsi

Lagerung Patient in Bauchlage, die Sprunggelenke mit einer Rolle unterlagert.

Stoßwelle **R-SW.**

Applikator Sehnenapplikator aus Edelstahl oder myofaszialer Applikator (➤ Kap. 6.2).

Startenergie **R-SW:** 1,0–2,0 bar.

Ablauf

- Der M. latissimus dorsi wird dynamisch im Verlauf behandelt. Das Handstück wird so lange in kleinen Bewegungen auf dem Muskel verschoben, bis der Patient den vollen Schmerz bzw. die Ausstrahlungen wahrnimmt (➤ Abb. 9.7, ➤ Abb. 9.8).
- Jeder Triggerpunkt wird mit ca. 300–500 Impulsen behandelt.

TIPP

Der M. latissimus dorsi kann im gleichen Behandlungsschritt wie der M. serratus anterior behandelt werden.

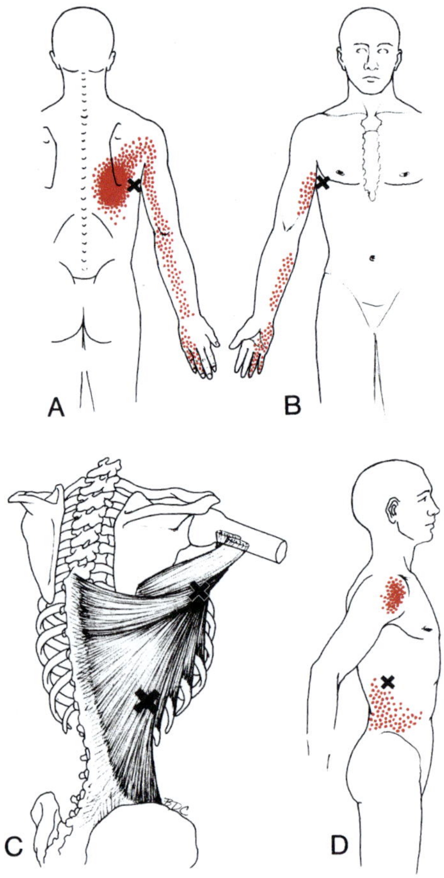

Abb. 9.7 M. latissimus dorsi: Triggerpunkte mit ihren Ausstrahlungsmustern [G100]

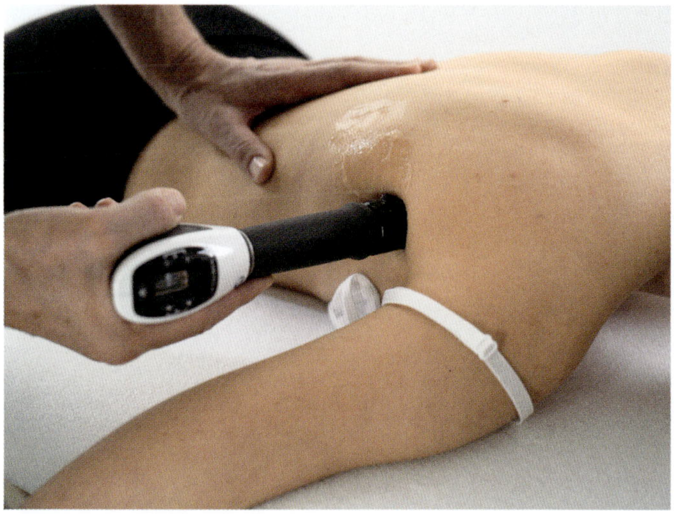

Abb. 9.8 M. latissimus dorsi: Behandlung mit der R-SW und dem myofaszialen Applikator [O1098]

9.1.5 M. serratus

Für die Behandlung der BWS-Symptomatik sollten die anterioren und posterior superioren Anteile des M. serratus berücksichtigt werden.

Lagerung Posterior superiorer Muskel: Patient in Bauchlage, die Sprunggelenke mit einer Rolle unterlagert, oder im Sitzen. Für den anterioren Anteil dreht sich der Patient in Rückenlage und nimmt den Arm über den Kopf. Die Knie werden mit einer Rolle unterlagert.

Anteriorer Muskel: Patient in Rückenlage, Arm eleviert (➤ Abb. 9.10).

Stoßwelle **R-SW.**

Applikator Sehnenapplikator aus Edelstahl, da auf knöcherner Struktur (Rippen) direkt aufliegend (➤ Kap. 6.2).

Startenergie **R-SW:** 1,0–2,0 bar.

Ablauf

- Der posteriore superiore Anteil kann im gleichen Schritt wie die Mm. rhomboidei behandelt werden. Hierfür wird der Applikator am Oberrand der 1. und 2. Rippe im 45°-Winkel nach kaudal gerichtet aufgesetzt, für den M. rhomboideus im 90°-Winkel am medialen Skapularand.
- Der Arm wird idealerweise in den Schürzengriff gebracht, um die Struktur gut zu erreichen (➤ Abb. 9.11).
- Jeder Triggerpunkt wird mit ca. 300–500 Impulsen behandelt.
- Der Patient dreht sich anschließend in Rückenlage und nimmt den Arm über den Kopf.
- Nach Auffinden des Triggerpunktes wird das Handstück zwischen Zeige- und Mittelfinger fixiert.
- Jeder Triggerpunkt (➤ Abb. 9.10) wird mit ca. 300–500 Impulsen behandelt.
- Mit der frei palpierenden Hand wird sichergestellt, dass der Applikator auf der Rippe aufliegt und nicht im Interkostalraum.

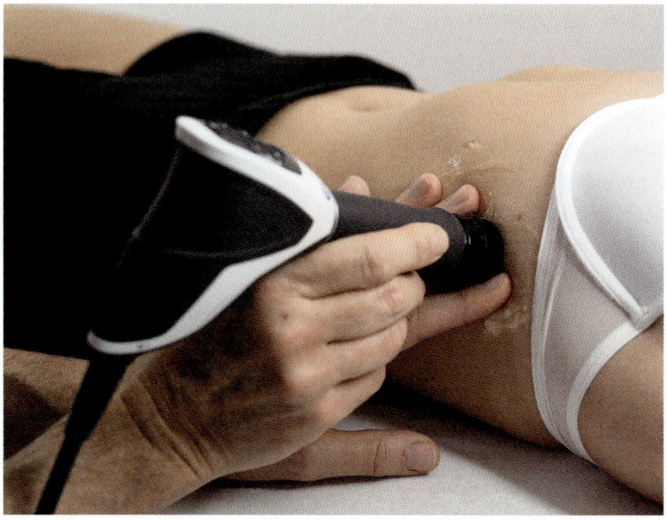

Abb. 9.10 M. serratus anterior: Behandlung des anterioren Anteils in Rückenlage mit dem Arm über dem Kopf [O1098]

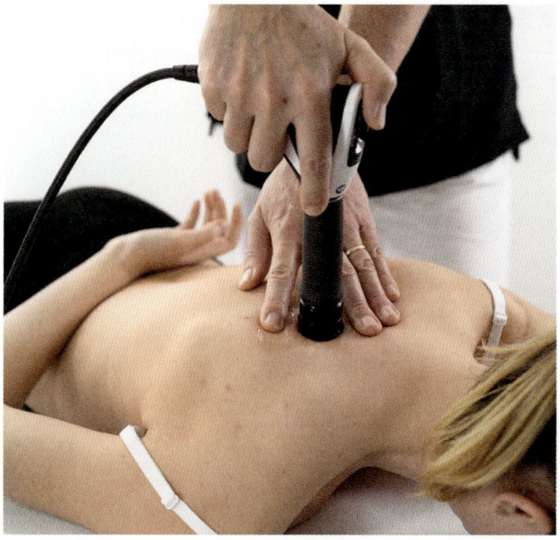

Abb. 9.11 M. serratus anterior: Behandlung des posterior superioren Anteils im Schürzengriff [O1098]

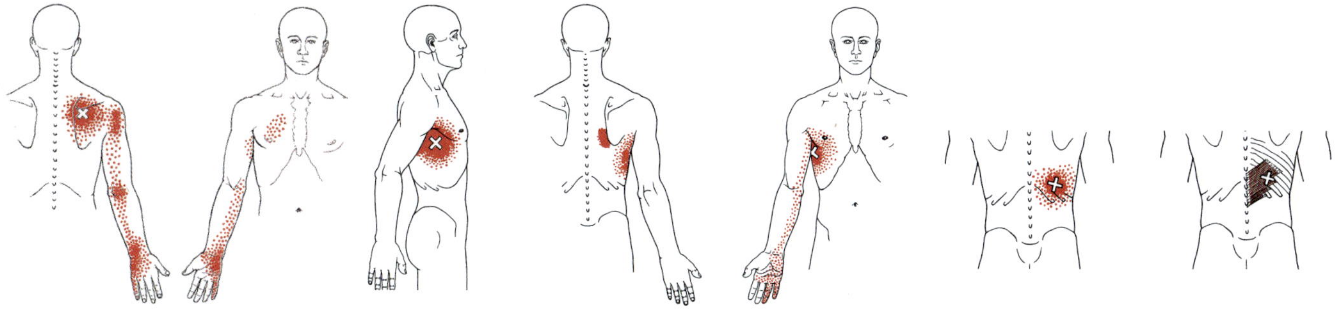

Abb. 9.9 M. serratus anterior und posterior: Triggerpunkte mit ihren Ausstrahlungsmustern [G100]

9.1.6 M. rectus abdominis

Lagerung Patient in Rückenlage, die Knie mit einer Rolle unterlagert.

Stoßwelle **R-SW.**

Applikator Myofaszialer Applikator (➤ Kap. 6.2).

Startenergie **R-SW:** 0,3–2,0 bar.

Ablauf

- Der obere Triggerpunkt ist der relevante beim BWS-Sydrom (➤ Abb. 9.12).
- Der M. rectus abdominis wird dynamisch im Verlauf behandelt. Das Handstück wird etwas kaudal des Triggerpunktes angesetzt (➤ Abb. 9.13) und so lange in kleinen Bewegungen nach kranial verschoben, bis der Patient den vollen Schmerz bzw. die Ausstrahlungen wahrnimmt.
- Jeder Triggerpunkt wird mit ca. 300–500 Impulsen behandelt.

MERKE

Der M. rectus abdominis sollte unter keinen Umständen außer Acht gelassen werden, da er eine wichtige Rolle bei der BWS-Symptomatik spielt. Einerseits projizieren aktive Triggerpunkte in den Rücken, andererseits wird er durch latente Triggerpunkte verkürzt, was zu einer dauerhaften Belastung der Rückenstreckmuskulatur führt.

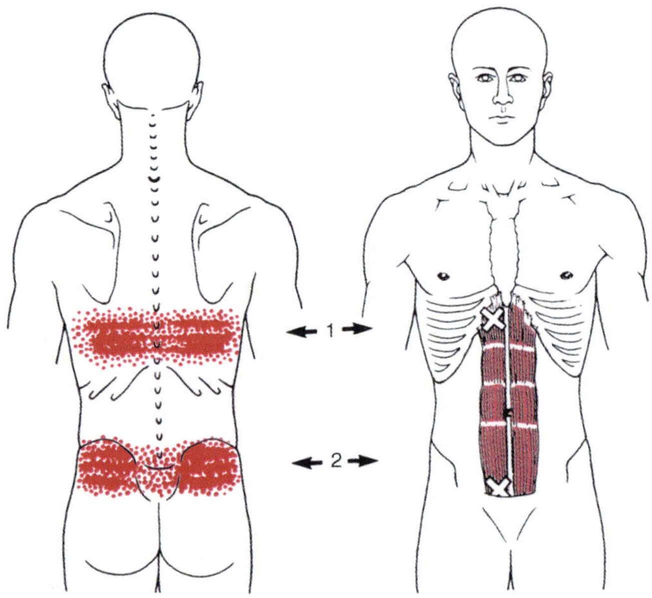

Abb. 9.12 M. rectus abdominis: oberer Triggerpunkt mit Ausstrahlungen in die BWS [G100]

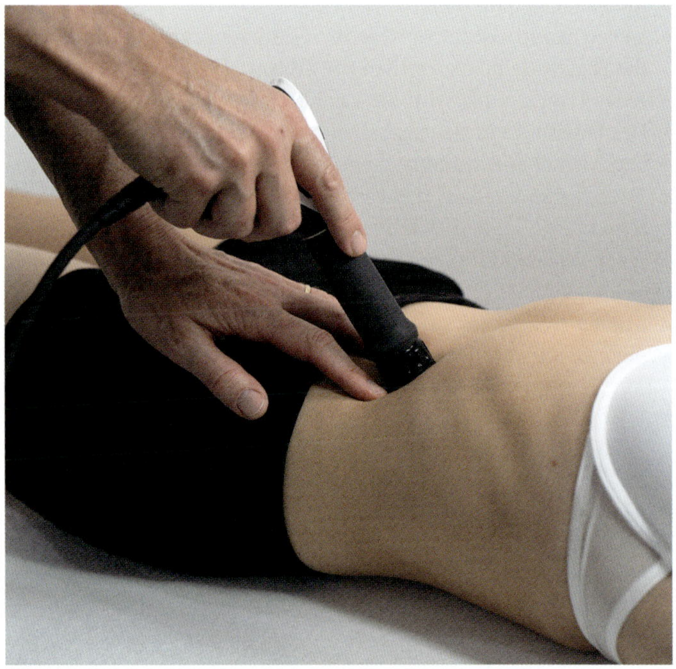

Abb. 9.13 M. rectus abdominis: Es wird kaudal des Triggerpunktes begonnen [O1098]

9.2 LWS-Symptomatik

Gut zu wissen

Der Bereich der Lendenwirbelsäule (LWS) ist der am häufigsten von Schmerzen betroffene Bereich des Rückens. Das LWS-Syndrom zeigt unterschiedliche Schmerzbilder, die Ursachen sind vielfältig. Das LWS-Syndrom kann akut in Form eines „Hexenschusses" auftreten oder als chronischer Schmerz, der sich sukzessive über einen längeren Zeitraum einschleicht.

Je nach Beschwerdebild haben die Patienten stechende, ziehende oder dumpfe Schmerzen, manchmal auch verbunden mit Parästhesien und Muskelschwächen. Die Differenzierung zwischen einem echten Radikulärsyndrom und einer pseudoradikulären Symptomatik kann schwierig sein, zumal eine Wurzelreizsymptomatik oftmals Triggerpunkte in der abhängigen Muskulatur verursacht, die auch nach Abklingen der Nervenpathologie persistieren und das Beschwerdebild unterhalten können. Pseudoradikuläre Beschwerden aus der Glutealmuskulatur reichen typischerweise nur bis zur Knöchelhöhe, selten bis in die Zehenregion oder nach plantar.

Triggerpunkte der Glutealregion projizieren oftmals in den unteren Rücken, diejenigen aus der LWS-Muskulatur in die Glutäen (hier entstehen dann z. B. Satellitentrigger). Insofern sollten beide Regionen diagnostisch und therapeutisch zusammen betrachtet werden.

⚠ CAVE

Bei der LWS-Symptomatik sollte bei Verdacht auf eine spezifische Ursache immer ein bildgebendes Verfahren zum Ausschluss von Differenzialdiagnosen durchgeführt werden.

Mögliche Ursachen der LWS-Symptomatik

- Muskuläre Verspannungen mit der Ausbildung myofaszialer Trigger
- Längere Zwangshaltungen, z. B. am Arbeitsplatz oder im Auto
- Schwache Bauch- und/oder Rückenmuskulatur
- Bandscheibenvorfall/-vorwölbung
- Degenerative Veränderungen der Bandscheiben und/oder der Facettengelenke
- Osteoporose
- Traumata
- Blockierungen der Lendenwirbelkörper
- Chronische Überlastung durch schweres Tragen
- Stress, Schlafmangel
- Bewegungsmangel
- Statische Fehlhaltungen, z. B. durch Beinlängendifferenzen oder ein abgeflachtes Fußgewölbe

Diagnostik und Therapievorbereitung

Anamnese der Schmerzsituation

Am Anfang der Behandlung steht die Anamnese der Schmerzsituation. Mit Hilfe gezielter Fragen (➤ Kap. 2) kann die Schmerzsituation genau erfasst werden. Vor allem das Erfragen von Auftretungszeitpunkt, Häufigkeit, Dauer und Intensität sowie verstärkenden und abmildernden Faktoren kann Hinweise auf myofaszialer Triggerpunkte erbringen.

Triggerpunktverursachte Beschwerden treten verstärkt in Ruhe auf (nachts) und bessern sich oft tagsüber bei Bewegung. Sie reagieren schlecht auf Medikamente. Degenerativ bedingte Schmerzen zeigen eher das gegenteilige Verhalten.

Pseudoradikuläre Phänome zeigen keinen streng dermatom-/myotombezogenen Verlauf, sind oft nicht durchgängig („springen") und enden häufig etwa auf Knöchelhöhe.

Manuelle und weiterführende Diagnostik

- Bewegungsausmaß der BWS, LWS, Hüftgelenke und Iliosakralgelenke testen (ISG-Tests, Vorlaufphänomen).
- Palpation der betroffenen Muskeln mit Auffinden der aktiven Triggerpunkte sowie deren Provokation. Die Triggerpunkte können auch direkt mit einem Stift markiert werden.
- Orientierende neurologische Diagnostik.
- Differenzialdiagnosen gegebenenfalls mit bildgebenden Verfahren ausschließen.

MERKE

Auch bei einem Bandscheibenvorfall mit akuter Radikulärsymptomatik kann zusätzlich zur medikamentösen Therapie erfolgreich mit der ESWT behandelt werden. Wichtig ist, ausschließlich myofaszial zu arbeiten und nicht im Austrittsbereich des Spinalnerven aus dem Wirbelkanal oder über dem N. ischiadicus.

Zu beachten

Die Behandlung der Triggerpunkte kann zu schmerzhaften Ausstrahlungen führen. Im Bereich des M. piriformis und der Mm. glutei kann ein Ausstrahlungsschmerz bis in die Zehen auftreten, der einen radikulären Schmerz imitiert. In diesem Fall kann mit ggf. reduzierter Energie normal weiterbehandelt werden.

Behandlungsoptionen

Bei der LWS-Symptomatik ist eine Kombinationsbehandlung mit ergänzenden Therapiemaßnahmen in den meisten Fällen sinnvoll und kann bedenkenlos in der gleichen Sitzung durchgeführt werden. In ➤ Kapitel 3 werden ergänzende Therapiemöglichkeiten detailliert erklärt.

Einstellungen am Gerät

Wahl der Stoßwelle

Radiale und fokussierte Stoßwellentherapie
Im Bereich der LWS wird kombiniert mit F-SW und R-SW behandelt. Einige tiefliegende Strukturen im LWS- und Glutealbereich können aufgrund der Eindringtiefe meist nur mit der F-SW erreicht werden. Dazu gehören z. B. die lumbalen Facettengelenke, der M. piriformis und M. gluteus minimus.

Applikator

R-SW Für den Weichteilbereich den myofaszialen Applikator (➤ Kap. 6.2) verwenden. Für die knochennahen Bereiche empfiehlt sich der Sehnenapplikator aus Edelstahl (➤ Kap. 6.2). Der spezielle Wirbelsäulenapplikator kann sehr gut im Bereich der paravertebralen Muskulatur der LWS eingesetzt werden.
F-SW Im Bereich der LWS empfiehlt es sich, ohne Vorlaufstrecke zu arbeiten, ebenso im Glutealbereich. Bei sehr schlanken Patienten kann unter Umständen die kurze Vorlaufstrecke gewählt werden.

TIPP
Im Bereich der LWS und der Glutealmuskulatur empfiehlt es sich meist, mit beiden Stoßwellentypen zu arbeiten, damit alle vorhandenen Triggerpunkte erreicht werden. Begonnen wird mit der R-SW.

Einstellen der Parameter

Energie **R-SW:** 1,0–2,5 bar; **F-SW:** 0,05–0,2 mJ/mm^2.

Mit einer niedrigen Energie beginnen und die **Energie steigern,** bis sie für den Patienten **deutlich spürbar, aber nicht schmerzhaft** ist. Während der Behandlung kann es vorkommen, dass die Energie je nach Lokalisation korrigiert werden muss.

Frequenz **R-SW:** 13–17 Hz; **F-SW:** automatisch.
Anzahl der Impulse **R-SW:** 3000–6000; **F-SW:** 1500–2000; Je 300–500 Impulse/Triggerpunkt.

Zu behandelnde Muskeln

Für eine gezielte Behandlung ist es wichtig, die Triggerpunkte der Muskeln vorab zu diagnostizieren. Beim Applizieren der Stoßwelle können aktive Triggerpunkte genau die Schmerzen reproduzieren, die der Patient im Alltag spürt. Dies ist nach David Simons das wichtigste diagnostische Kriterium für das Vorliegen eines Triggerpunktes. Wichtig ist, dass mit Patientenfeedback gearbeitet und das Handstück so lange in kleinen Bewegungen verschoben wird, bis der Patient den Schmerz oder die Ausstrahlungsmuster wahrnimmt.

Behandlung der LWS

- M. erector spinae (➤ Kap. 9.2.1)
- Mm. multifidi und rotatores (➤ Kap. 9.2.2)
- M. quadratus lumborum (➤ Kap. 9.2.3)
- M. gluteus medius (➤ Kap. 9.2.4)
- M. gluteus minimus (➤ Kap. 9.3.2)
- M. piriformis (➤ Kap. 9.2.5)
- M. iliopsoas (➤ Kap. 9.2.6)
- M. rectus abdominis (kaudale mTrp; ➤ Kap. 9.2.7)
- Facettengelenke (➤ Kap. 9.2.8)

TIPP
Zur Intensivierung der Behandlung kann dem Patienten in Bauchlage ein Kissen oder eine halbe Rolle unter den Bauch gelegt werden, hierdurch erfolgt eine Entlordosierung der LWS, verbunden mit einem Aufspannen der dorsalen Muskulatur.

9.2.1 M. erector spinae

Der M. erector spinae wird auch als autochthone Rückenmuskulatur bezeichnet und setzt sich aus dem M. longissimus, M. spinalis, M iliocostalis und dem M. intertransversarius zusammen. Für Behandlungen im Bereich der LWS sind vor allem der M. iliocostalis und der M. longissimus zu berücksichtigen (➤ Abb. 9.14; Behandlungshinweise ➤ Kap. 9.1.1).

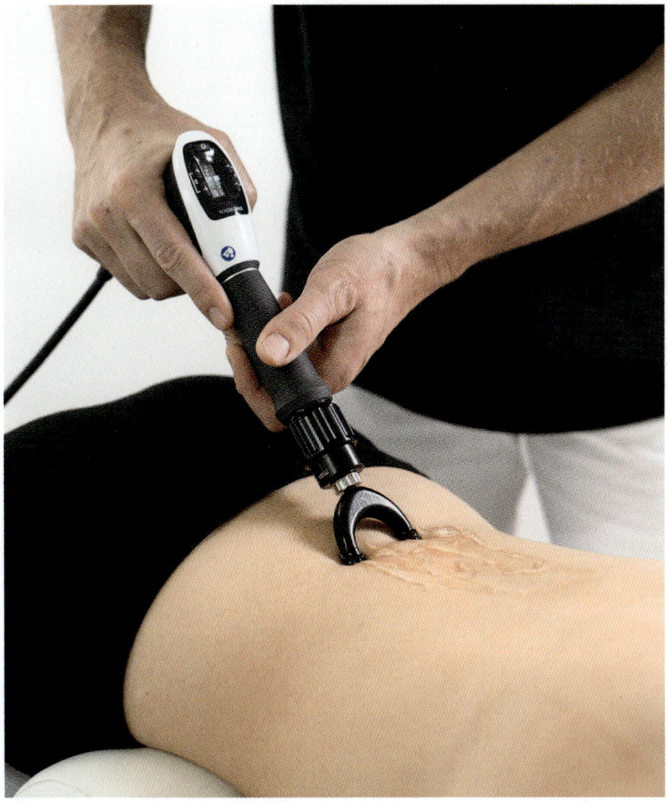

Abb. 9.14 M. erector spinae: Behandlung der LWS mit dem Wirbelsäulenapplikator [O1098]

9.2.2 Mm. multifidi und rotatores

Die Behandlungshinweise zu dieser Muskelgruppe (➤ Abb. 9.15, ➤ Abb. 9.16) finden Sie im ➤ Kapitel 9.1.2.

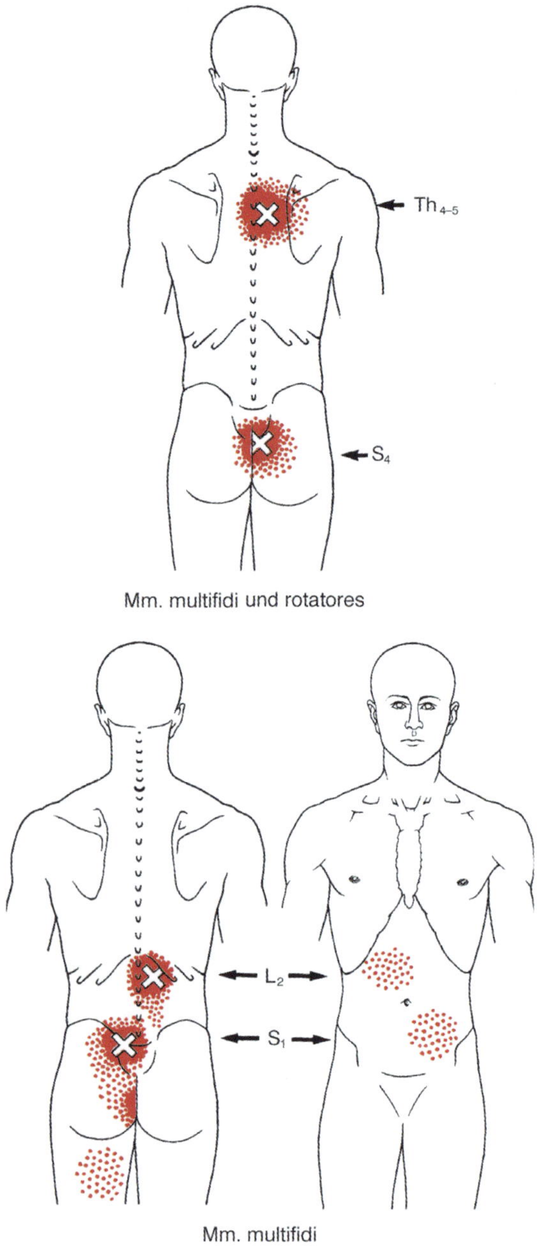

Abb. 9.15 Mm. multifidi und rotatores: Triggerpunkte mit ihren Ausstrahlungsmustern [G100]

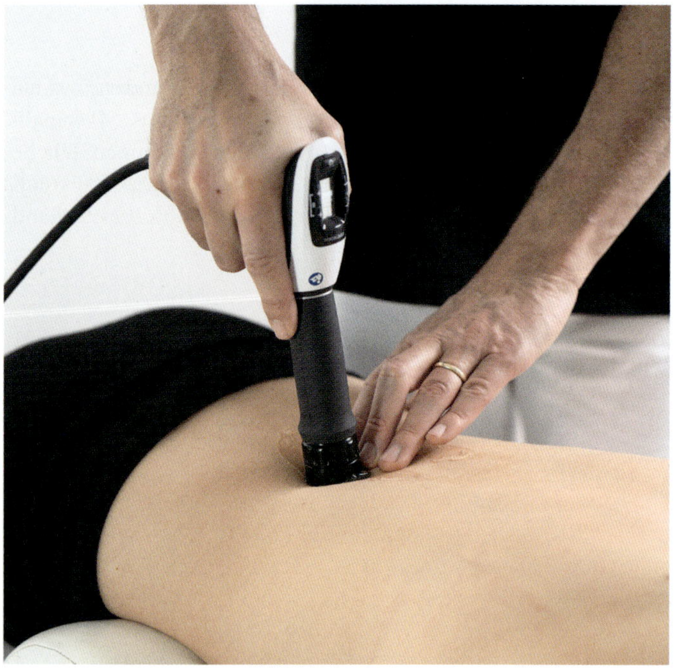

Abb. 9.16 Mm. multifidi und rotatores: Behandlung mit dem myofaszialen Applikator [O1098]

9.2.3 M. quadratus lumborum

Lagerung Patient in Bauchlage mit einem Kissen oder einer halben Rolle unter dem Bauch, die Sprunggelenke mit einer Rolle unterlagert. Bei sehr schlanken Patienten kann bei dieser Lagerung ohne Vorlaufstrecke auch der ventral liegende M. iliopsoas erreicht werden.

Stoßwelle **R-SW** und **F-SW.**

Applikator **R-SW:** Myofaszialer Applikator (➤ Kap. 6.2); **F-SW:** ohne oder kurze Vorlaufstrecke.

Startenergie **R-SW:** 1,0–2,5 bar; **F-SW:** 0,05–0,25 mJ/mm^2.

Ablauf

- Mit der **R-SW** wird der Muskel im Verlauf erst auf der betroffenen, dann auf der nicht betroffenen Seite dynamisch behandelt. Auch bei Symptomfreiheit einer Seite immer beide behandeln oder zumindest scannen, da sich oft latente Triggerpunkte auf der Gegenseite des Befundes befinden (➤ Abb. 9.17).
- Das Handstück wird so lange in kleinen Bewegungen auf dem Muskel verschoben, bis der Patient den vollen Schmerz bzw. die Ausstrahlungen wahrnimmt.
- Mit der **F-SW** wird statisch im Bereich der Triggerpunkte gearbeitet und das Handstück ebenfalls so lange verschoben, bis der Patient den vollen Schmerz wahrnimmt (➤ Abb. 9.18).
- An diesem Punkt verweilt man mit dem Handstück so lange, bis der Schmerz sich verändert bzw. reduziert.
- Jeder Triggerpunkt wird mit ca. 300–500 Impulsen behandelt.

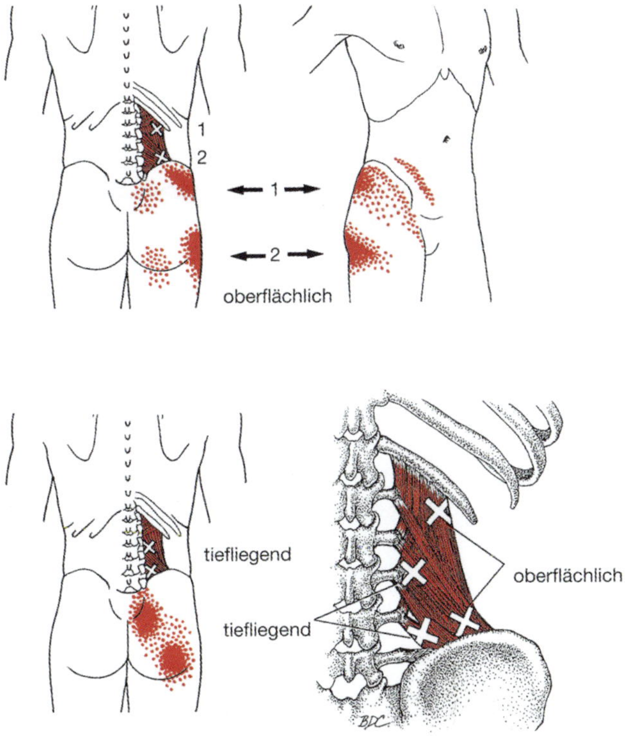

Abb. 9.17 M. quadratus lumborum: Triggerpunkte mit ihren Ausstrahlungsmustern [G100]

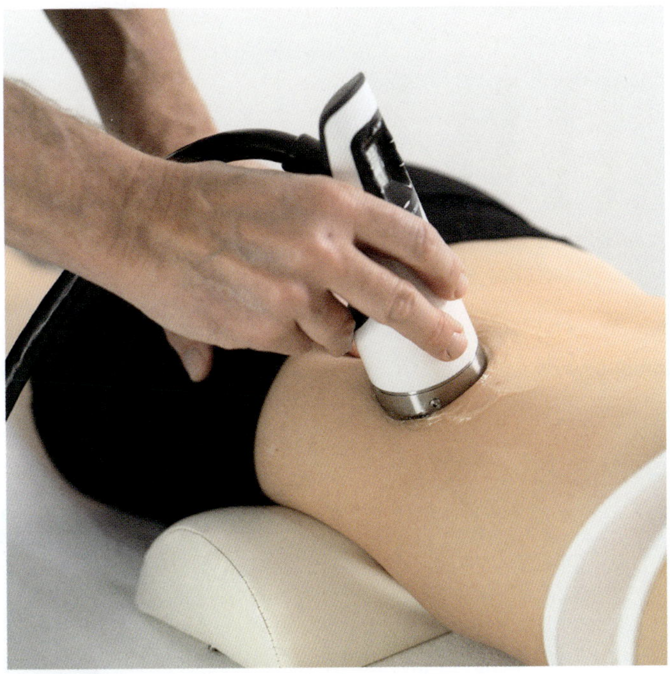

Abb. 9.18 M. quadratus lumborum: Behandlung mit der F-SW ohne Vorlaufstrecke [O1098]

9.2.4 M. gluteus medius

Lagerung Patient in Seitlage, die zu behandelnde Seite ist oben. Das obere Bein ist in Hüfte und Knie angewinkelt nach ventral abgelegt.

Stoßwelle **R-SW** und **F-SW.**

Applikator **R-SW:** Myofaszialer Applikator (➤ Kap. 6.2); **F-SW:** ohne oder kurze Vorlaufstrecke (➤ Kap. 6.2).

Startenergie **R-SW:** 1,0–2,5 bar; **F-SW:** 0,05–0,2 mJ/mm².

Ablauf

- Mit der **R-SW** wird der gesamte Muskelbereich dynamisch behandelt. Das Handstück wird so lange in kleinen Bewegungen auf dem Muskel verschoben, bis der Patient den vollen Schmerz bzw. die Ausstrahlungen wahrnimmt (➤ Abb. 9.20).
- Mit der **F-SW** wird statisch im Bereich der Triggerpunkte gearbeitet und das Handstück ebenfalls so lange verschoben, bis der Patient den vollen Schmerz wahrnimmt (➤ Abb. 9.20).
- An diesem Punkt verweilt man mit dem Handstück so lange, bis der Schmerz sich verändert bzw. reduziert.
- Jeder Triggerpunkt wird mit ca. 300–500 Impulsen behandelt.

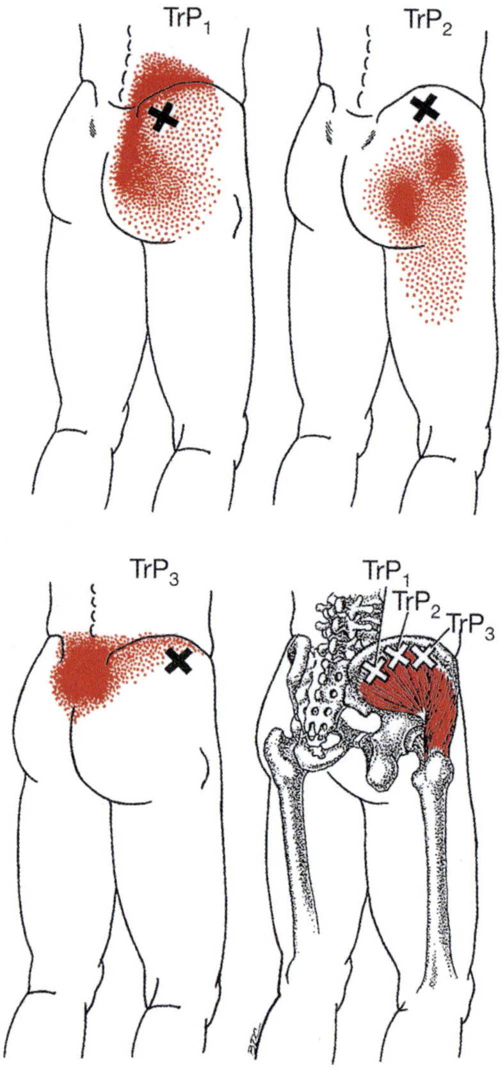

Abb. 9.19 M. gluteus medius: Triggerpunkte mit ihren Ausstrahlungsmustern [G178]

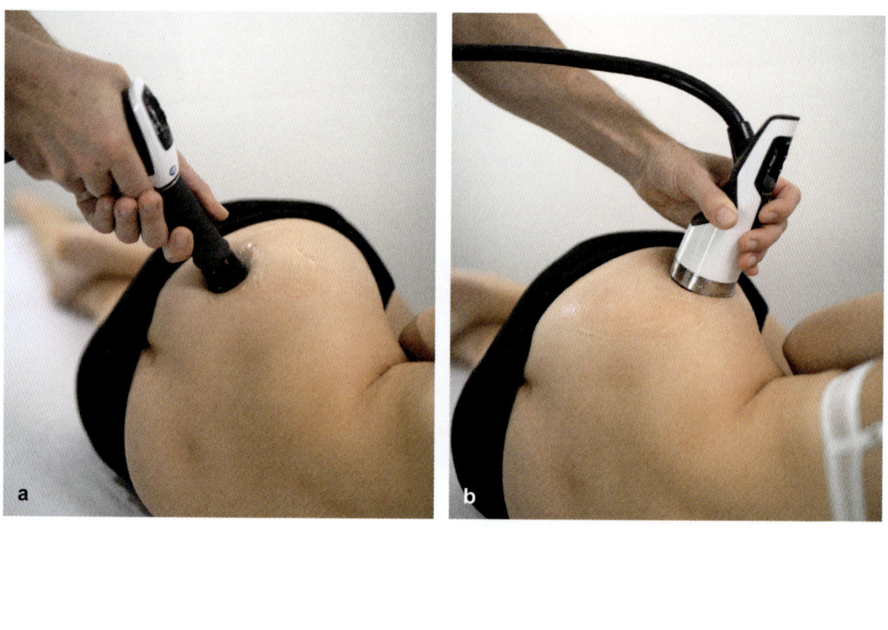

Abb. 9.20 M. gluteus medius: Behandlung mit (a) der R-SW und (b) F-SW [O1098]

9.2.5 M. piriformis

Lagerung Patient in Seitlage, die zu behandelnde Seite ist oben. Das obere Bein ist in Hüfte und Knie angewinkelt nach ventral abgelegt.

Stoßwelle **F-SW** (alternativ kann das R-SW benutzt werden, falls kein F-SW vorhanden).

Applikator **F-SW:** ohne oder kurze Vorlaufstrecke.

Startenergie **F-SW:** 0,05–0,2 mJ/mm^2.

Ablauf

- Mit der **F-SW** wird statisch im Bereich der Triggerpunkte gearbeitet und das Handstück so lange verschoben, bis der Patient den vollen Schmerz wahrnimmt (> Abb. 9.22).
- An diesem Punkt verweilt man mit dem Handstück so lange, bis der Schmerz sich verändert bzw. reduziert.
- Jeder Triggerpunkt wird mit ca. 300–500 Impulsen behandelt.

TIPP

Der M. piriformis ist in der beschriebenen Lagerung als Dreieck mit der Basis am mittleren Drittel des Sakrumrandes senkrecht nach oben auf den Trochanter major auslaufend zu finden.

MERKE

Der praktischen Erfahrung nach sind bei der Behandlung des M. piriformis Ausstrahlungen in die Leiste und Oberschenkelinnenseite typisch. Diese sind allerdings in der einschlägigen Literatur bislang nicht beschrieben.

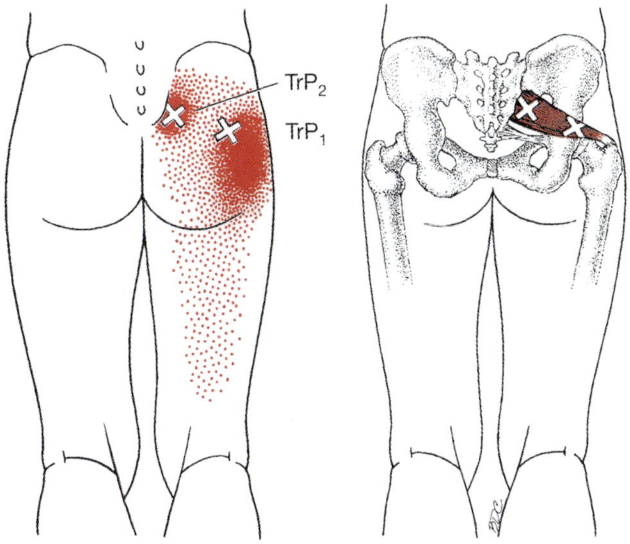

Abb. 9.21 M. piriformis: Triggerpunkte mit ihren Ausstrahlungsmustern [G178]

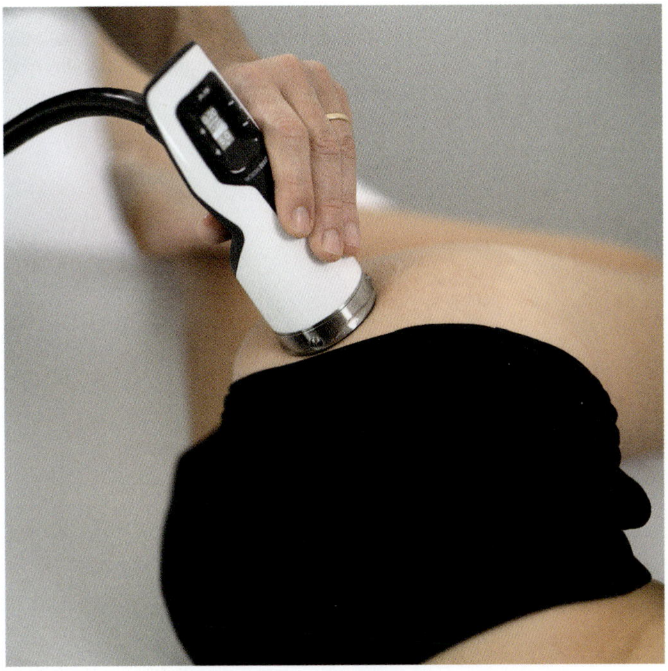

Abb. 9.22 M. piriformis: Behandlung mit der F-SW ohne Vorlaufstrecke [O1098]

9

9.2.6 M. iliopsoas

Lagerung Patient in Rückenlage, die Knie mit einer Rolle unterlagert.
Stoßwelle **F-SW** (alternativ R-SW).
Applikator **F-SW:** ohne oder kurze Vorlaufstrecke.
Startenergie **F-SW:** 0,05–0,25 mJ/mm^2.
Ablauf

- Mit der **F-SW** wird statisch im Bereich der Triggerpunkte (➤ Abb. 9.23) gearbeitet und das Handstück so lange verschoben,bis der Patient den vollen Schmerz wahrnimmt (➤ Abb. 9.24).
- An diesem Punkt verweilt man mit dem Handstück so lange, bis der Schmerz sich verändert bzw. reduziert.
- Jeder Triggerpunkt wird mit ca. 300–500 Impulsen behandelt.

MERKE

Applikationsrichtung beachten! Die F-SW wird senkrecht in Richtung der Unterlage etwa in der Medioklavikularlinie appliziert, um den Psoasanteil, etwa 45° nach lateral anguliert auf die Beckenschaufelinnenseite, und den Iliakusanteil zu erreichen (➤ Abb. 9.24). Zur besseren Entspannung der Bauchmuskulatur können Hüfte und Knie auch flektiert werden. Mit der freien palpierenden Hand kann der Bauch komprimiert werden, um eine größere Eindringtiefe zu erreichen. Darmgewebe im Behandlungsstrahl stellt aufgrund der geringen Dichte kein Hindernis für die Behandlung dar.

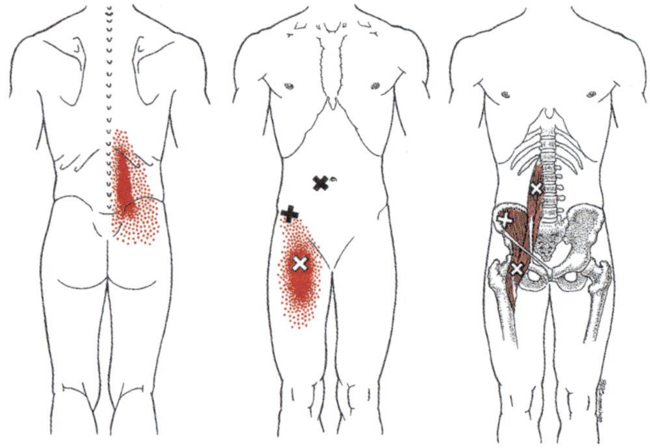

Abb. 9.23 M. iliopsoas: Triggerpunkte mit ihren Ausstrahlungsmustern [G178]

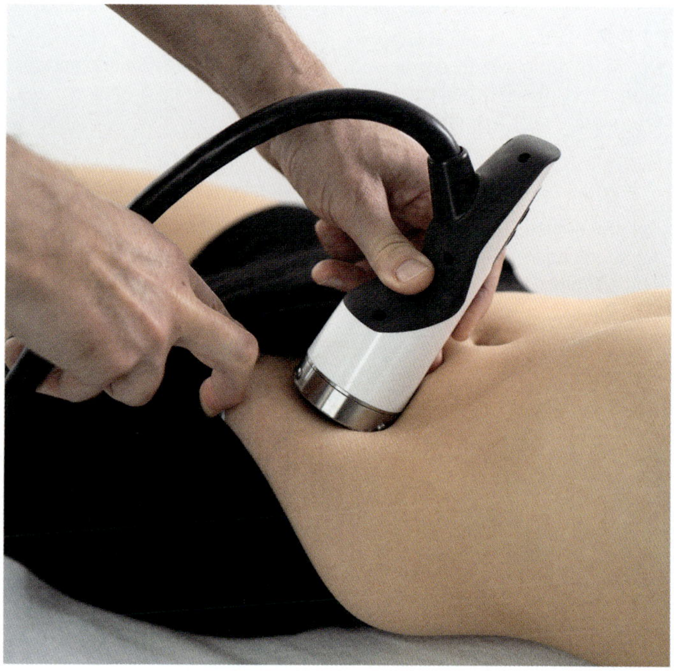

Abb. 9.24 M. iliopsoas: Applikationsrichtung Beckenschaufelinnenseite mit der F-SW [O1098]

9.2.7 M. rectus abdominis

Lagerung Patient in Rückenlage, die Knie mit einer Rolle unterlagert. Hüfte und Knie können zusätzlich flektiert werden.
Stoßwelle **F-SW oder R-SW.**
Applikator **F-SW:** lange Vorlaufstrecke; **R-SW:** myofaszialer Applikator (➤ Kap. 6.2).
Startenergie **F-SW:** 0,05–0,2 mJ/mm^2; **R-SW:** 0,5–2,0 bar.
Ablauf

- Der untere Triggerpunkt ist der relevante für den LWS-Bereich.
- Mit der **F-SW** wird statisch im Bereich der Triggerpunkte (➤ Abb. 9.25) gearbeitet und das Handstück so lange verschoben, bis der Patient den vollen Schmerz wahrnimmt (➤ Abb. 9.26).
- An diesem Punkt verweilt man mit dem Handstück so lange, bis der Schmerz sich verändert bzw. reduziert.
- Jeder Triggerpunkt wird mit ca. 300–500 Impulsen behandelt.

MERKE
Der M. rectus abdominis sollte unter keinen Umständen außer Acht gelassen werden, da er eine wichtige Rolle beim LWS-Sydrom spielt. Er belastet bei Verkürzung die Rückenmuskulatur statisch und projiziert häufig den Schmerz nach dorsal.

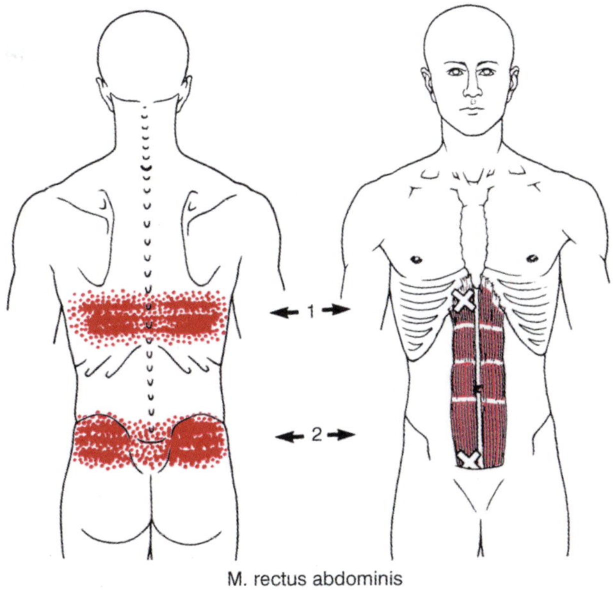

Abb. 9.25 M. rectus abdominis: (1) obere Triggerpunkte mit Ausstrahlung in die BWS; (2) untere Triggerpunkte mit Ausstrahlung in die LWS

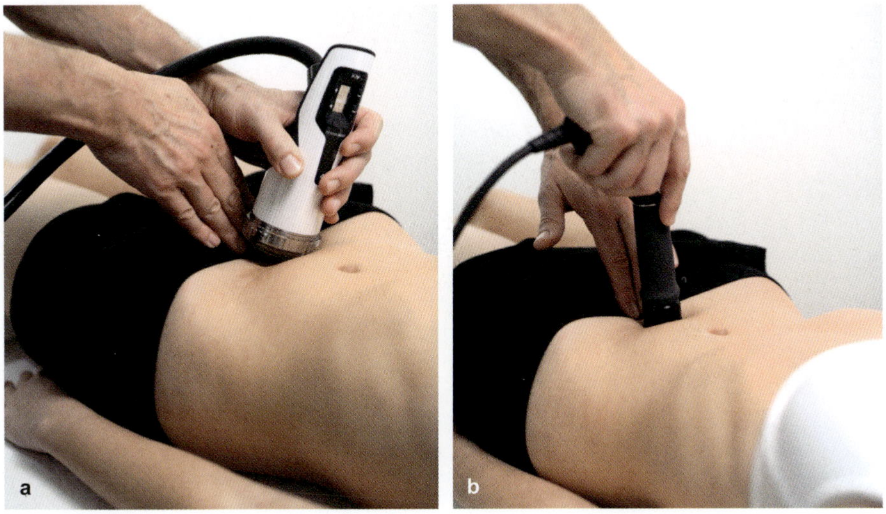

Abb. 9.26 M. rectus abdominis: Behandlung mit (a) F-SW und langer Vorlaufstrecke oder (b) der R-SW [O1098]

9.2.8 Facettengelenke

Lagerung Patient in Bauchlage, die Sprunggelenke mit einer Rolle unterlagert.
Stoßwelle **F-SW.**
Applikator **F-SW:** ohne oder kurze Vorlaufstrecke.
Startenergie **F-SW:** 0,05–0,2 mJ/mm^2.
Ablauf

- Die Facettengelenke der LWS findet man auf, indem man auf einer Horizontalen zwischen den Dornfortsätzen benachbarter Lendenwirbelkörper ca. 2 cm nach lateral geht. In einer Tiefe von ca. 4–10 cm sollten sie ohne oder mit kurzer Vorlaufstrecke zu erreichen sein (➤ Abb. 9.27).
- Mit der **F-SW** wird statisch im Bereich der Triggerpunkte gearbeitet und das Handstück so lange verschoben, bis der Patient den vollen Schmerz wahrnimmt (➤ Abb. 9.27).
- An diesem Punkt verweilt man mit dem Handstück so lange, bis der Schmerz sich verändert bzw. reduziert.
- Jeder Schmerzpunkt wird mit ca. 300–500 Impulsen behandelt.

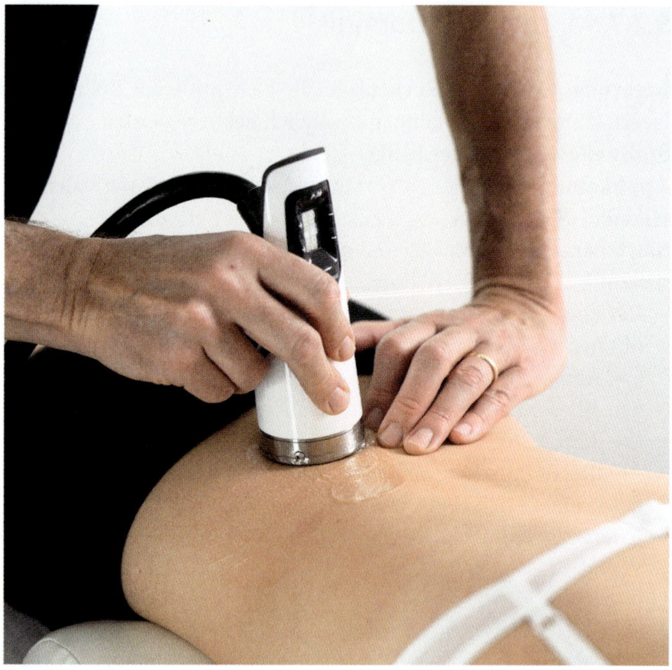

Abb. 9.27 Facettengelenke: Behandlung mit F-SW ohne oder mit kurzer VLS [O1098]

9.3 ISG-Symptomatik

Gut zu wissen

ISG-Schmerzen sind eher selten degenerativ bedingt, sondern meist Ausdruck einer Funktionsstörung („Blockierung“). Daher sind die Muskeln, die an den beiden Gelenkpartnern inserieren, auf Verkürzungen und Triggerpunkte hin zu untersuchen, die es dann zu behandeln gilt, um Rezidive durch weiterbestehende Ursachen für die Funktionsstörung zu verhindern. Dieses Kapitel widmet sich vor allem den chronischen ISG-Beschwerden. Die akute ISG-Blockierung ist am besten manualtherapeutisch zu beheben.

⚠ **CAVE**

Bei der ISG-Symptomatik sollte bei Verdacht auf eine spezifische Ursache immer ein bildgebendes Verfahren durchgeführt werden.

Mögliche Ursachen der ISG-Symptomatik

- Muskuläre Verspannungen mit der Ausbildung myofaszialer Trigger der am Sakrum und/oder den Ossa ilei ansetzenden Muskeln. Hierdurch werden beide Knochen in ihrer Beweglichkeit gegeneinander limitiert und verklemmt, entsprechen einer Blockierung
- Längere Zwangshaltungen, z. B. am Arbeitsplatz oder im Auto
- Schwache Bauch- und/oder Rückenmuskulatur
- Degenerative Veränderungen des Beckens, des ISG, der Hüftgelenke, der LWS
- Vorangegangene Traumata (z. B. Fraktur des Sakrums oder des Beckenrings)
- Schwangerschaft
- Chronische Überlastung durch schweres Tragen
- Statische Fehlhaltungen, z. B. durch Beinlängendifferenzen oder ein abgeflachtes Fußgewölbe
- Beckenbodenpathologien
- Larvierte Wurzelreizsymptomatik S1

Diagnostik und Therapievorbereitung

Anamnese der Schmerzsituation

Am Anfang der Behandlung steht die Anamnese der Schmerzsituation. Mit Hilfe gezielter Fragen (➤ Kap. 2) kann die Schmerzsituation genau erfasst werden. Vor allem das Erfragen von Auftretungszeitpunkt, Häufigkeit, Dauer und Intensität sowie verstärkenden und abmildernden Faktoren kann kann Hinweise auf myofasziale Triggerpunkte ergeben.

Die Schmerzsymptomatik im Bereich des ISG ist in den meisten Fällen eindeutig zuzuordnen, da die Schmerzen in dieser Region lokal auftreten. Meist treten sie anfallsartig „bei falschen Bewegungen“ (Bücken oder Hüftflexion) auf oder nach längerer Belastung im Stehen oder Sitzen.

Manuelle und weiterführende Diagnostik

- Bewegungsausmaß der BWS, LWS, Hüftgelenke und Ossa ilei testen (ISG-Tests, Vorlaufphänomen).
- Tests auf Verkürzung von Ischiokruralmuskulatur, M. piriformis, M. gluteus minimus, Rückenstreckmuskulatur und M. quadratus lumborum.
- Palpation der betroffenen Muskeln mit Auffinden der aktiven Triggerpunkte sowie deren Provokation. Die Triggerpunkte können auch direkt mit einem Stift markiert werden.
- Orientierende neurologische Diagnostik.
- Differenzialdiagnosen gegebenenfalls mit bildgebenden Verfahren ausschließen.

Zu beachten

Die Behandlung der Triggerpunkte kann zu schmerzhaften Ausstrahlungen führen. Im Bereich des M. piriformis und der Mm. glutei kann es zu einem Ausstrahlungsschmerz bis in die Zehen kommen. In diesem Fall kann mit ggf. reduzierter Energie normal weiterbehandelt werden.

Behandlungsoptionen

Bei der ISG-Symptomatik ist eine Kombinationsbehandlung mit ergänzenden Therapiemaßnahmen in den meisten Fällen sinnvoll und kann bedenkenlos in der gleichen Sitzung durchgeführt werden.

Die manualmedizinische Behandlung des ISG gestaltet sich nach der Triggerpunkt-Therapie mit Stoßwellen sehr viel einfacher und nachhaltiger. Häufig erübrigt sie sich auch nach Beseitigung der verursachenden Faktoren. In ➤ Kapitel 3 werden ergänzende Therapiemöglichkeiten detailliert erklärt.

Einstellungen am Gerät

Wahl der Stoßwelle

Radiale und fokussierte Stoßwellentherapie
Im Bereich der ISG wird kombiniert mit F-SW und R-SW behandelt. Einige tieferliegende Strukturen im ISG- und Glutealbereich können meist nur mit der F-SW behandelt werden, z.B. der M. piriformis und der M. gluteus minimus.

Applikator

R-SW Für den Weichteilbereich den myofaszialen Applikator verwenden. Für die knöchernen Bereiche empfiehlt sich der Sehnenapplikator aus Edelstahl (➤ Kap. 6.2).
F-SW Für den Bereich der ISG empfiehlt es sich, mit langer Vorlaufstrecke (➤ Kap. 6.2) zu arbeiten. Für den Glutealbereich wählt man je nach Patient lange oder kurze Vorlaufstrecke.

9

TIPP

Im Bereich der LWS und der Glutealmuskulatur empfiehlt es sich meist, mit beiden Stoßwellentypen zu arbeiten, damit alle vorhandenen Triggerpunkte erreicht werden. Begonnen wird mit der R-SW.

Einstellen der Parameter

Energie **R-SW:** 1,0–2,5 bar; **F-SW:** 0,05–0,25 mJ/mm².

Mit einer niedrigen Energie beginnen und die **Energie steigern**, bis sie für den Patienten **deutlich spürbar, aber nicht schmerzhaft** ist. Während der Behandlung kann es vorkommen, dass die Energie je nach Lokalisation korrigiert werden muss.

Frequenz **R-SW:** 13–17 Hz; **F-SW:** automatisch.

Anzahl der Impulse **R-SW:** 3000–5000; **F-SW:** 1500–2000; je 300–500 Impulse/Triggerpunkt.

Zu behandelnde Muskeln

Für eine gezielte Behandlung ist es wichtig, die Triggerpunkte der Muskeln vorab zu diagnostizieren. Beim Applizieren der Stoßwelle können aktive Triggerpunkte genau die Schmerzen reproduzieren, die der Patient im Alltag spürt. Dies ist nach David Simons das wichtigste diagnostische Kriterium für das Vorliegen eines Triggerpunktes. Wichtig ist, dass mit Patientenfeedback gearbeitet und das Handstück so lange in kleinen Bewegungen verschoben wird, bis der Patient den Schmerz oder die Ausstrahlungsmuster wahrnimmt.

Es werden Muskeln behandelt, die entweder im Bereich des ISG inserieren und bei Verkürzungen/Triggerpunkten eine Funktionsstörung („Blockierung") unterhalten (M. gluteus maximus, M. piriformis, M. erector spinae, M. quadratus lumborum) oder in die symptomatische Region projizieren (M. gluteus medius/minimus, M. iliacus).

Behandlung des ISG

- M. erector spinae (➤ Kap. 9.1.1, ➤ Kap. 9.2.1)
- M. quadratus lumborum (➤ Kap. 9.2.3)
- M. gluteus maximus (➤ Kap. 9.3.1)
- M. gluteus medius (➤ Kap. 9.2.4)
- M. gluteus minimus (➤ Kap. 9.3.2)
- M. piriformis (➤ Kap. 9.2.5)
- Ischiokrurale Muskulatur (➤ Kap. 9.3.3)
- M. iliopsoas (➤ Kap. 9.2.6)

MERKE

Bei der Behandlung sollten das Lig. sacrospinale, Lig. sacrotuberale und Lig. sacroiliacus post. je nach Schmerzsymptomatik mitbehandelt werden. Hier wird die F-SW mit kurzer oder langer Vorlaufstrecke gewählt.

9

9.3.1 M. gluteus maximus

Lagerung Patient in Seitlage, die zu behandelnde Seite ist oben. Das obere Bein ist in Hüfte und Knie angewinkelt nach ventral abgelegt. Der Behandler steht hinter dem Patienten. Alternativ Behandlung in Bauchlage.
Stoßwelle **R-SW** und **F-SW.**
Applikator **R-SW:** myofaszialer Applikator; **F-SW:** ohne oder kurze Vorlaufstrecke.
Startenergie **R-SW:** 1,0–2,5 bar; **F-SW:** 0,05–0,2 mJ/mm².
Ablauf

- Mit der **R-SW** wird der Muskel im Verlauf dynamisch behandelt. Das Handstück wird so lange in kleinen Bewegungen auf dem Muskel verschoben, bis der Patient den vollen Schmerz bzw. die Ausstrahlungen wahrnimmt (➤ Abb. 9.29).
- Mit der **F-SW** wird statisch im Bereich der Triggerpunkte (➤ Abb. 9.28) gearbeitet und das Handstück so lange verschoben, bis der Patient den vollen Schmerz wahrnimmt.
- An diesem Punkt verweilt man mit dem Handstück so lange, bis der Schmerz sich verändert bzw. reduziert.
- Jeder Triggerpunkt wird mit ca. 300–500 Impulsen behandelt.

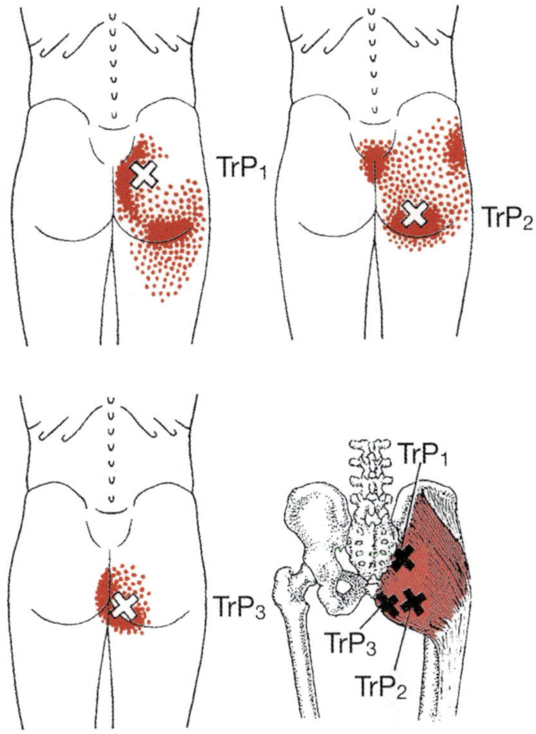

Abb. 9.28 M. gluteus maximus: Triggerpunkte mit ihren Ausstrahlungsmustern [G178]

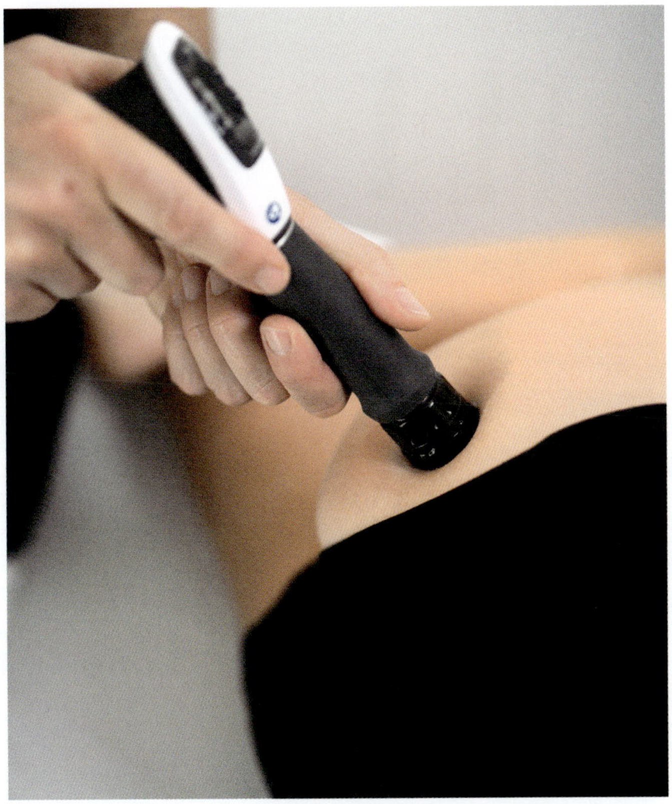

Abb. 9.29 M. gluteus maximus: Behandlung mit der R-SW [O1098]

9.3.2 M. gluteus minimus

Lagerung Patient in Seitlage, die zu behandelnde Seite ist oben. Das obere Bein ist in Hüfte und Knie angewinkelt nach ventral abgelegt. Der Behandler steht hinter dem Patienten (➤ Abb. 9.31). Alternativ Behandlung in Bauchlage.

Stoßwelle **R-SW** und **F-SW.**

Applikator **R-SW:** myofaszialer Applikator; **F-SW:** ohne oder kurze Vorlaufstrecke.

Startenergie **R-SW:** 1,0–2,5 bar; **F-SW:** 0,05–0,25 mJ/mm^2.

Ablauf

- Mit der **R-SW** wird der Muskel im Verlauf dynamisch behandelt. Das Handstück wird so lange in kleinen Bewegungen auf dem Muskel verschoben, bis der Patient den vollen Schmerz bzw. die Ausstrahlungen wahrnimmt. Aufgrund der Lage des Muskels unter dem Gluteus maximus und Gluteus minimus muss mit einem deutlichen Anpressdruck über den Applikator gearbeitet werden (➤ Abb. 9.31).
- Mit der **F-SW** wird statisch im Bereich der Triggerpunkte (➤ Abb. 9.30) gearbeitet und das Handstück so lange verschoben, bis der Patient den vollen Schmerz wahrnimmt.
- An diesem Punkt verweilt man mit dem Handstück so lange, bis der Schmerz sich verändert bzw. reduziert.
- Jeder Triggerpunkt wird mit ca. 300–500 Impulsen behandelt.

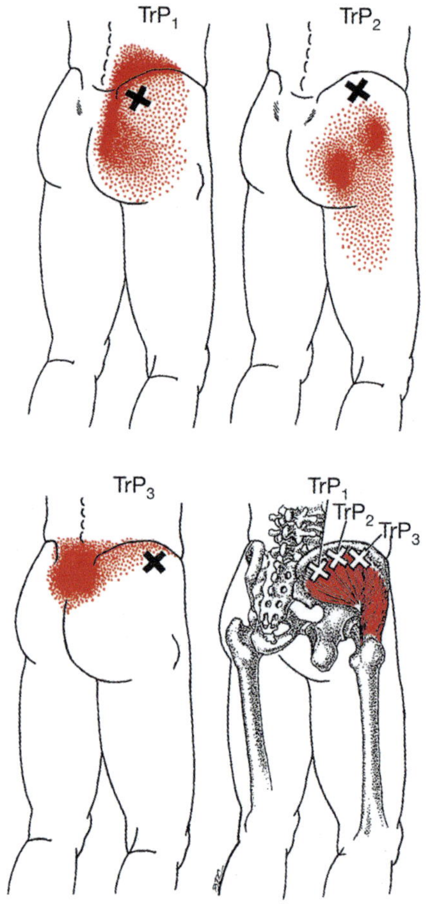

Abb. 9.30 M. gluteus minimus: Triggerpunkte mit ihren Ausstrahlungsmustern [G178]

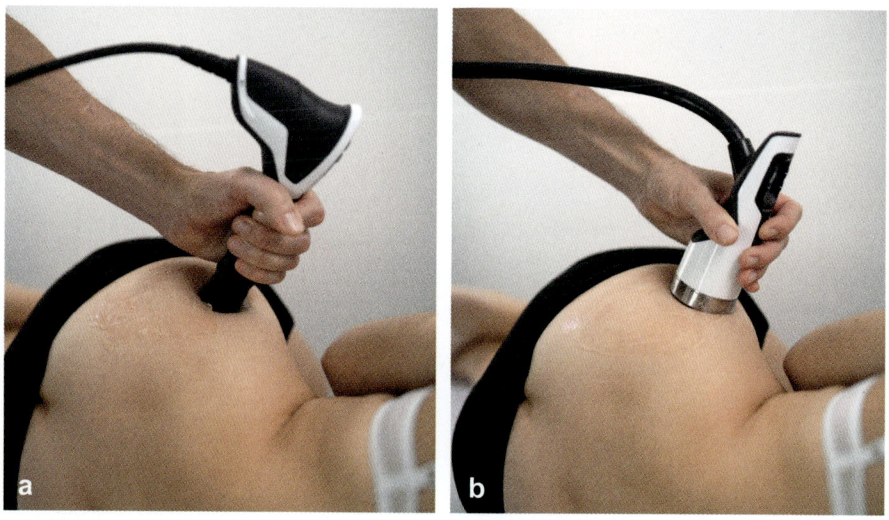

Abb. 9.31 M. gluteus minimus: Behandlung mit (a) der R-SW und (b) der F-SW in Seitlage [O1098]

9.3.3 Ischiokrurale Muskulatur

Lagerung Patient in Bauchlage mit einem Kissen oder einer halben Rolle unter dem Bauch, die Sprunggelenke mit einer Rolle unterlagert. Alternativ im Stehen mit Vordehnung.

Stoßwelle **R-SW** und **F-SW** (v. a. zur Behandlung des M. biceps femoris kann bei muskulösen Patienten die F-SW eingesetzt werden).

Applikator **R-SW:** myofaszialer Applikator; **F-SW:** kurze Vorlaufstrecke.

Startenergie **R-SW:** 1,0–2,5 bar F-SW: 0,05–0,25 mJ/mm^2.

Ablauf

- Mit der **R-SW** wird der gesamte Muskelbereich dynamisch behandelt. Das Handstück wird so lange in kleinen Bewegungen auf dem Muskel verschoben, bis der Patient den vollen Schmerz bzw. die Ausstrahlungen wahrnimmt (➤ Abb. 9.32).
- An diesem Punkt verweilt man mit dem Handstück so lange, bis der Schmerz sich verändert bzw. reduziert.
- Jeder Triggerpunkt wird mit ca. 300–500 Impulsen behandelt.

MERKE

Die Ischiokruralmuskulatur rotiert das gleichseitige Ilium bei Verkürzung gegenüber dem Sakrum nach dorsal und unterhält dadurch sehr häufig eine ISG-Blockierung. Das Vorlaufphänomen ist in diesem Fall im Stehen auf der betroffenen Seite falsch negativ, im Sitzen jedoch positiv!

TIPP

Die ischiokrurale Muskulatur kann zur Intensivierung auch im Stehen behandelt werden. Der Patient beugt dabei den Oberkörper nach vorne und stützt sich auf der Liege ab (➤ Abb. 9.33).
Bei Problemen der ischiokruralen Muskulatur ist hauptsächlich der M. biceps femoris mit einer Projektion in den ventralen Knieaspekt betroffen, sodass er für Knieschmerzen in diesem Bereich verantwortlich sein kann.

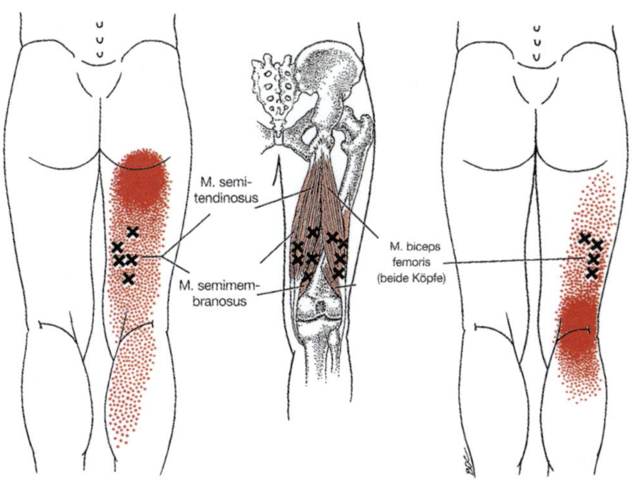

Abb. 9.32 Ischiokrurale Muskulatur: Triggerpunkte mit ihren Ausstrahlungsmustern [G178]

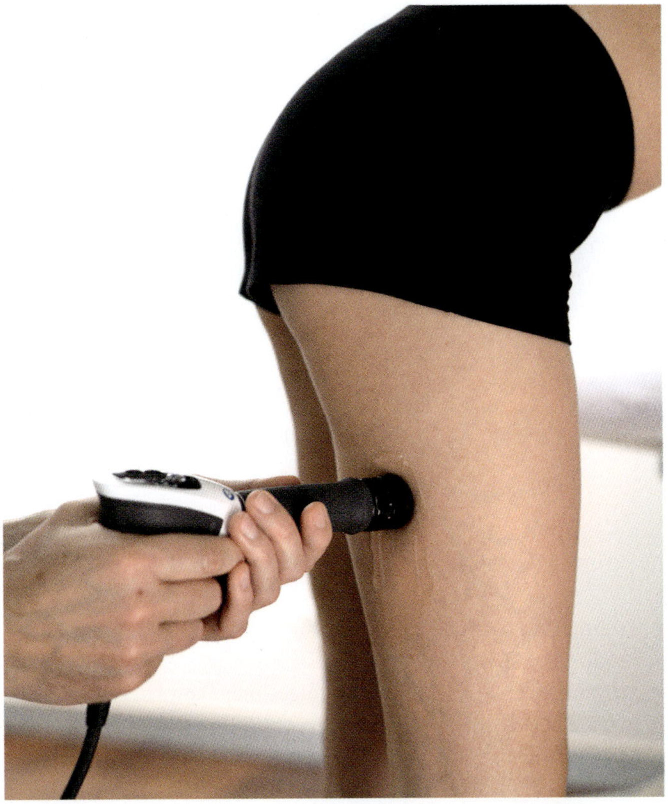

Abb. 9.33 Ischiokrurale Muskulatur: Behandlung mit Vordehnung im Stehen [O1098]

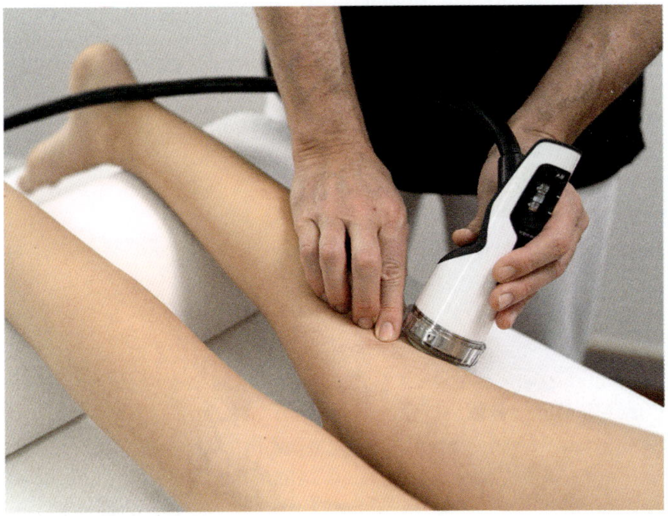

Abb. 9.34 Ischiokrurale Muskulatur: Behandlung des M.biceps femoris mit F-SW in Bauchlage [O1098]

9.4 Coccygodynie

Gut zu wissen

Hierunter werden Schmerzen, die im Bereich des Steißbeins wahrgenommen werden, subsummiert. Die Ursache kann in den anatomischen Strukturen liegen, es kann aber auch ein referred pain dorthin projiziert werden.

Die Coccygodynie tritt oft chronisch auf und kann einen sehr langwierigen Verlauf zeigen.

⚠ CAVE
Bei der Coccygodynie sollten immer zusätzlich eine Untersuchung des Darms und eine gynäkologische Beurteilung erfolgen.

Mögliche Ursachen der Coccygodynie

- Traumata (v.a. axiale Stauchung durch Sturz auf das Gesäß)
- Blockierungen des Os coccygis
- Schwangerschaft und Geburt, infolge einer Dammverletzung und anschließender -vernarbung
- Chronische Überlastung durch schweres Tragen
- Periostale Reizungen
- Chronische Obstipation, Darmentzündungen, Divertikulose
- Prostatitis
- Beckenbodendysfunktionen (der M. iliococcygeus inseriert am Steißbein, des Gleichen der M. pubococcygeus)
- Statische Fehlhaltungen, z.B durch Beinlängendifferenzen oder ein abgeflachtes Fußgewölbe, übertragen von der Ischiokruralmuskulatur über das Lig. sacrotuberale, von dem einige Faserzüge zum Steißbein ziehen

Diagnostik und Therapievorbereitung

Anamnese der Schmerzsituation

Am Anfang der Behandlung steht die Anamnese der Schmerzsituation. Mit Hilfe gezielter Fragen (➤ Kap. 2) kann die Schmerzsituation genau erfasst werden. Vor allem das Erfragen von Auftretungszeitpunkt, Häufigkeit, Dauer und Intensität sowie verstärkenden und abmildernden Faktoren kann Hinweise auf myofasziale Triggerpunkte ergeben.

Die Schmerzsymptomatik im Bereich des Steißbeins ist in den meisten Fällen eindeutig zuzuordnen, da die Schmerzen lokal imponieren. Überwiegend treten die Schmerzen im Sitzen, v. a. auf harten Unterlagen, auf.

Manuelle und weiterführende Diagnostik

- Bewegungsausmaß von LWS, Hüftgelenken und ISG testen (ISG-Tests, Vorlaufphänomen).
- Steißbein auf Blockierung testen.
- Spannung und Druckdolenz des Lig. sacrotuberale bds. und des Beckenbodens in beiden Fossa ischiorectalia testen.
- Beweglichkeit und Druckdolenz des Os coccygis testen.
- Palpation der betroffenen Muskeln mit Auffinden der aktiven Triggerpunkte sowie deren Provokation. Die Triggerpunkte (➤ Abb. 9.35) können auch direkt mit einem Stift markiert werden.
- Differenzialdiagnosen gegebenenfalls mit bildgebenden Verfahren ausschließen.

Zu beachten

Die Behandlung der Triggerpunkte kann zu schmerzhaften Ausstrahlungen führen.

Behandlungsoptionen

Bei der Coccygodynie ist eine Kombinationsbehandlung mit ergänzenden Therapiemaßnahmen in den meisten Fällen sinnvoll und kann bedenkenlos in der gleichen Sitzung durchgeführt werden. Die Manualtherapie ist nach der Behandlung mittels ESWT oft einfacher und nachhaltiger oder erübrigt sich ganz. In ➤ Kapitel 3 werden ergänzende Therapiemöglichkeiten detailliert erklärt.

Einstellungen am Gerät

Wahl der Stoßwelle

Radiale und fokussierte Stoßwellentherapie
Im Bereich des Steißbeins wird kombiniert mit F-SW und R-SW behandelt. Einige tiefliegende Strukturen im Steißbein- und Glutealbereich können meist nur mit der F-SW behandelt werden. Zur Behandlung der knöchernen und ligamentären Strukturen direkt am Steißbein wird die F-SW mit VLS II verwendet, hierbei ist die Patientencompliance wesentlich höher als mit der R-SW.

Applikator

R-SW Für den Weichteilbereich den myofaszialen Applikator verwenden. Für die knöchernen Bereiche empfiehlt sich der Sehnenapplikator aus Edelstahl (➤ Kap. 6.2).
F-SW Im Bereich des Steißbeins empfiehlt es sich, mit langer Vorlaufstrecke zu arbeiten. Für den Glutealbereich wird je nach Patient mit kurzer oder ohne Vorlaufstrecke behandelt.

TIPP
Im Bereich der ISG und der Glutealmuskulatur empfiehlt es sich meist, mit beiden Stoßwellen zu arbeiten, damit alle vorhandenen Triggerpunkte erreicht werden. Begonnen wird mit der R-SW im myofaszialen Bereich.

Einstellen der Parameter

Energie **R-SW:** 1,0–2,5 bar; **F-SW:** 0,05–0,2 mJ/mm^2.

Mit einer niedrigen Energie beginnen und die **Energie steigern,** bis sie für den Patienten **deutlich spürbar, aber nicht schmerzhaft** ist. Während der Behandlung kann Hinweise auf myofasziale Triggerpunkte ergeben.

Frequenz **R-SW:** 13–17 Hz; **F-SW:** automatisch.
Anzahl der Impulse **R-SW:** 3000–5000 **F-SW:** 1500–2000; je 300–500 Impulse/Triggerpunkt.

Zu behandelnde Muskeln

Für eine gezielte Behandlung ist es wichtig, die Triggerpunkte der Muskeln vorab zu diagnostizieren. Beim Applizieren der Stoßwelle können aktive Triggerpunkte genau die Schmerzen reproduzieren, die der Patient im Alltag spürt. Dies ist nach David Simons das wichtigste diagnostische Kriterium für das Vorliegen eines Triggerpunktes. Wichtig ist, dass mit Patientenfeedback gearbeitet und das Handstück so lange in kleinen Bewegungen verschoben wird, bis der Patient den Schmerz oder die Ausstrahlungsmuster wahrnimmt.

Verkürzte, am Steißbein inserierende Muskeln können dessen Wirbel zur Seite der Verkürzung auslenken und verursachen oder unterhalten dadurch eine Dysfunktion (Blockierung). Andere, wie der M. gluteus medius und der M. obturatorius internus, können Schmerzen in die Steißbeinregion projizieren.

Behandlung der Coccygodynie

- M. gluteus medius (➤ Kap. 9.2.4)
- M. gluteus maximus (➤ Kap. 9.3.1)
- M. piriformis (➤ Kap. 9.2.5)
- M. levator ani (M. iliococcygeus und M. pubococcygeus; ➤ Kap. 9.4.1)
- M. obturatorius internus (➤ Kap. 9.4.2)

MERKE

Neben der Muskulatur empfiehlt es sich, die knöchernen und ligamentären Strukturen des Steißbeines lokal am Schmerzpunkt mit der F-SW und langer VLS zu behandeln.

9.4.1 M. levator ani

Lagerung Patient in Bauchlage. Das Bein der behandelten Seite ist in Hüfte und Knie gebeugt und leicht angezogen. Bei Bedarf kann Oberschenkel oder Knie unterlagert werden.

Stoßwelle **F-SW:** ohne oder kurze Vorlaufstrecke.

Startenergie **F-SW:** 0,05–0,2 mJ/mm^2.

Ablauf

- Mit der **F-SW** wird statisch im Bereich der Triggerpunkte (➢ Abb. 9.35) gearbeitet und das Handstück so lange verschoben, bis der Patient den vollen Schmerz wahrnimmt (➢ Abb. 9.36).
- An diesem Punkt verweilt man mit dem Handstück so lange, bis der Schmerz sich verändert bzw. reduziert.
- Jeder Triggerpunkt wird mit ca. 300–500 Impulsen behandelt.

TIPP

Das Handstück genau medial des Tuber ossis ischii aufsetzen und dann bis 45° nach lateral angulieren sowie in Sagittalrichtung vom Os pubis bis zum Os coccygis die Beckenbodenmuskulatur nach Triggerpunkten absuchen.
Bei männlichen Therapeuten und Patient*innen* empfiehlt es sich, z. B. eine Arzthelferin als „Assistenz" im Raum zu haben. Diese kann z. B. die Unterwäsche der Patientin zur Seite halten.

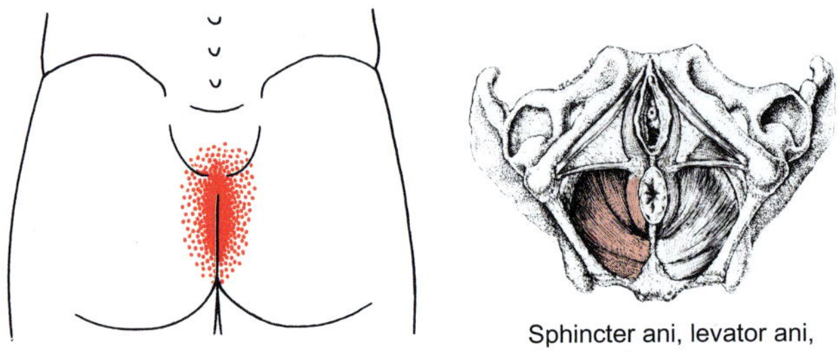

Abb. 9.35 M. levator ani: Ausstrahlungsmuster der Triggerpunkte [E1026]

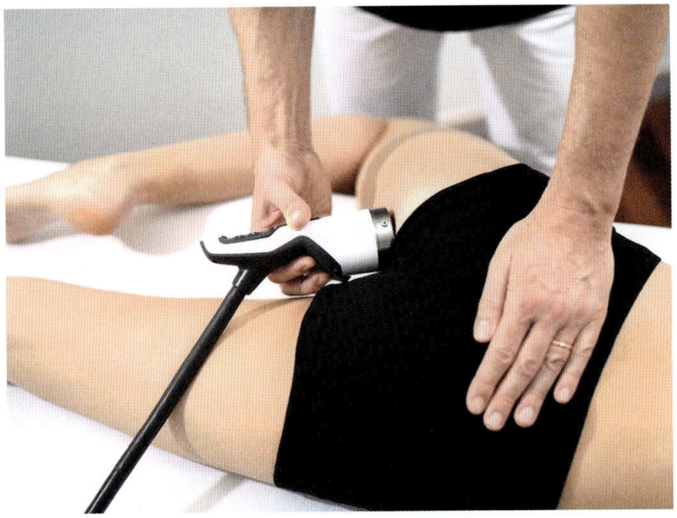

Abb. 9.36 M. levator ani: Behandlung mit der F-SW ohne Vorlaufstrecke [O1098]

9.4.2 M. obturatorius internus

Lagerung Patient in Bauchlage. Das Bein der behandelten Seite ist in Hüfte und Knie gebeugt und leicht angezogen. Bei Bedarf kann Oberschenkel oder Knie unterlagert werden.
Stoßwelle **F-SW** ohne oder kurze Vorlaufstrecke.
Startenergie **F-SW:** 0,05–0,2 mJ/mm².
Ablauf

- Mit der **F-SW** wird statisch im Bereich der Triggerpunkte (➤ Abb. 9.37) gearbeitet und das Handstück so lange verschoben, bis der Patient den vollen Schmerz wahrnimmt (➤ Abb. 9.36).
- An diesem Punkt verweilt man mit dem Handstück so lange, bis der Schmerz sich verändert bzw. reduziert.
- Jeder Triggerpunkt wird mit ca. 300–500 Impulsen behandelt.

TIPP

Das Handstück genau medial des Tuber ossis ischii aufsetzen und dann bis 45°–70° nach lateral angulieren. Der Muskel kann unmittelbar zusammen mit dem M. levator ani behandelt werden.

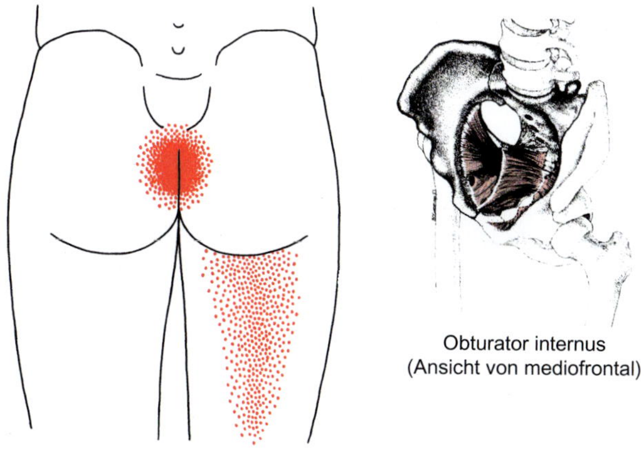

Abb. 9.37 M. obturatorius internus: Ausstrahlungsmuster der Triggerpunkte [E1026]

9

KAPITEL

10

C. Kalmbach, K. Hornig

Schulter, Arm, Hand

10.1 Schulterschmerzen (Impingementsyndrom und Tendinosis calcarea)

Gut zu wissen

Die Behandlung von Schulterschmerzen mit der ESWT stellt wohl die größte Herausforderung für den Therapeuten dar, da sich hier strukturelle und funktionelle Probleme vermischen, überdecken und gegenseitig beeinflussen. Die ESWT ist einerseits in der Lage, Schmerzen zu mindern, andererseits, Muskelfunktion zu verbessern und regenerative Prozesse anzuregen.

Initial ist eswichtig, die schmerzverursachende(n) Struktur(n) sicher zu identifizieren. Hierzu dienen die klassischen Schultertests (Impingementtests etc.). Die Analyse der muskulären Situation mit Verkürzungstests ist ebenfalls essenziell, da viele pathologische Zustände an der Schulter erst über eine muskulär bedingte Fehlpositionierung, v. a. der Skapula, entstehen. Dazu ist die Identifikation verkürzter, mit latenten Triggerpunkten behafteter Muskeln entscheidend, da sie oft die symptomatischen, häufig in einem verlängerten Muskel vorhandenen, aktiven Triggerpunkte initiiert und unterhalten.

Das klassische **Impingement** entsteht z.B. durch eine muskuläre Fixation der Skapula und deren Unvermögen, bei Abduktion und Elevation das Schulterdach nach ventral und lateral zu öffnen. Desgleichen entsteht eine AC-Gelenksarthrose häufig durch eine Kompression des Gelenks durch die ventralseitig an Klavikula und Skapula ansetzenden Strukturen.

Die **Tendinosis calcarea** entsteht in einer über längere Zeit mechanischem Stress ausgesetzten Rotatorenmanschettensehne. Ziele der ESWT in diesem Fall sind die Schmerzreduktion und die Stimulation des Gewebes, die Kalzifikationen zu resorbieren.

Der Schultergürtel ist zahlreichen Ferneinflüssen über muskuläre/bindegewebige Verkettungen aus den Bereichen HWS, zervikothorakaler Übergang, mittlere BWS und lumbosakraler Übergang ausgesetzt. Diese Regionen sollten in die Diagnostik mit einbezogen werden.

Mögliche Ursachen des Impingementsyndroms

- Sport mit Überkopfaktivitäten der Arme (Handball, Volleyball, Schwimmen, Speerwurf, Tennis)
- Häufige Überkopfarbeiten, z. B. Maler, Elektriker, Maurer
- Direktes Trauma, z. B. Schultereckgelenkverletzung mit Ausbildung einer posttraumatische Arthrose
- Formvarianten des Schulterdachs (n. Bigliani)
- Muskuläre Verspannungen der Hals- und Nackenmuskulatur mit der Ausbildung myofaszialer Trigger, in der Folge muskuläres Ungleichgewicht
- Tendinosis calcarea; Rotatorenmanschettendegenerationen, -partialrupturen
- Längere Zwangshaltungen, z. B. am Arbeitsplatz oder im Auto
- Statische Fehlhaltungen, z. B. durch Beinlängendifferenzen oder ein abgeflachtes Fußgewölbe mit Weiterleitung der muskulären/faszialen Spannungen auf die Skapula

Diagnostik und Therapievorbereitung

Anamnese der Schmerzsituation

Am Anfang der Behandlung steht die Anamnese der Schmerzsituation. Mit Hilfe gezielter Fragen (➤ Kap. 2) kann die Schmerzsituation genau erfasst werden. Vor allem das Erfragen von Auftretungszeitpunkt, Häufigkeit, Dauer und Intensität sowie verstärkenden und abmildernden Faktoren kann Hinweise auf myofasziale Triggerpunkte erbringen.

Die Schmerzen treten anfangs bei Belastungen auf, später auch in Ruhe. Typisch ist dann der nächtliche Schmerz beim Liegen auf der betroffenen Seite. Es kann zu schmerzhaften und gelegentlich auch parästhetischen Ausstrahlungen im gesamten Schulter-Arm-Bereich kommen, was einer pseudoradikulären Symptomatik entspricht.

Die Bewegungsfähigkeit nimmt oft kontinuierlich ab und kann untherapiert bei entsprechender Disposition zu einer schmerzhaften Schultersteife, der „frozen shoulder" führen.

Manuelle und weiterführende Diagnostik

- Bewegungsausmaß der HWS und Schultergelenke testen, Hauptaugenmerk auf verkürzte Muskeln richten. Grundsätzlich Einteilung und Scannen der schulterübergreifenden Muskulatur nach ihrer Funktion: Abduktoren, Adduktoren, Außen-/Innenrotatoren des Humerus bzw. der Skapula.
- Impingementtests, Horizontal-Adduktionstest.
- Bei Abduktion in der Fontalebene durchläuft die Bewegung initial einen schmerzfreien, dann einen schmerzhaften und in der Endphase erneut einen schmerzfreien Sektor („painful arc"). Bleibt die Bewegung in endgradiger Abduktion schmerzhaft („hoher painful arc"), weist dies auf eine AC-Gelenkproblematik hin.

- Palpation der betroffenen Muskeln mit Auffinden der aktiven Triggerpunkte sowie deren Provokation. Die Triggerpunkte können auch direkt mit einem Stift markiert werden.
- Sonografie der Schulter zur Diagnose struktureller Schäden der Weichteile. Röntgendiagnostik der AC-Arthrose, Glenohumeralgelenksarthrose, des subakromialen Outlets. Weiterführende Diagnostik mittels MRT.

Zu beachten

Die Behandlung der Triggerpunkte kann zu schmerzhaften Ausstrahlungen führen. Behandlungen im Bereich des M. levator scapulae und M. trapezius (pars horizontalis) können einen Hustenreiz auslösen. In diesem Fall kann mit ggf. reduzierter Energie normal weiterbehandelt werden.

Behandlungsoptionen

Beim Impingementsyndrom ist eine Kombinationsbehandlung mit ergänzenden Therapiemaßnahmen in den meisten Fällen sinnvoll und kann bedenkenlos in der gleichen Sitzung durchgeführt werden.

Die Applikation von Lokalanästhetika vor der Behandlung mit der ESWT verhindert einen Teil des gewünschten Effekts und sollte, wenn möglich, in derselben Sitzung unterbleiben.

In ➢ Kapitel 3 werden ergänzende Therapiemöglichkeiten detailliert erklärt.

Einstellungen am Gerät

Wahl der Stoßwelle

Radiale und fokussierte Stoßwellentherapie

Die Muskulatur des Schultergürtels wird mit der R-SW behandelt. Die fokussierte Stoßwelle wird im Bereich der Insertionen eingesetzt; alternativ kann auch die R-SW genutzt werden.

Applikator

R-SW Für den Weichteilbereich den myofaszialen Applikator verwenden. Für die Insertionen den Sehnenapplikator aus Edelstahl (➢ Kap. 6.2).

F-SW Es wird ausschließlich mit der langen Vorlaufstrecke (➢ Kap. 6.2) behandelt.

Ultraschallgel zur Ankopplung verwenden.

Einstellen der Parameter

Energie **R-SW:** 0,3–2,5 bar; **F-SW:** 0,01–0,2 mJ/mm^2.

Mit einer niedrigen Energie beginnen und die **Energie steigern,** bis sie für den Patienten **deutlich spürbar, aber nicht schmerzhaft** ist. Während der Behandlung kann es vorkommen, dass die Energie je nach Lokalisation korrigiert werden muss.

Frequenz **R-SW:** 10–12 Hz, dieser Frequenzbereich ist für das Ohr angenehmer als hohe Frequenzen; **F-SW:** automatisch.

Anzahl der Impulse **R-SW:** 4000–8000; 300–500 Impulse/Triggerpunkt; **F-SW:** 1000–2000 Impulse/Triggerpunkt bzw. Kalkdepot.

TIPP

Behandlungsparameter für die F-SW des Kalkdepots:
Stoßwelle: F-SW, lange Vorlaufstrecke
Startenergie: 0,05–0,2 mJ/mm^2
Impulszahl: 2000; Behandlungsintervall: 5- bis 10-tägig, 3–5 Behandlungen

Zu behandelnde Muskeln

Bei der Behandlung der Tendinosis calcarea ist das primäre Ziel die Schmerzreduktion, mittelfristig die Resorption des Kalkdepots. Die ESWT stimuliert die diesbezüglichen Zellen (Makrophagen, Riesenzellen) im Sehnengewebe, sodass die Resorption allmählich und für den Patienten nicht wahrnehmbar oder plötzlich im Rahmen einer heftigen Entzündungsreaktion erfolgt. In diesem Fall muss der Patient während dieser einige Tage währende Phase entzündungshemmende, schmerzlindernde Medikamente erhalten.

Beide Wirkungen werden erzielt, indem die ESWT auf das Gewebe *um* das Kalkdepot einwirkt. Es genügt also eine ungefähre Lokalisation des Herdes, wobei sich am sonografischen Befund orientiert werden kann, die Schmerzangabe des Patienten während des Scannens und der Behandlung stellt jedoch das ausschlaggebende Kriterium dar.

Studien haben gezeigt, dass die röntgenologisch darstellbare Dichte des Kalkdepots (Gärtner-Stadium) *vor* der Behandlung das erzielbare Ergebnis nicht beeinflust, die Schmerzlinderung *durch* die Behandlung jedoch mit der Abnahme der röntgenologischen Dichte korreliert (Gärtner und Heyer 1995).

Für eine gezielte Behandlung ist es wichtig, die Triggerpunkte der Muskeln vorab zu diagnostizieren. Die Behandlung kann in unterschiedlichen Positionen durchgeführt werden. Ist der Patient in der Lage, während der Behandlung zu sitzen, wird diese Position bevorzugt, da alle Muskeln nacheinander behandelt werden können. Während der Behandlungen empfiehlt es sich zudem, den Arm/die Hand in verschiedene Positionen zu bringen, damit alle Muskelareale erreicht werden können (➢ Kap. 2.3).

Kann der Patient nicht sitzen, wird im Liegen behandelt. Da der Patient einen Lagerungswechsel vornehmen muss, empfiehlt es sich, die Behandlung in einer Lagerungsposition solange durchzuführen, bis alle erreichbaren Areale therapiert wurden, und dann einen Positionswechsel vorzunehmen, um sämtliche in dieser Position erreichbaren Areale zu therapieren. Ob in der ventralen oder dorsalen Lagerungsposition begonnen wird, ist individuell zu entscheiden.

Beim Applizieren der Stoßwelle können aktive Triggerpunkte genau die Schmerzen reproduzieren, die der Patient im Alltag spürt. Dies ist nach David Simons das wichtigste diagnostische Kriterium für das Vorliegen eines Triggerpunktes. Wichtig ist, dass mit Patientenfeedback gearbeitet und das Handstück so lange in kleinen Bewegungen verschoben wird, bis der Patient den Schmerz oder die Ausstrahlungsmuster wahrnimmt.

MERKE

Im Folgenden werden unterschiedliche Lagerungspositionen der Schulterbehandlung gezeigt. Bei jedem Patienten muss individuell entschieden werden, welche Lagerung zielführend ist, abhängig davon, welche Muskeln behandelt werden müssen sowie von der individuellen Bewegungseinschränkung der Schulter.

Behandlung der Schulter

- M. trapezius (➤ Kap. 8.1.4)
- M. levator scapulae (➤ Kap. 8.2.1)
- Mm. rhomboidei major und minor (➤ Kap. 9.1.3)
- M. latissmus dorsi (➤ Kap. 9.1.5)
- M. serratus (➤ Kap. 9.1.4)
- M. infraspinatus (➤ Kap. 10.1.1)
- M. teres major (➤ Kap. 10.1.2)
- M. teres minor (➤ Kap. 10.1.3)
- M. subscapularis (➤ Kap. 10.1.4)
- M. deltoideus (➤ Kap. 10.1.5)
- M. supraspinatus (➤ Kap. 10.1.6)
- M. biceps brachii (➤ Kap. 10.1.7)
- Mm. pectoralis major und minor (➤ Kap. 10.1.8)
- Sehneninsertion (➤ Kap. 10.1.9)

MERKE

Die Schulterbehandlung ist zeitintensiver als die meisten anderen Behandlungen. Je nach diagnostizierten Muskeln werden bis zu 10.000 Impulse (R-SW) für den gesamten Behandlungsablauf benötigt.

10.1.1 M. infraspinatus

Lagerung Patient im Sitzen, die Arme werden in neutraler Position auf einem Kissen abgelegt (➤ Abb. 10.10). Die Hand kann alternativ auch auf der gegenüberliegenden Schulter abgelegt werden (➤ Abb. 10.6)

Oder: Patient in Bauchlage, die Sprunggelenke mit einer Rolle unterlagert oder im Sitzen. Der Kopf wird zur Gegenseite gedreht, der Arm wird parallel zum Rumpf ausgestreckt.

Stoßwelle **R-SW.**
Applikator Myofaszialer Applikator.
Startenergie 0,3–2,0 bar.
Ablauf

- Der Muskel wird dynamisch im Verlauf des Muskelbauchs behandelt. Das Handstück wird so lange in kleinen Bewegungen auf dem Muskel verschoben, bis der Patient den vollen Schmerz bzw. die Ausstrahlungen wahrnimmt (➤ Abb. 10.2).
- An diesem Punkt verweilt man mit dem Handstück so lange, bis der Schmerz sich verändert bzw. reduziert.
- Jeder Triggerpunkt (➤ Abb. 10.1) wird mit ca. 300–500 Impulsen behandelt.

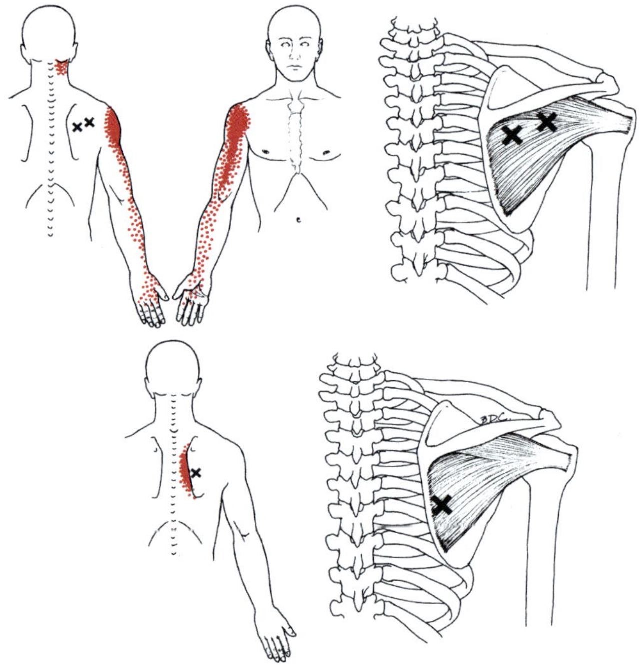

Abb. 10.1 M. infraspinatus: Triggerpunkte mit ihren Ausstrahlungsmustern [G100]

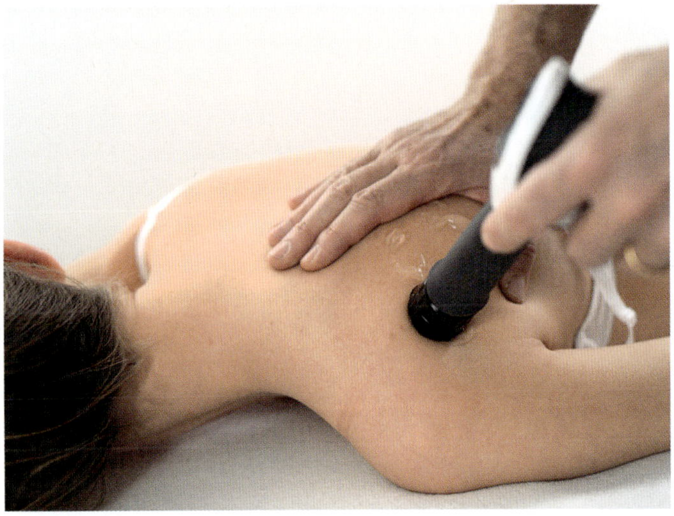

Abb. 10.2 M. infraspinatus: Aufsuchen der Triggerpunkte Muskelverlauf mit der R-SW [O1098]

10.1.2 M. teres major

Je nach Triggerpunkt sind bei der Behandlung des M. teres major mehrere Lagerungen möglich.

Lagerung Patient in Bauchlage, die Sprunggelenke mit einer Rolle unterlagert, oder im Sitzen für den Triggerpunkt am Angulus inferior der Skapula. Der Triggerpunkt unter den Achseln wird in Rückenlage mit abduziertem Arm oder im Sitzen mit der Hand auf dem Kopf abgelegt behandelt.

Stoßwelle **R-SW.**

Applikator Myofaszialer Applikator.

Startenergie **R-SW:** 0,3–2,0 bar.

Ablauf

- Der Muskel wird dynamisch im Verlauf des Muskelbauchs behandelt. Das Handstück wird so lange in kleinen Bewegungen auf dem Muskel verschoben, bis der Patient den vollen Schmerz bzw. die Ausstrahlungen wahrnimmt (➤ Abb. 10.3, ➤ Abb. 10.4).
- An diesem Punkt verweilt man mit dem Handstück so lange, bis der Schmerz sich verändert bzw. reduziert.
- Jeder Triggerpunkt wird mit ca. 300–500 Impulsen behandelt.

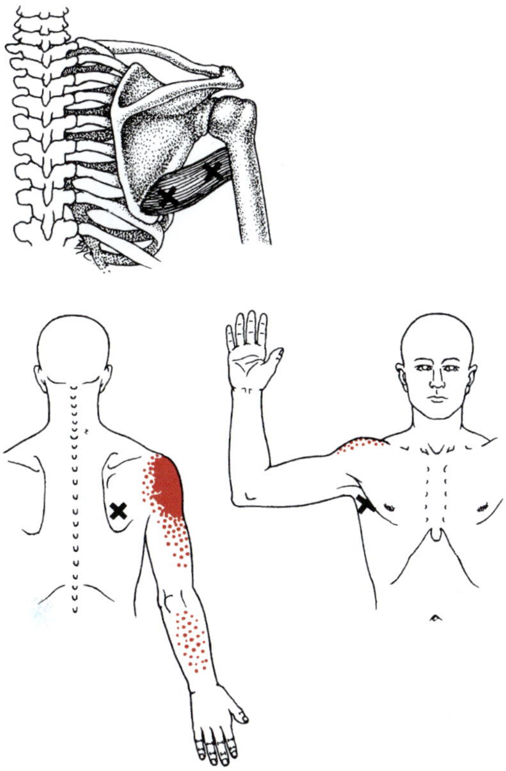

Abb. 10.3 M. teres major: Triggerpunkte mit ihren Ausstrahlungsmustern [G100]

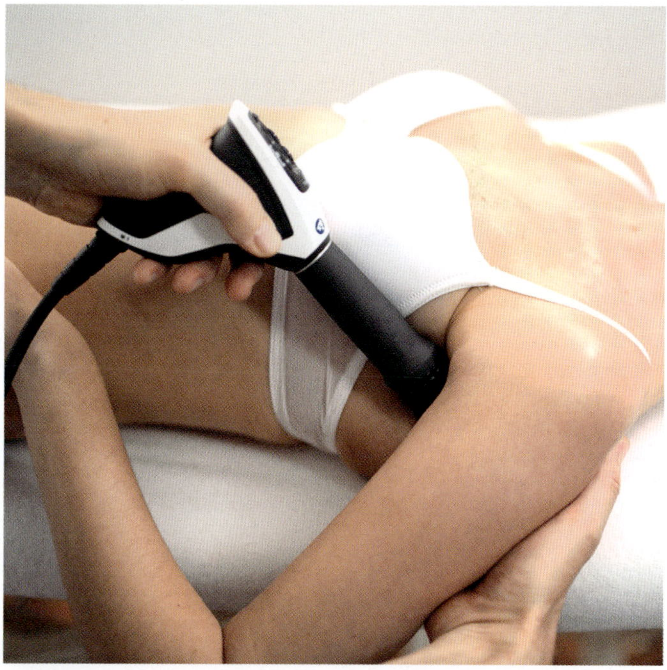

Abb. 10.4 M. teres major: Behandlung des Triggerpunktes in der Achsel mit der R-SW [O1098]

10

10.1.3 M. teres minor

Lagerung Patient im Sitzen, die Hand des zu behandelten Armes wird auf der anderen Schulter abgelegt (➤ Abb. 10.6).

Patient in Bauchlage, die Sprunggelenke mit einer Rolle unterlagert. Der Kopf wird zur Gegenseite gedreht.

Stoßwelle R-SW.
Applikator Myofaszialer Applikator.
Startenergie 0,3–1,0 bar.
Ablauf

- Der Muskel wird dynamisch im Verlauf des Muskelbauchs behandelt. Das Handstück wird so lange in kleinen Bewegungen auf dem Muskel verschoben, bis der Patient den vollen Schmerz bzw. die Ausstrahlungen wahrnimmt (➤ Abb. 10.5).
- An diesem Punkt verweilt man mit dem Handstück so lange, bis der Schmerz sich verändert bzw. reduziert.
- Jeder Triggerpunkt wird mit ca. 300–500 Impulsen behandelt.

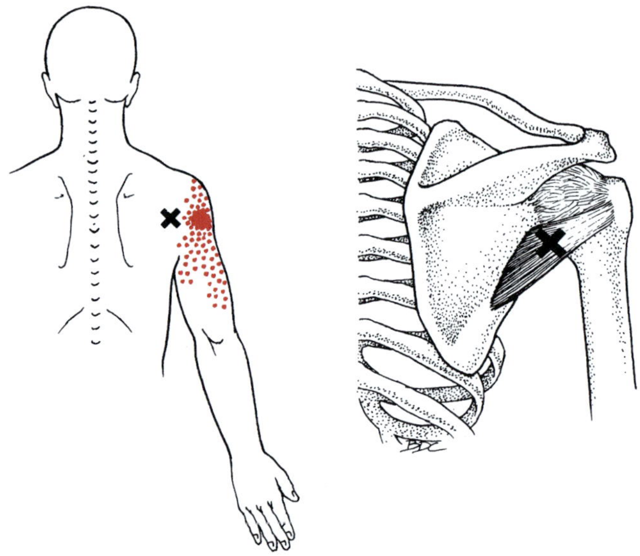

Abb. 10.5 M. teres minor: Triggerpunkte mit ihren Ausstrahlungsmustern [G100]

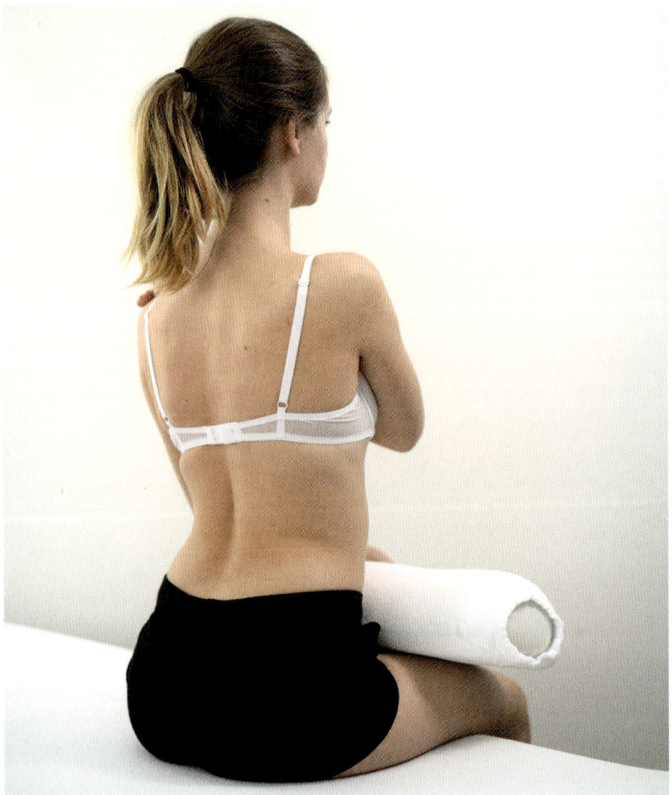

Abb. 10.6 Sitzende Position zur Behandlung des M. teres minor, die Hand wird auf der anderen Schulter abgelegt [O1098]

10.1.4 M. subscapularis

Lagerung Patient in Rückenlage, die Knie mit einer Rolle unterlagert. Der Arm wird abduziert oder eleviert/außenrotiert und mit der freien Hand die Skapula lateralisiert. Im Sitzen wird die Hand auf dem Kopf abgelegt (➤ Kap. 2.3).

Stoßwelle **R-SW.**

Applikator Myofaszialer Applikator.

Startenergie **R-SW:** 0,3–2,0 bar.

Ablauf

- Der Muskel wird dynamisch im Verlauf des Muskelbauchs behandelt. Das Handstück wird so lange in kleinen Bewegungen auf dem Muskel verschoben, bis der Patient den vollen Schmerz bzw. die Ausstrahlungen wahrnimmt (➤ Abb. 10.7, ➤ Abb. 10.8).
- An diesem Punkt verweilt man mit dem Handstück so lange, bis der Schmerz sich verändert bzw. reduziert. Ein Nachlassen der Muskelspannung kann dadurch wahrgenommen werden, dass sich die Skapula unter der Behandlung mit der Hand merklich weiter lateralisieren lässt.
- Jeder Triggerpunkt wird mit ca. 300–500 Impulsen behandelt.

MERKE

Der M. subscapularis ist der mit Abstand stärkste Innenrotator der Schulter und der „Schlüssel" zur Schulterproblematik. Er sollte bei allen Schulterbeschwerden auf das Vorliegen von Triggerpunkten untersucht werden.

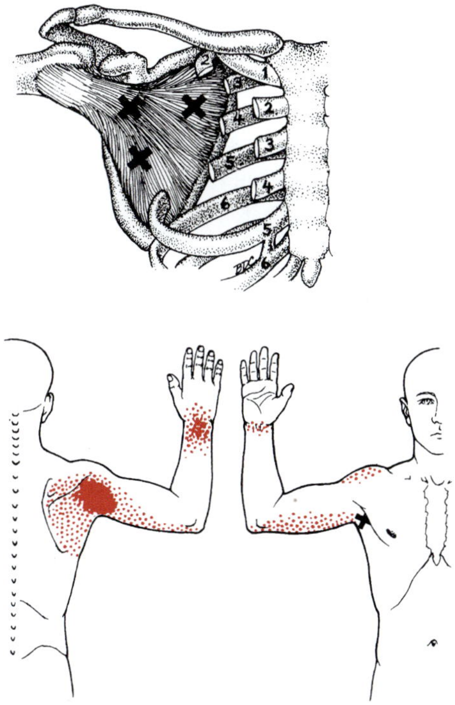

Abb. 10.7 M. subscapularis: Triggerpunkte mit Ihren Ausstrahlungsmustern [G100]

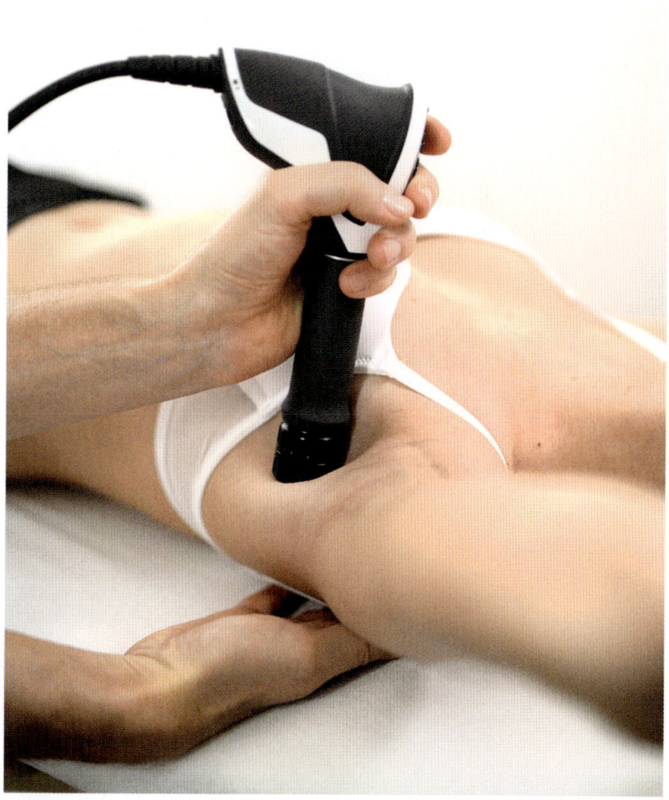

Abb. 10.8 M. subscapularis: Lateralisierung der Skapula mit der freien Hand zur Behandlung mit der R-SW [O1098]

10.1.5 M. deltoideus

Lagerung Patient in Rückenlage, die Knie mit einer Rolle unterlagert, für den vorderen Anteil (pars clavicularis), in Rückenlage oder im Sitzen für den mittleren Anteil (pars acromialis), in Bauchlage oder im Sitzen für den hinteren Anteil (pars spinalis).

Patient im Sitzen, die Arme werden auf einem Kissen in neutraler Position abgelegt (➤ Abb. 10.10, ➤ Kap. 2.3).

Stoßwelle **R-SW.**
Applikator Myofaszialer Applikator.
Startenergie **R-SW:** 0,3–2,0 bar.
Ablauf

- Der Muskel wird dynamisch im Verlauf des Muskelbauchs behandelt. Das Handstück wird so lange in kleinen Bewegungen auf dem Muskel verschoben, bis der Patient den vollen Schmerz bzw. die Ausstrahlungen wahrnimmt (➤ Abb. 10.9).
- An diesem Punkt verweilt man mit dem Handstück so lange, bis der Schmerz sich verändert bzw. reduziert.
- Jeder Triggerpunkt wird mit ca. 300–500 Impulsen behandelt.

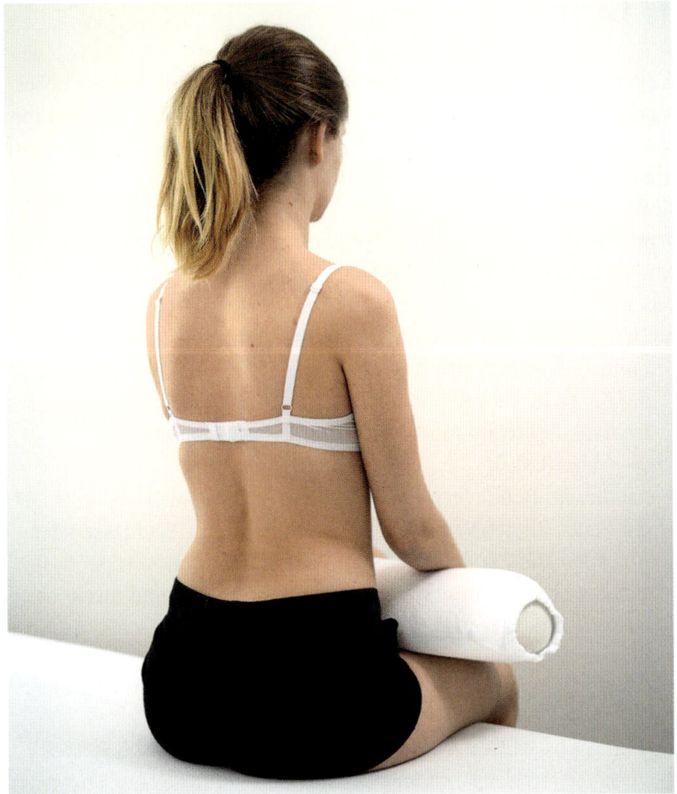

Abb. 10.10 M. deltoideus: Behandlung im Sitzen mit neutraler Armposition [O1098]

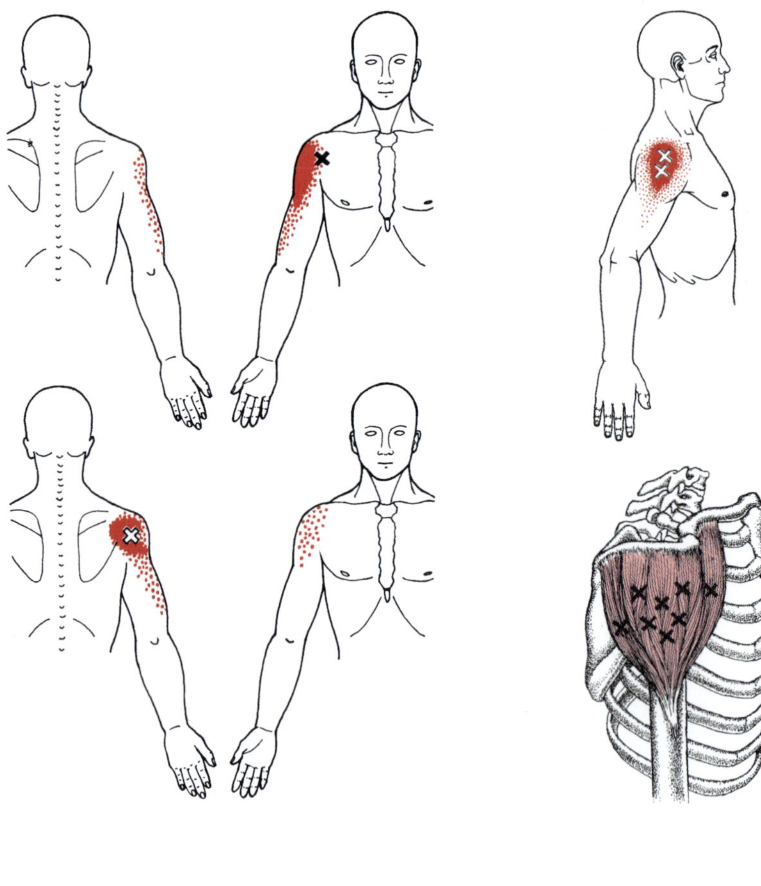

Abb. 10.9 M. deltoideus: Triggerpunkte mit Ihren Ausstrahlungsmustern [G100]

10.1.6 M. supraspinatus

Lagerung Patient in Bauchlage mit dem Kopf zur Gegenseite gedreht für die Behandlung des Muskelbauchs.

Patient in Rückenlage, die Knie mit einer Rolle unterlagert, Arm adduziert und etwas innenrotiert (➤ Abb. 10.13), oder im Sitzen mit dem Arm im Schürzengriff für die Behandlung des Kalkherdes oder der Insertion (➤ Abb. 10.14).

Mit der freien palpierenden Hand Klavikula und Akromion identifizieren und schützen.

Stoßwelle **R-SW und F-SW.**
Applikator **R-SW:** myofaszialer Applikator; Sehnenapplikator aus Edelstahl; **F-SW:** kurze oder lange Vorlaufstrecke.
Startenergie **R-SW:** 0,3–1,0 bar; **F-SW:** 0,01–0,2 mJ/mm^2.
Ablauf

- Mit der **R-SW** wird der Muskelbereich kranial der Spinae scapulae behandelt. Das Handstück wird so lange in kleinen Bewegungen auf dem Muskel verschoben, bis der Patient den vollen Schmerz bzw. die Ausstrahlungen wahrnimmt (➤ Abb. 10.11, ➤ Abb. 10.12).
- Für die Behandlung der Insertion und/oder des Kalkherdes wird die **F-SW** (➤ Abb. 10.13) mit langer Vorlaufstrecke eingesetzt (alternativ die **R-SW** mit dem Sehnenapplikator aus Edelstahl).
- An diesem Punkt verweilt man mit dem Handstück so lange, bis der Schmerz sich verändert bzw. reduziert.
- Jeder Triggerpunkt wird mit ca. 300–500 Impulsen behandelt.
- Die Insertion wird mit ca. 1000 Impulsen behandelt.

TIPP
Die Insertion des M. supraspinatus kann auch sehr gut im Sitzen mit dem Arm im Schürzengriff behandelt werden, dadurch wird ein größerer Anteil der Sehne unter dem Akromion hervorgedreht (➤ Abb. 10.14). Bei der Tendinosis calcarea weist fast immer auch der Muskelbauch des M. supraspinatus Triggerpunkte auf.

MERKE
Ziel der Behandlung bei der Tendinosis calcarea ist nicht die physikalische Desintegration des Kalkdepots durch die Stoßwelle, sondern die Schmerzreduktion und die Initiierung der Resorption.

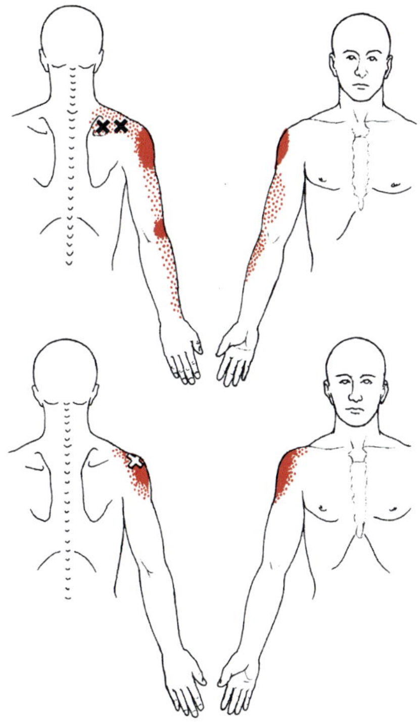

Abb. 10.11 M. supraspinatus: Triggerpunkte mit ihren Ausstrahlungsmustern [G100]

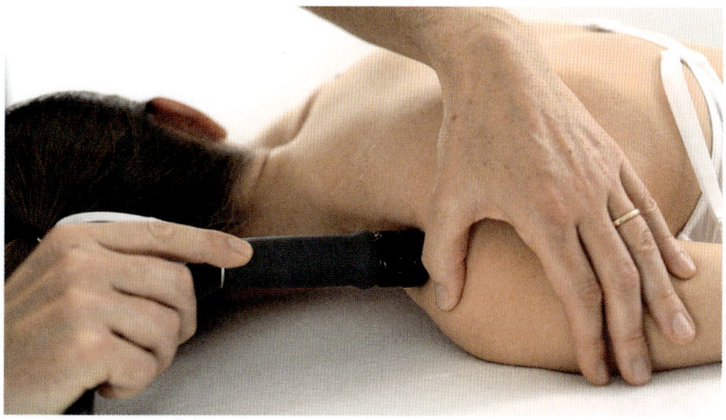

Abb. 10.12 M. supraspinatus: Behandlung des Muskelbauchs mit der R-SW [O1098]

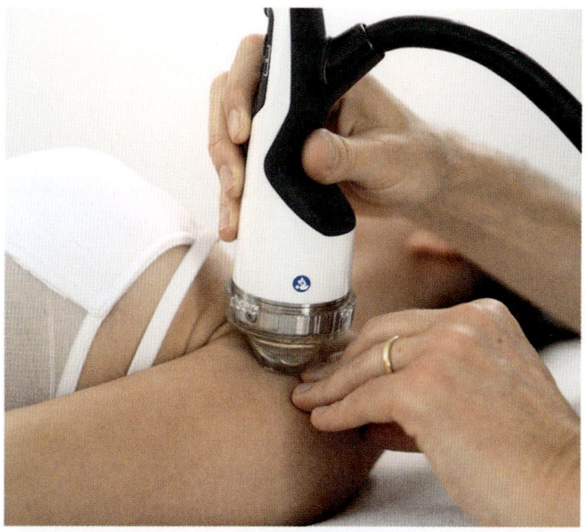

Abb. 10.13 M. supraspinatus: Behandlung der Insertion oder des Kalkherdes mit der F-SW [O1098]

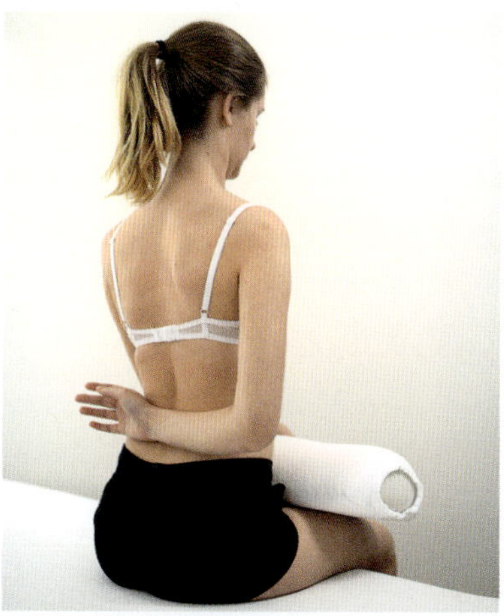

Abb. 10.14 M. supraspinatus: Behandlung im Sitzen mit dem Arm im Schürzengriff [O1098]

10

10.1.7 M. biceps brachii

Der Muskel projiziert mit seinen kranialen Anteilen in den vorderen Schulteraspekt. Beim Impingement und der AC-Arthrose wird die lange Bizepssehne gereizt, was zu einer Peritendinitis führen kann. Diese wiederum kann eine Triggerpunktausbildung in den Muskelbäuchen zur Folge haben.

Lagerung Patient in Rückenlage, die Knie mit einer Rolle unterlagert, oder im Sitzen mit dem Arm in neutraler Position (➤ Abb. 10.10).
Stoßwelle **R-SW oder F-SW.**
Applikator **R-SW:** myofaszialer Applikator; Sehnenapplikator aus Edelstahl **F-SW:** kurze oder lange Vorlaufstrecke.
Startenergie **R-SW:** 0,3–2,0 bar; **F-SW:** 0,01–0,2 mJ/mm^2.

- Mit der **R-SW** wird der Muskelbereich dynamisch behandelt. Das Handstück wird so lange in kleinen Bewegungen auf dem Muskel verschoben, bis der Patient den vollen Schmerz bzw. die Ausstrahlungen wahrnimmt (➤ Abb. 10.15).
- Mit der freien palpierenden Hand Knochen und Gefäß-Nerven-Strang schützen. Das Handstück wird seitlich von lateral und medial aufgesetzt.
- An der Insertion wird die **F-SW** mit langer Vorlaufstrecke eingesetzt (alternativ die **R-SW** mit dem Sehnenapplikator aus Edelstahl).
- An diesem Punkt verweilt man mit dem Handstück so lange, bis der Schmerz sich verändert bzw. reduziert.
- Jeder Triggerpunkt wird mit ca. 300–500 Impulsen behandelt.
- Die Insertion wird mit ca. 500–1000 Impulsen behandelt.

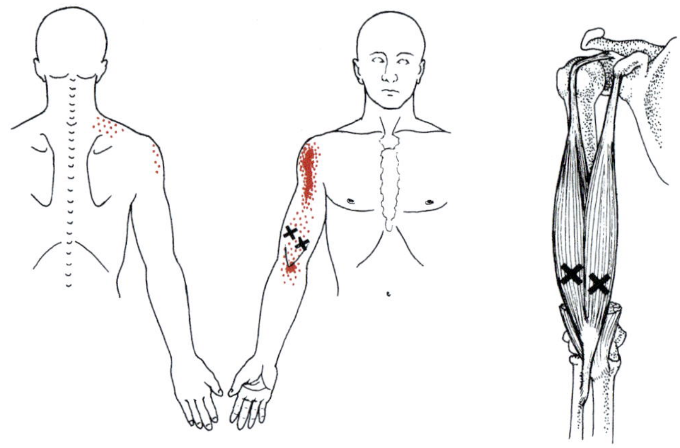

Abb. 10.15 M. biceps brachii: Triggerpunkte mit ihren Ausstrahlungsmustern [G100]

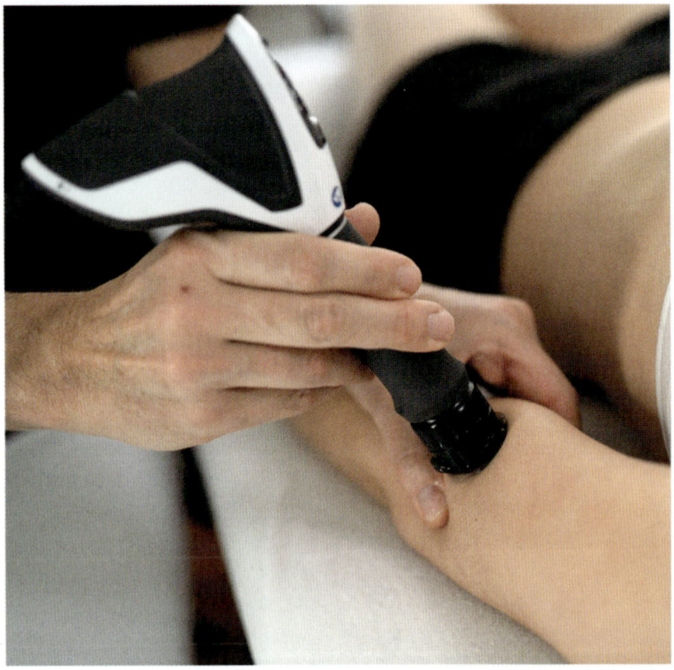

Abb. 10.16 M. biceps brachii: Behandlung mit der R-SW im Muskelverlauf [O1098]

10.1.8 Mm. pectoralis major und minor

Lagerung Patient in Rückenlage, die Knie mit einer Rolle unterlagert; der Arm ist für die Behandlung des M. pectoralis major in Abduktion und Außenrotation.

Patient im Sitzen mit abduziertem und außenrotiertem Arm.

Stoßwelle **R-SW.**
Applikator Myofaszialer Applikator.
Startenergie **R-SW:** 0,3–2,5 bar.
Ablauf

- Der Muskel wird dynamisch im Verlauf des Muskelbauchs behandelt. Das Handstück wird so lange in kleinen Bewegungen auf dem Muskel verschoben, bis der Patient den vollen Schmerz bzw. die Ausstrahlungen wahrnimmt (➤ Abb. 10.17, ➤ Abb. 10.18).
- An diesem Punkt verweilt man mit dem Handstück so lange, bis der Schmerz sich verändert bzw. reduziert.
- An der vermehrten Außenrotation des Oberarms wird die Entspannung des M. pectoralis major wahrgenommen.
- Jeder Triggerpunkt wird mit ca. 300–500 Impulsen behandelt.

> ⚠ **CAVE**
> Bei Patientinnen nach etwaigen Brustimplantaten fragen.
> Herzschrittmacher sind in dieser Region implantiert und stellen eine Kontraindikation für die Behandlung in diesem Areal dar.

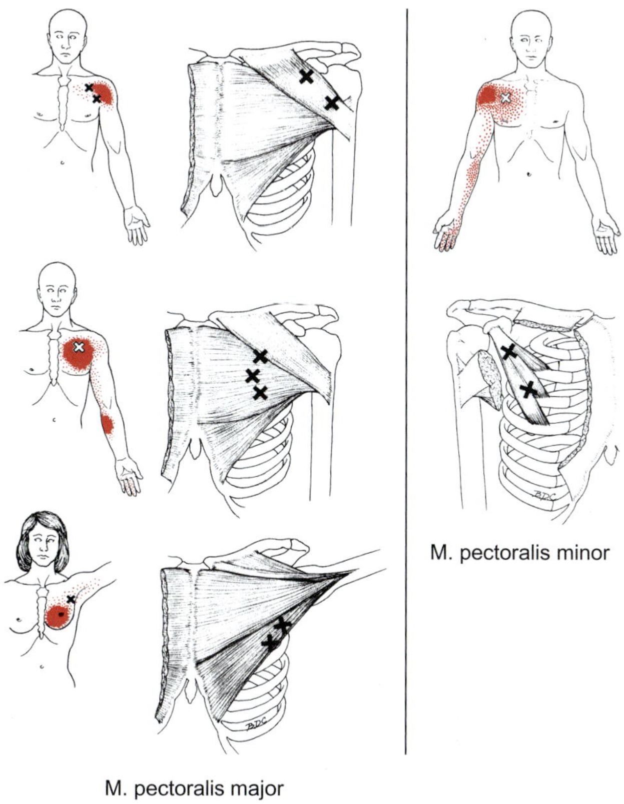

Abb. 10.17 M. pectoralis major pars clavicularis und M. pectoralis minor: Triggerpunkte mit ihren Ausstrahlungsmustern [G100]

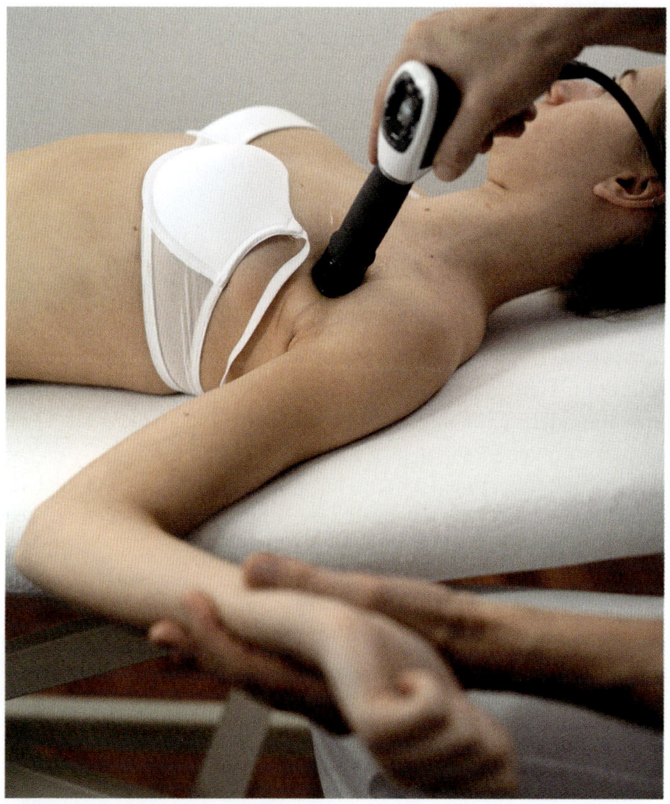

Abb. 10.18 M. pectoralis major pars clavicularis und M. pectoralis minor: Behandlung mit der R-SW [O1098]

10.2 AC-Gelenksarthrose

Gut zu wissen

Bei der AC-Gelenksarthrose ist der Gelenkspalt zwischen Akromion und Klavikula betroffen. In diesem Bereich entstehen oft Osteophythen, die je nach Ausdehnungsrichtung (kranial oder kaudal) die Rotatorenmanschettensehnen, die lange Bizepssehne und/oder den subakromialen Schleimbeutel reizen und schädigen und zu schmerzhaften Ausstrahlungen führen können. Die am AC-Gelenk inserierenden Muskeln (M. trapezius, M. deltoideus, M. pectoralis major) entwickeln in der Folge häufig Triggerpunkte.

Die Symptome und Schmerzzustände sind die unter ➤ Kap. 10.1 beschriebenen.

Mögliche Ursachen der AC-Gelenksarthrose

- Sport mit Überkopfaktivitäten der Arme (Handball, Volleyball, Schwimmen, Speerwurf, Tennis, Fitnesstraining)
- Häufige und langandauernde Überkopfarbeiten, z.B. Maler, Elektriker, Haushalt, Maurer
- Direkte Traumata, z. B. nach Schultereckgelenkverletzung, Frakturen der Klavikula oder des Akromions, mit Ausbildung einer posttraumatischen Arthrose
- Muskuläre Verspannungen der Hals- und Nackenmuskulatur mit der Ausbildung myofaszialer Trigger, in der Folge muskuläres Ungleichgewicht
- Längere Zwangshaltungen, z. B. am Arbeitsplatz oder im Auto
- Ventralverfall des Schultergürtels mit Kompression des AC-Gelenks

Diagnostik und Therapievorbereitung

Anamnese der Schmerzsituation

Am Anfang der Behandlung steht die Anamnese der Schmerzsituation. Mit Hilfe gezielter Fragen (➤ Kap. 2) kann die Schmerzsituation genau erfasst werden. Vor allem das Erfragen von Auftretungszeitpunkt, Häufigkeit, Dauer und Intensität, sowie verstärkenden und abmildernden Faktoren kann Hinweise auf myofasziale Triggerpunkte ergeben.

Die Schmerzen treten anfangs bei Belastungen auf, später auch in Ruhe. Typisch ist dann der nächtliche Schmerz beim Liegen auf der betroffenen Seite und bei endgradiger Abduktion und Elevation. Es kann zu schmerzhaften und gelegentlich auch parästhetischen Ausstrahlungen im gesamten Schulter-Arm-Bereich kommen, was zu einer pseudoradikulären Symptomatik führen kann.

Die Bewegungsfähigkeit nimmt oft kontinuierlich ab und kann untherapiert bei entsprechender Disposition zu einer schmerzhaften Schultersteife, der „frozen shoulder" führen.

Manuelle und weiterführende Diagnostik

- Druckschmerzhaftigkeit des AC-Gelenks, eventuell „Klaviertastenphänomen" nach Bandverletzung.
- Horizontal-Adduktionstest positiv.
- Bei Abduktion in der Fontalebene durchläuft die Bewegung initial einen schmerzfreien, dann einen schmerzhaften und in der Endphase erneut einen schmerzfreien Sektor („painful arc"). Bleibt die Bewegung in endgradiger Abduktion schmerzhaft („hoher painful arc"), weist dies auf eine AC-Gelenksproblematik hin.
- Palpation der betroffenen Muskeln mit Auffinden der aktiven Triggerpunkte sowie deren Provokation. Die Triggerpunkte können auch direkt mit einem Stift markiert werden.
- Sonografie der Schulter zur Darstellung struktureller Schäden der Weichteile und einer Arthrose bzw. Ergussbildung im AC-Gelenk.
- Röntgendiagnostik der AC-Arthrose. Weiterführende Diagnostik mittels MRT (insbesondere Darstellung eines subakromialen Sporns).

Zu beachten

Die Behandlung der Triggerpunkte kann zu schmerzhaften Ausstrahlungen führen. In diesem Fall kann mit ggf. reduzierter Energie normal weiterbehandelt werden.

Behandlungsoptionen

Bei der AC-Gelenksarthrose ist eine Kombinationsbehandlung mit ergänzenden Therapiemaßnahmen in den meisten Fällen sinnvoll und kann bedenkenlos in der gleichen Sitzung durchgeführt werden.

Die Applikation von Lokalanästhetika vor der Behandlung mit der ESWT verhindert einen Teil des gewünschten Effekts und sollte, wenn möglich, unterbleiben.

In ➤ Kapitel 3 werden ergänzende Therapiemöglichkeiten detailliert erklärt.

Einstellungen am Gerät

Wahl der Stoßwelle

Radiale und fokussierte Stoßwellentherapie
Im Bereich des Schultergürtels und der myofaszialen Strukturen wird mit der R-SW behandelt. Die fokussierte Stoßwelle kommt im Bereich des Gelenkspaltes zum Einsatz; alternativ kann hier auch die R-SW eingesetzt werden.

Applikator

R-SW Für den Weichteilbereich den myofaszialen Applikator verwenden; für die Insertionen den Sehnenapplikator aus Plastik (➤ Kap. 6.1).
F-SW Es wird ausschließlich mit der langen Vorlaufstrecke (➤ Kap. 6.1) behandelt.
Ultraschallgel zur Ankopplung verwenden.

10

Einstellen der Parameter

Energie **R-SW:** 0,3–2,5 bar; **F-SW:** 0,01–0,2 mJ/mm².

Mit einer niedrigen Energie beginnen und die **Energie steigern,** bis sie für den Patienten **deutlich spürbar, aber nicht schmerzhaft** ist. Während der Behandlung kann es vorkommen, dass die Energie je nach Lokalisation korrigiert werden muss.

Frequenz **R-SW:** 10–12 Hz, dieser Frequenzbereich ist für das Ohr angenehmer als hohe Frequenzen; **F-SW:** automatisch.

Anzahl der Impulse **R-SW:** 4000–8000; 300–500 Impulse/Triggerpunkt; **F-SW:** ca. 1000 Impulse auf den Gelenkspalt.

Zu behandelnde Muskeln

Bei der AC-Gelenksarthrose sind sehr häufig die am Gelenk inserierenden Muskeln mit Triggerpunkten behaftet. Diese sollten ebenfalls ausgeschaltet werden, um Schmerzen im Umfeld des Gelenks zu reduzieren und eine bessere Mobilität der gesamten Schulter zu erzielen.

Für eine gezielte Behandlung ist es wichtig, die Triggerpunkte der Muskeln vorab zu diagnostizieren. Die Behandlung kann in unterschiedlichen Positionen durchgeführt werden. Ist der Patient in der Lage, während der Behandlung zu sitzen, wird diese Position bevorzugt, da alle Muskeln nacheinander behandelt werden können. Während der Behandlungen empfiehlt es sich zudem, den Arm/die Hand in verschiedene Positionen zu bringen, damit alle Muskelareale erreicht werden können (> Kap. 2.3).

Kann der Patient nicht sitzen, wird im Liegen behandelt. Da der Patient einen Lagerungswechsel vornehmen muss, empfiehlt es sich die Behandlung in einer Lagerungsposition so lange durchzuführen, bis alle erreichbaren Areale therapiert wurden, und dann einen Positionswechsel vorzunehmen, um sämtliche in dieser Position erreichbaren Areale zu therapieren. Ob in der ventralen oder dorsalen Lagerungsposition begonnen wird, ist individuell zu entscheiden.

Beim Applizieren der Stoßwelle können aktive Triggerpunkte genau die Schmerzen reproduzieren, die der Patient im Alltag spürt. Dies ist nach David Simons das wichtigste diagnostische Kriterium für das Vorliegen eines Triggerpunktes. Wichtig ist, dass mit Patientenfeedback gearbeitet und das Handstück so lange in kleinen Bewegungen verschoben wird, bis der Patient den Schmerz oder die Ausstrahlungsmuster wahrnimmt.

Behandlung der AC-Gelenksarthrose

- M. trapezius (> Kap. 8.1.4)
- M. deltoideus (> Kap. 10.1.5)
- M. pectoralis major (> Kap. 10.1.8)
- AC-Gelenkspalt (> Kap. 10.2.1)

TIPP

Bei Hypomobilität der Klavikula sollten der M. pectoralis major, M. subclavius und die Fascia clavipectoralis überprüft und behandelt werden.

10.2.1 AC-Gelenkspalt

Lagerung Patient in Rückenlage, die Knie mit einer Rolle unterlagert. Der Arm ist adduziert.

Patient im Sitzen, die Arme sind in neutraler Position auf einem Kissen abgelegt.

Stoßwelle **F-SW** (alternativ **R-SW**).
Applikator **F-SW:** lange Vorlaufstrecke (R-SW: Sehnenapplikator aus Plastik; ➤ Kap. 6.2).
Startenergie **F-SW:** 0,01–0,2 mJ/mm^2 (**R-SW:** 0,3–1,0 bar).
Ablauf

- Nachdem die zugehörige Muskulatur behandelt wurde (➤ Abb. 10.19), folgt der Gelenkspalt.
- Für den Gelenkspalt wird die **F-SW** mit langer Vorlaufstrecke eingesetzt (alternativ die **R-SW** mit dem Sehnenapplikator aus Plastik).
- Direkt auf dem Gelenkspalt arbeiten, der Applikator wird in Frontalebene ca. 45° nach lateral gekippt (entsprechend Fokus nach medial), um möglichst auch in den Gelenkspalt einzudringen und nicht nur die kraniale und ventrale Kapsel zu behandeln.
- Den Gelenkspalt vor der Behandlung exakt orten (Sonografie, Palpation) und gegebenenfalls markieren.
- Der Gelenkspalt wird mit ca. 1000 Impulsen behandelt.

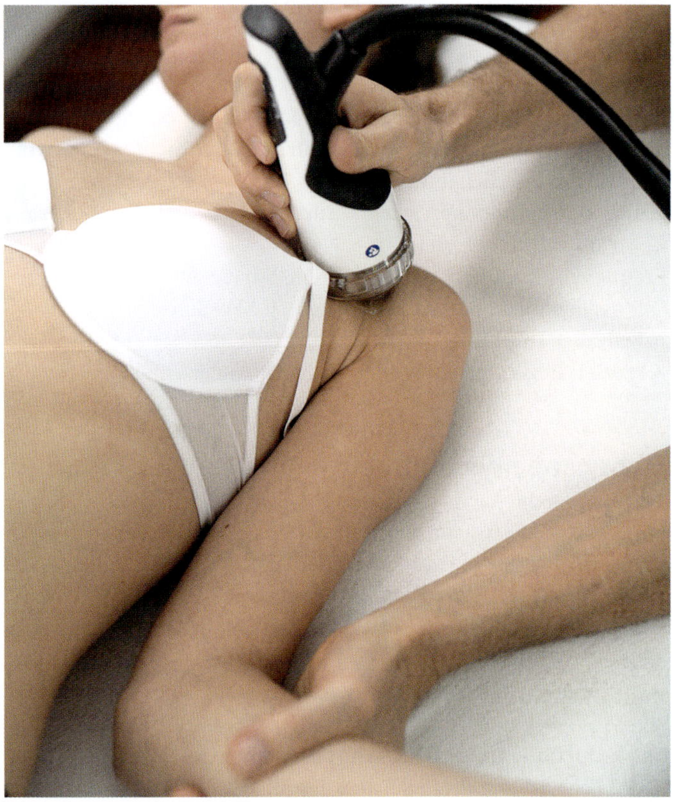

Abb. 10.19 AC-Gelenk: Behandlung der ventralen Kapsel mit Insertion des M. deltoideus [O1098]

10.3 Epicondylitis radialis

Gut zu wissen

Die Epicondylitis radialis, auch Tennisarm genannt, kommt natürlich nicht nur bei Tennisspielern vor. Sie beschreibt eine Insertionstendinose der Handgelenksextensoren am lateralen Epikondylus des Humerus.

Mögliche Ursachen der Epicondylitis radialis

- Wiederholte mechanische Überlastung (RSI – Repetitive Strain Injury)
- Funktionelle Störungen aus Schulter-, HWS- und BWS-Muskulatur
- Stenosen, Nervenkompression im zervikalen Bereich (Wurzel C6)
- Sportarten wie Tennis, Squash, Rudern, v. a. bei Veränderungen am Sportgerät (Giffstärke, Bespannung), Trainingsintensivierung
- Berufe mit monotoner Belastung der Arme (Fließband, PC-Arbeit mit der Maus)
- Direktes Trauma
- Vorausgegangene Frakturen des Radius
- Humeroradialgelenksarthrose
- Muskuläre Verspannungen der Unterarmextensoren und -flexoren
- Blockierungen Radiusköpfchen, dist. Radioulnargelenk, Handwurzel

Diagnostik und Therapievorbereitung

Anamnese der Schmerzsituation

Am Anfang der Behandlung steht die Anamnese der Schmerzsituation. Mit Hilfe gezielter Fragen (➤ Kap. 2) kann die Schmerzsituation genau erfasst werden. Vor allem das Erfragen von Auftretungszeitpunkt, Häufigkeit, Dauer und Intensität, sowie verstärkenden und abmildernden Faktoren kann Hinweise auf myofasziale Triggerpunkte ergeben.

Die Schmerzen treten vor allem belastungsabhängig auf, später auch in Ruhe. Im Ellbogengelenk kommt es meist zu endgradigen Bewegungseinschränkungen sowie zur schmerzreflektorischen Schwächung der Extensoren des Handgelenks.

Manuelle und weiterführende Diagnostik

- Funktionsprüfung Ellbogen- und Handgelenk, eventuell HWS/obere BWS.
- Palpation der betroffenen Muskeln mit Auffinden der aktiven Triggerpunkte sowie deren Provokation. Die Triggerpunkte können auch direkt mit einem Stift markiert werden.
- Sonografie des Ellbogengelenks und der Sehnenansätze zur Diagnose struktureller Schäden der Weichteile.
- Ggf. Röntgen oder MRT des Ellbogengelenks.
- Ggf. Ausschluss radikulärer Beteiligung (Wurzel C6), Supinatorlogensyndrom.

Zu beachten

Die Behandlung der Epikondylitiden ist meist schwieriger als die anderer Tendinopathien, da die Ursachen sehr vielfältig und die unterhaltenden Faktoren schwer zu identifizieren sein können. Eine Chronifizierung ist nicht selten.

Ist keine eindeutige adäquate Auslösesituation zu eruieren, liegt meist ein übergeordneter Faktor vor (Verkettung aus proximaler gelegenen Arealen, nervaler Einfluss). Der Tennisspieler, der mit einem neuen Schläger ein Turnier gespielt hat, ist leicht zu behandeln. Die Hausfrau, die beim Auswringen eines Putzlappens Schmerzen hat, schwierig.

Die Behandlung der Triggerpunkte kann zu schmerzhaften Ausstrahlungen führen. In diesem Fall kann mit ggf. reduzierter Energie normal weiterbehandelt werden.

⚠ CAVE

Häufige Kortison-Injektionen und Röntgenreizbestrahlungen können zu nekrotischen, irreversiblen Schäden führen, sodass konservative Therapien erfolglos bleiben.

Behandlungsoptionen

Bei der Epicondylitis radialis ist eine Kombinationsbehandlung mit ergänzenden Therapiemaßnahmen in den meisten Fällen sinnvoll und kann bedenkenlos in der gleichen Sitzung durchgeführt werden.

Eine gleichzeitige Injektionsbehandlung (Lokalanästhetikum, Kortikoid) verhindert einen Teil des möglichen Effekts der ESWT und sollte nicht in derselben Therapiesitzung erfolgen.

In ➤ Kapitel 3 werden ergänzende Therapiemöglichkeiten detailliert erklärt.

Einstellungen am Gerät

Wahl der Stoßwelle

Radiale und fokussierte Stoßwellentherapie

Im Bereich der myofaszialen Strukturen wird mit der R-SW behandelt. Die fokussierte Stoßwelle kommt im Bereich der Insertionen zum Einsatz; alternativ kann hier auch die R-SW eingesetzt werden.

Applikator

R-SW Für den Weichteilbereich den myofaszialen Applikator verwenden. Für die Insertionen den Sehnenapplikator aus Edelstahl (➤ Kap. 6.2).

F-SW Es wird ausschließlich mit der langen Vorlaufstrecke (➤ Kap. 6.2) behandelt.

Ultraschallgel zur Ankopplung verwenden.

Einstellen der Parameter

Energie **R-SW:** 0,3–2,5 bar; **F-SW:** 0,01–0,2 mJ/mm².

Mit einer niedrigen Energie beginnen und die **Energie steigern,** bis sie für den Patienten **deutlich spürbar, aber nicht schmerzhaft** ist. Während der Behandlung kann es vorkommen, dass die Energie je nach Lokalisation korrigiert werden muss.

Frequenz **R-SW:** 10–12, dieser Frequenzbereich ist für das Ohr angenehmer als hohe Frequenzen; Hz **F-SW:** automatisch.

Anzahl der Impulse **R-SW:** 4000–8000; 300–500 Impulse/Triggerpunkt; **F-SW:** 1000–2000 Impulse/Insertionszone.

Zu behandelnde Muskeln

Die Behandlung der Unterarmextensoren wird „en bloc" durchgeführt, d.h. es kann im Wesentlichen nicht zwischen den einzelnen Muskeln unterschieden werden. Die Unteramstreckseite wird gescannt, auf Stellen mit Triggerpunktcharakter wird behandelt, bis die Symptomatik deutlich nachlässt.

In der Regel muss eine Kombinationsbehandlung der Sehneninsertion und der dazugehörigen Muskeln erfolgen.

Beim Applizieren der Stoßwelle können aktive Triggerpunkte genau die Schmerzen reproduzieren, die der Patient im Alltag spürt. Dies ist nach David Simons das wichtigste diagnostische Kriterium für das Vorliegen eines Triggerpunktes. Wichtig ist, dass mit Patientenfeedback gearbeitet und das Handstück so lange in kleinen Bewegungen verschoben wird, bis der Patient den Schmerz oder die Ausstrahlungsmuster wahrnimmt.

Behandlung der Epicondylitis radialis

- M. brachioradialis (> Kap. 10.3.1)
- Mm. extensor carpi radialis longus und brevis; M. extensor carpi ulnaris (> Kap. 10.3.2)
- M. extensor digitorum (> Kap. 10.3.3)
- M. supinator (> Kap. 10.3.4)
- Insertion am Epicondylus radialis (> Kap. 10.3.5)

Muskeln mit Spannungsübertragung (muskuläre Kette) oder Setzen von Satellitentriggern:

- M. trapezius (> Kap. 8.1.4)
- M. levator scapulae (> Kap. 8.2.1)
- Mm. rhomboidei major und minor (> Kap. 9.1.3)
- M. serratus (> Kap. 9.1.4)
- M. infraspinatus (> Kap. 10.1.1)
- M. teres minor (> Kap. 10.1.3)
- M. deltoideus (> Kap. 10.1.5)
- M. supraspinatus (> Kap. 10.1.6)

MERKE

Die Muskeln mit Übertragungsmustern sind im Vorfeld zu diagnostizieren und gezielt zu behandeln. Die Behandlung kann je nach den zu behandelnden Muskeln im Liegen oder Sitzen durchgeführt werden.

10.3.1 M. brachioradialis

Lagerung Patient im Sitzen vor der Behandlungsliege, der zu behandelnde Arm kann auf einem Kissen abgelegt werden (➤ Abb. 10.22).

Patient in Rückenlage, die Knie mit einer Rolle unterlagert oder im Sitzen.

Stoßwelle R-SW.
Applikator Myofaszialer Applikator (➤ Kap. 6.1).
Startenergie 0,3–2,0 bar.
Ablauf

- Muskelbauch ursprungsnah in den Zangengriff (➤ Abb. 10.21) nehmen und von lateral und medial behandeln.
- Der Muskel wird dynamisch im Verlauf des Muskelbauchs behandelt. Das Handstück wird so lange in kleinen Bewegungen auf dem Muskel verschoben, bis der Patient den vollen Schmerz bzw. die Ausstrahlungen wahrnimmt (➤ Abb. 10.20).
- An diesem Punkt verweilt man mit dem Handstück so lange, bis der Schmerz sich verändert bzw. reduziert.
- Jeder Triggerpunkt wird mit ca. 300–500 Impulsen behandelt.

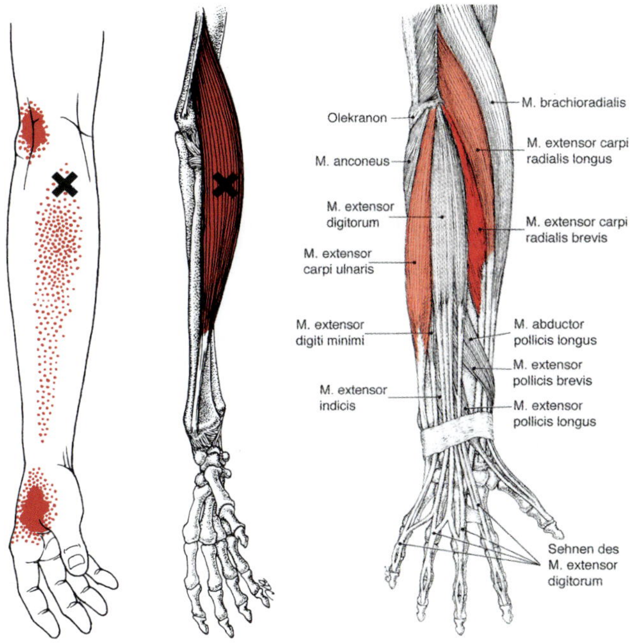

Abb. 10.20 M. brachioradialis: Triggerpunkte mit ihren Ausstrahlungsmustern [G100]

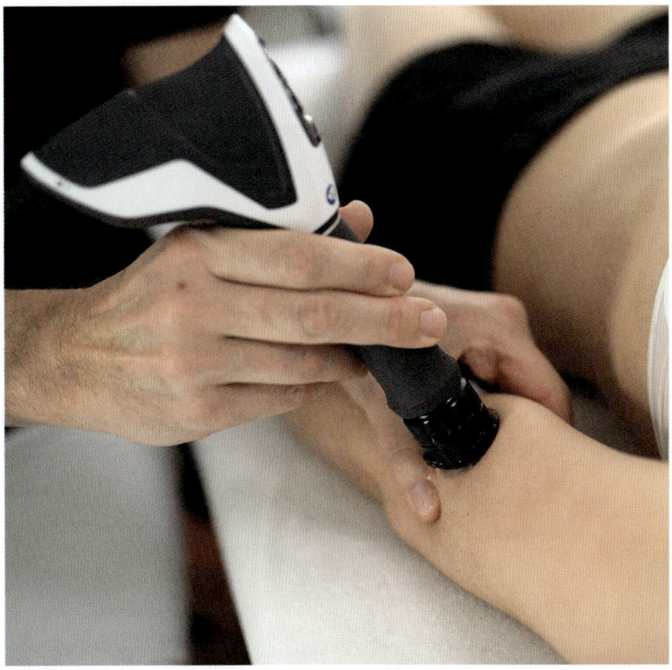

Abb. 10.21 M. brachioradialis: Behandlung im Zangengriff [O1098]

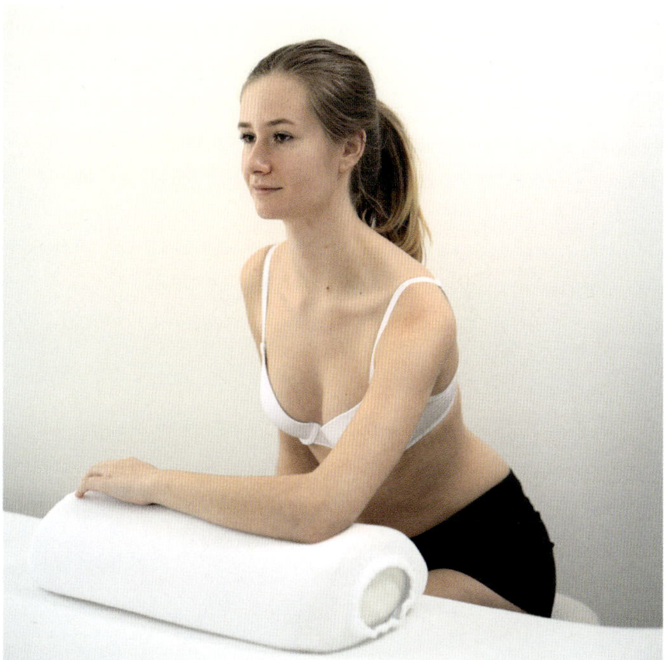

Abb. 10.22 Sitzende Position zur Behandlung der Epicondylitis rad. [O1098]

10.3.2 Mm. extensor carpi radialis longus und brevis; M. extensor carpi ulnaris

Lagerung Patient im Sitzen vor der Behandlungsliege, der zu behandelnde Arm kann auf einem Kissen abgelegt werden (➤ Abb. 10.22), oder Patient in Rückenlage, die Knie mit einer Rolle unterlagert.

Stoßwelle **R-SW.**

Applikator Myofaszialer Applikator (➤ Kap. 6.2).

Startenergie 0,3–2,0 bar.

Ablauf

- Der Muskel wird dynamisch im Verlauf des Muskelbauchs behandelt. Das Handstück wird so lange in kleinen Bewegungen auf dem Muskel verschoben, bis der Patient den vollen Schmerz bzw. die Ausstrahlungen wahrnimmt (➤ Abb. 10.23, ➤ Abb. 10.24).
- An diesem Punkt verweilt man mit dem Handstück so lange, bis der Schmerz sich verändert bzw. reduziert.
- Jeder Triggerpunkt wird mit ca. 300–500 Impulsen behandelt.

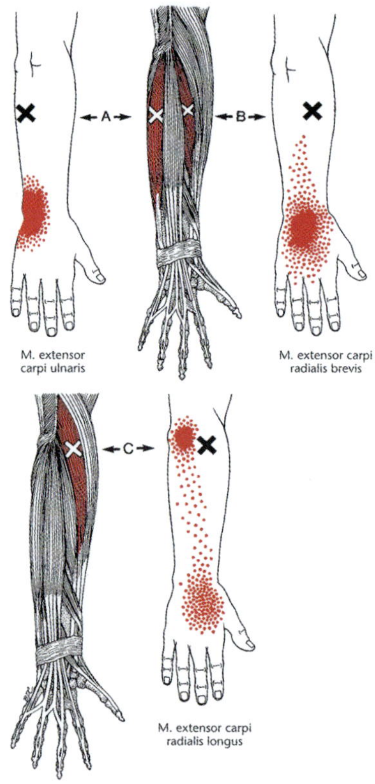

Abb. 10.23 Mm. extensor carpi rad. longus und brevis; M. extensor carpi ulnaris: Triggerpunkte mit ihren Ausstrahlungsmustern [G100]

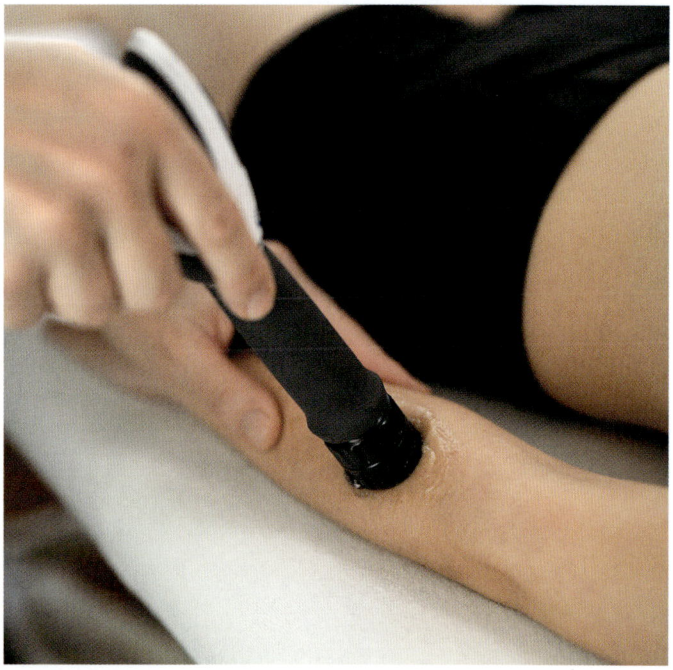

Abb. 10.24 Mm. extensor carpi rad. longus und brevis; M. extensor carpi ulnaris: Behandlung mit der R-SW und dem myofaszialen Applikator [O1098]

10.3.3 M. extensor digitorum

Lagerung Patient im Sitzen vor der Behandlungsliege, der zu behandelnde Arm kann auf einem Kissen abgelegt werden (➢ Abb. 10.22), oder Patient in Rückenlage, die Knie mit einer Rolle unterlagert.
Stoßwelle **R-SW.**
Applikator Myofaszialer Applikator.
Startenergie 0,3–2,0 bar.
Ablauf

- Der Muskel wird dynamisch im Verlauf des Muskelbauchs behandelt. Das Handstück wird so lange in kleinen Bewegungen auf dem Muskel verschoben, bis der Patient den vollen Schmerz bzw. die Ausstrahlungen wahrnimmt (➢ Abb. 10.25).
- An diesem Punkt verweilt man mit dem Handstück so lange, bis der Schmerz sich verändert bzw. reduziert.
- Jeder Triggerpunkt wird mit ca. 300–500 Impulsen behandelt.

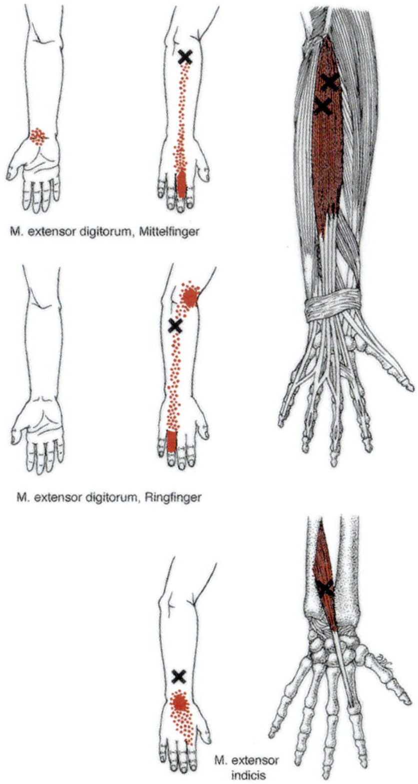

Abb. 10.25 Mm. extensor digitorum: Triggerpunkte mit ihren Ausstrahlungsmustern [G100]

10.3.4 M. supinator

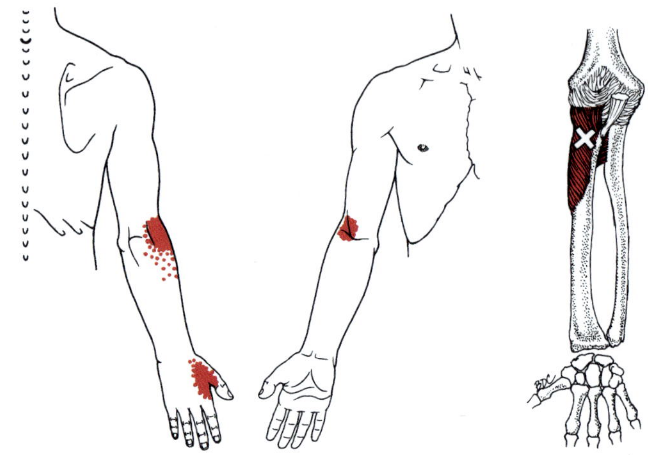

Abb. 10.26 M. supinator: Triggerpunkte mit ihren Ausstrahlungsmustern [G100]

Lagerung Patient im Sitzen vor der Behandlungsliege, der zu behandelnde Arm kann auf einem Kissen abgelegt werden (➤ Abb. 10.22), oder Patient in Rückenlage, die Knie mit einer Rolle unterlagert.

Stoßwelle R-SW.

Applikator Myofaszialer Applikator.

Startenergie 0,3–2,0 bar.

Ablauf

- Der Muskel wird dynamisch im Verlauf des Muskelbauchs behandelt. Das Handstück wird so lange in kleinen Bewegungen auf dem Muskel verschoben, bis der Patient den vollen Schmerz bzw. die Ausstrahlungen wahrnimmt (➤ Abb. 10.26).
- An diesem Punkt verweilt man mit dem Handstück so lange, bis der Schmerz sich verändert bzw. reduziert.
- Jeder Triggerpunkt wird mit ca. 300–500 Impulsen behandelt.

TIPP

Die zuvor in ➤ Kap. 10.3 beschriebenen Muskeln können in einem Arbeitsschritt behandelt werden.

10.3.5 Insertion am Epicondylus radialis

Lagerung Patient im Sitzen vor der Behandlungsliege, der zu behandelnde Arm kann auf einem Kissen abgelegt werden (➤ Abb. 10.22), oder Patient in Rückenlage, die Knie mit einer Rolle unterlagert oder im Sitzen.

Stoßwelle **F-SW** (alternativ **R-SW**).

Applikator lange Vorlaufstrecke (alternativ Sehnenapplikator aus Edelstahl oder Plastik).

Startenergie **F-SW:** 0,01–0,2 mJ/mm² (**R-SW:** 0,3–1,5 bar).

Ablauf

- An der Insertion wird die **F-SW** mit langer Vorlaufstrecke eingesetzt (➤ Abb. 10.27; alternativ die **R-SW** mit dem Sehnenapplikator aus Edelstahl oder Plastik).
- Man verweilt mit dem Handstück so lange, bis der Schmerz sich verändert bzw. reduziert.
- Die Insertion wird mit ca. 1000 Impulsen behandelt.

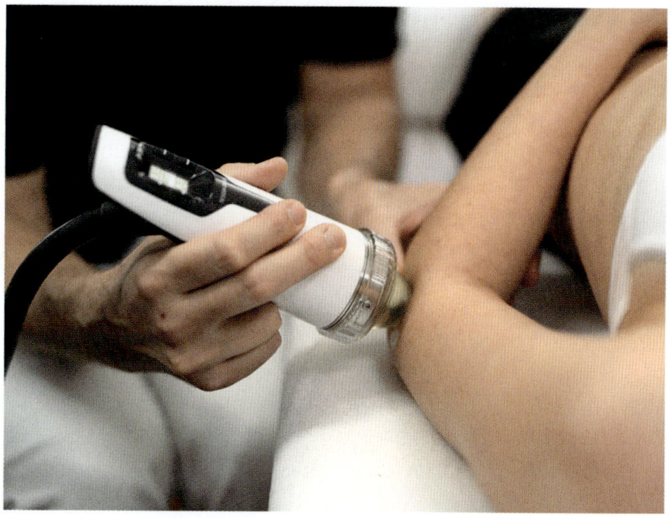

Abb. 10.27 Behandlung der Insertion am radialen Epikondylus mit der F-SW und langer Vorlaufstrecke [O1098]

10

10.4 Epicondylitis ulnaris

Gut zu wissen

Die Epicondylitis ulnaris, auch Golferellenbogen genannt, kommt natürlich nicht nur bei Golfspielern vor. Sie beschreibt eine schmerzhafte Veränderung der Sehneninsertionen im Bereich der Innenseite des Ellenbogens.

Mögliche Ursachen der Epicondylitis ulnaris

- Wiederholte mechanische Überlastung (RSI – Repetitive Strain Injury)
- Funktionelle Störungen aus Schulter-, HWS- und Brustmuskulatur
- Ventralverfall des Schultergürtels
- Stenosen, Nervenkompression im zervikalen Bereich (Wurzel C8)
- Sportarten wie Golf, Volleyball
- Berufe mit monotoner Belastung der Arme (Fließband, Büroarbeit, PC-Arbeit mit der Maus)
- Direkte Traumata
- Vorausgegangene Frakturen des Unterarms
- Muskuläre Verspannungen Unterarmflexoren und -extensoren
- Blockierungen Radiusköpfchen, dist. Radioulnargelenk, Handwurzel

Diagnostik und Therapievorbereitung

Anamnese der Schmerzsituation

Am Anfang der Behandlung steht die Anamnese der Schmerzsituation. Mit Hilfe gezielter Fragen (➤ Kap. 2) kann die Schmerzsituation genau erfasst werden. Vor allem das Erfragen von Auftretungszeitpunkt, Häufigkeit, Dauer und Intensität, sowie verstärkenden und abmildernden Faktoren kann Hinweise auf myofasziale Triggerpunkte ergeben.

Die Schmerzen treten vor allem belastungsabhängig auf, später auch in Ruhe. Meist kommt es zu endgradigen Bewegungseinschränkungen im Ellenbogengelenk sowie zur schmerzreflektorischen Schwächung der Flexoren des Handgelenks. Auch chronische Tendovaginitiden an der Palmarseite des Handgelenks können durch dauerhafte Verkürzung der Flexorenmuskulatur verursacht und unterhalten werden.

Manuelle und weiterführende Diagnostik

- Funktionsprüfung Ellbogen- und Handgelenk, eventuell HWS/obere BWS.
- Palpation der betroffenen Muskeln mit Auffinden der aktiven Triggerpunkte sowie deren Provokation. Die Triggerpunkte können auch direkt mit einem Stift markiert werden.
- Sonografie des Ellbogengelenks und der Sehnenansätze zur Diagnose struktureller Schäden der Weichteile.
- Ggf. Röntgen oder MRT des Ellbogengelenks.
- Ggf. Ausschluss radikulärer Beteiligung (Wurzel C8), Karpaltunnelsyndrom.

Zu beachten

Die Behandlung der Epikondylitiden ist meist schwieriger als die anderer Tendinopathien, da die Ursachen sehr vielfältig und die unterhaltenden Faktoren schwer zu identifizieren sein können. Eine Chronifizierung ist nicht selten.

Ist keine eindeutige adäquate Auslösesituation zu eruieren, liegt meist ein übergeordneter Faktor vor (Verkettung aus proximaler gelegenen Arealen, nervaler Einfluss).

Die Behandlung der Triggerpunkte kann zu schmerzhaften Ausstrahlungen führen. In diesem Fall kann mit ggf. reduzierter Energie normal weiterbehandelt werden.

> ⚠ **CAVE**
> Häufige Kortison-Injektionen und Röntgenreizbestrahlungen können zu nekrotischen, irreversiblen Schäden führen, sodass konservative Therapien erfolglos bleiben.

Behandlungsoptionen

Bei der Epicondylitis ulnaris ist eine Kombinationsbehandlung mit ergänzenden Therapiemaßnahmen in den meisten Fällen sinnvoll und kann bedenkenlos in der gleichen Sitzung durchgeführt werden.

Eine gleichzeitige Injektionsbehandlung (Lokalanästhetikum, Korticoid) verhindert einen Teil des möglichen Effekts der ESWT und sollte nicht in derselben Therapiesitzung erfolgen.

In ➤ Kapitel 3 werden ergänzende Therapiemöglichkeiten detailliert erklärt.

Einstellungen am Gerät

Wahl der Stoßwelle

Radiale und fokussierte Stoßwellentherapie
Im Bereich der myofaszialen Strukturen wird mit der R-SW behandelt. Die fokussierte Stoßwelle kommt im Bereich der Insertionen zum Einsatz; alternativ kann hier auch die R-SW eingesetzt werden.

Applikator

R-SW Für den Weichteilbereich den myofaszialen Applikator verwenden; für die Insertionen den Sehnenapplikator aus Edelstahl (➤ Kap. 6.2).
F-SW Es wird ausschließlich mit der langen Vorlaufstrecke (➤ Kap. 6.2) behandelt.

Ultraschallgel zur Ankopplung verwenden.

10

Einstellen der Parameter

Energie **R-SW:** 0,3–2,5 bar; **F-SW:** 0,01–0,2 mJ/mm².

Mit einer niedrigen Energie beginnen und die **Energie steigern,** bis sie für den Patienten **deutlich spürbar, aber nicht schmerzhaft** ist. Während der Behandlung kann es vorkommen, dass die Energie je nach Lokalisation korrigiert werden muss.

Frequenz **R-SW:** 10–12 Hz, dieser Frequenzbereich ist für das Ohr angenehmer als hohe Frequenzen ; **F-SW:** automatisch.
Anzahl der Impulse **R-SW:** 4000–8000; 300–500 Impulse Triggerpunkt; **F-SW:** 1000–2000 Impulse/Insertionszone.

Zu behandelnde Muskeln

Die Behandlung der Unterarmflexoren wird „en bloc" durchgeführt, d.h. es kann im Wesentlichen nicht zwischen den einzelnen Muskeln unterschieden werden. Die Unterarmbeugeseite wird gescannt, auf Stellen mit Triggerpunktcharakter wird behandelt, bis die Symptomatik deutlich nachlässt. In der Regel muss eine Kombinationsbehandlung der Sehneninsertion und der dazugehörigen Muskeln erfolgen.

Beim Applizieren der Stoßwelle können aktive Triggerpunkte genau die Schmerzen reproduzieren, die der Patient im Alltag spürt. Dies ist nach David Simons das wichtigste diagnostische Kriterium für das Vorliegen eines Triggerpunktes. Wichtig ist, dass mit Patientenfeedback gearbeitet und das Handstück so lange in kleinen Bewegungen verschoben wird, bis der Patient den Schmerz oder die Ausstrahlungsmuster wahrnimmt.

Behandlung der Epicondylitis ulnaris

- Mm. flexor carpi radialis und ulnaris (➤ Kap. 10.4.1)
- M. flexor digitorum (superficialis und profundus; ➤ Kap. 10.4.2)
- M. pronator teres (➤ Kap. 10.4.3)
- Insertion am Epicondylus ulnaris (➤ Kap. 10.4.4)

Muskeln mit Spannungsübertragung (muskuläre Kette)
- M. latissmus dorsi (➤ Kap. 9.1.5)
- M. teres major (➤ Kap. 10.1.2)
- M. pectoralis major & minor (➤ Kap. 10.1.8)

MERKE

Die Muskeln mit Übertragungsmustern sind im Vorfeld zu diagnostizieren und gezielt zu behandeln. Die Behandlung kann je nach den zu behandelnden Muskeln im Liegen oder Sitzen durchgeführt werden.

10.4.1 Mm. flexor carpi radialis und ulnaris

Lagerung Patient in Rückenlage, die Knie mit einer Rolle unterlagert. Der Arm supiniert. Im Sitzen wird der Arm in Supination mit angewinkeltem Ellbogen vor dem Patienten abgelegt.

Stoßwelle **R-SW.**

Applikator Myofaszialer Applikator.

Startenergie 0,3–2,0 bar.

Ablauf

- Der Muskel wird dynamisch im Verlauf des Muskelbauchs behandelt. Das Handstück wird so lange in kleinen Bewegungen auf dem Muskel verschoben, bis der Patient den vollen Schmerz bzw. die Ausstrahlungen wahrnimmt (➤ Abb. 10.28, ➤ Abb. 10.29).
- An diesem Punkt verweilt man mit dem Handstück so lange, bis der Schmerz sich verändert bzw. reduziert.
- Jeder Triggerpunkt wird mit ca. 300–500 Impulsen behandelt.

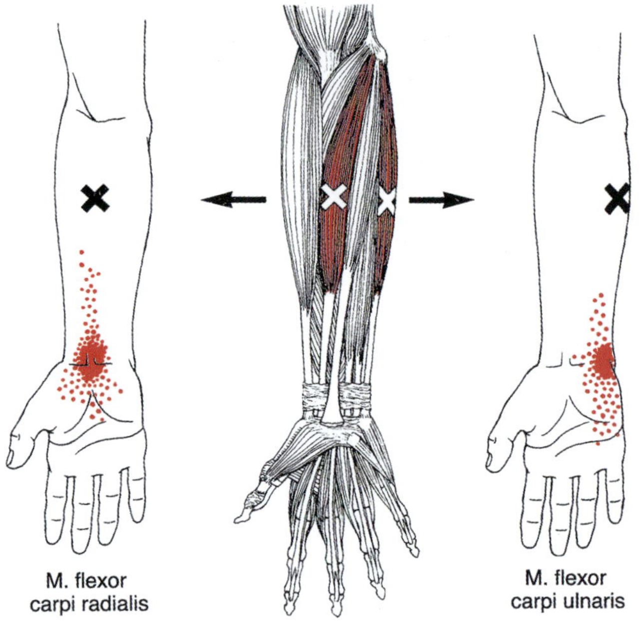

Abb. 10.28 Mm. flexor carpi radialis und ulnaris: Triggerpunkte mit ihren Ausstrahlungsmustern [G100]

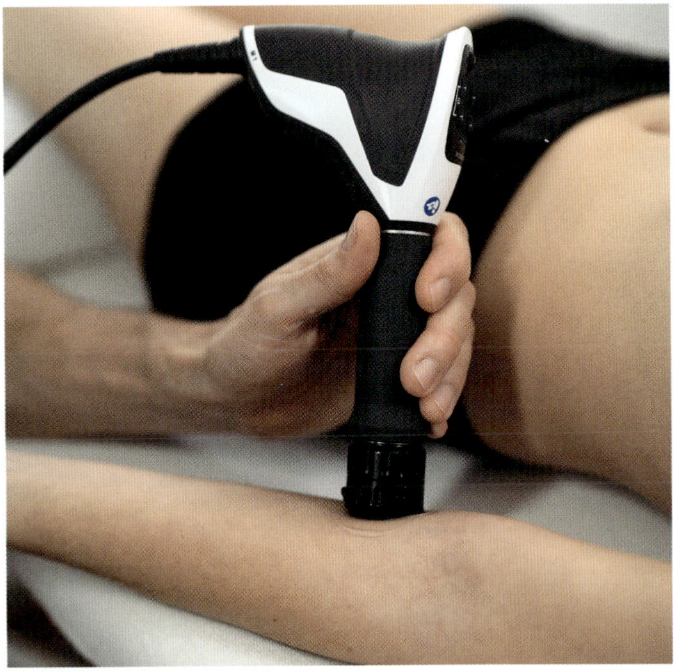

Abb. 10.29 Mm. flexor carpi radialis und ulnaris: Aufsuchen der Triggerpunkte mit der R-SW [O1098]

10.4.2 M. flexor digitorum

Lagerung Patient in Rückenlage, die Knie mit einer Rolle unterlagert, der Arm in Außenrotation. Im Sitzen wird der Arm in Supination mit angewinkeltem Ellbogen vor dem Patienten abgelegt.
Stoßwelle R-SW.
Applikator Myofaszialer Applikator.
Startenergie 0,3–2,0 bar.
Ablauf

- Der Muskel wird dynamisch im Verlauf des Muskelbauche behandelt. Das Handstück wird so lange in kleinen Bewegungen auf dem Muskel verschoben, bis der Patient den vollen Schmerz bzw. die Ausstrahlungen wahrnimmt (➤ Abb. 10.30, ➤ Abb. 10.31).
- An diesem Punkt verweilt man mit dem Handstück so lange, bis der Schmerz sich verändert bzw. reduziert.
- Jeder Triggerpunkt wird mit ca. 300–500 Impulsen behandelt.

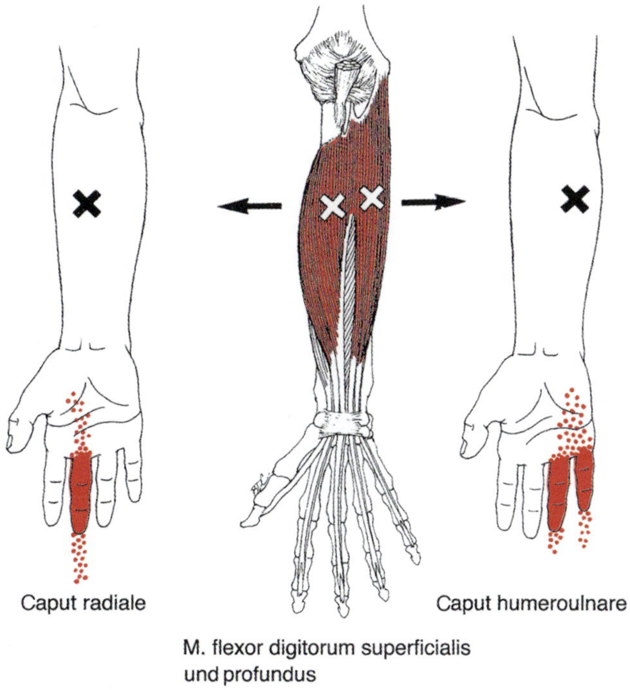

Abb. 10.30 M. flexor digitorum: Triggerpunkte mit ihren Ausstrahlungsmustern [G100]

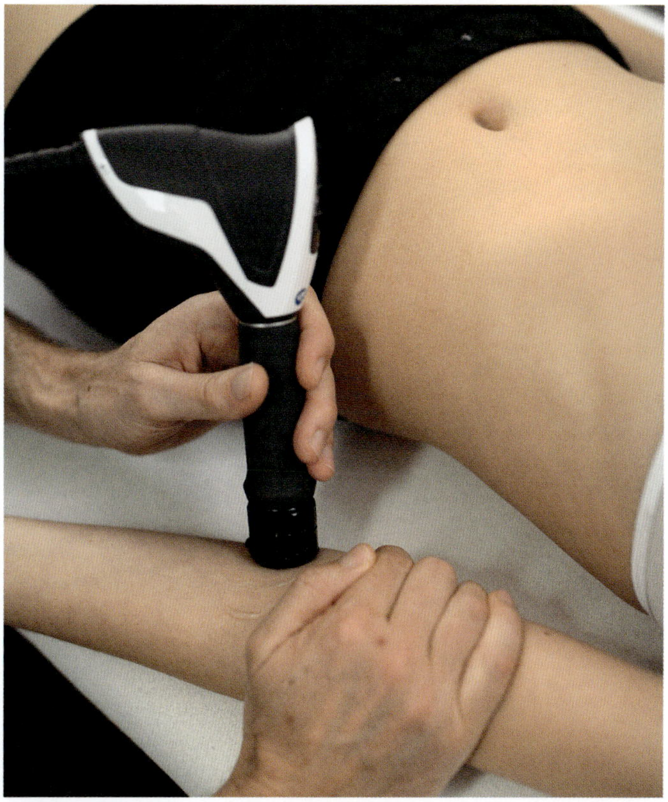

Abb. 10.31 M. flexor digitorum: Behandlung mit der R-SW und dem myofaszialen Applikator [O1098]

10.4.3 M. pronator teres

Lagerung Patient in Rückenlage, die Knie mit einer Rolle unterlagert. Der Arm in Außenrotation.

Im Sitzen wird der Arm in Supination mit angewinkeltem Ellbogen vor dem Patienten abgelegt.

Stoßwelle **R-SW.**
Applikator Myofaszialer Applikator.
Startenergie 0,3–2,0 bar.
Ablauf

- Der Muskel wird dynamisch im Verlauf des Muskelbauchs behandelt. Das Handstück wird so lange in kleinen Bewegungen auf dem Muskel verschoben, bis der Patient den vollen Schmerz bzw. die Ausstrahlungen wahrnimmt (➤ Abb. 10.32).
- An diesem Punkt verweilt man mit dem Handstück so lange, bis der Schmerz sich verändert bzw. reduziert.
- Jeder Triggerpunkt wird mit ca. 300–500 Impulsen behandelt.

TIPP

Die vorgenannten Muskeln können in einem Arbeitsschritt behandelt werden.

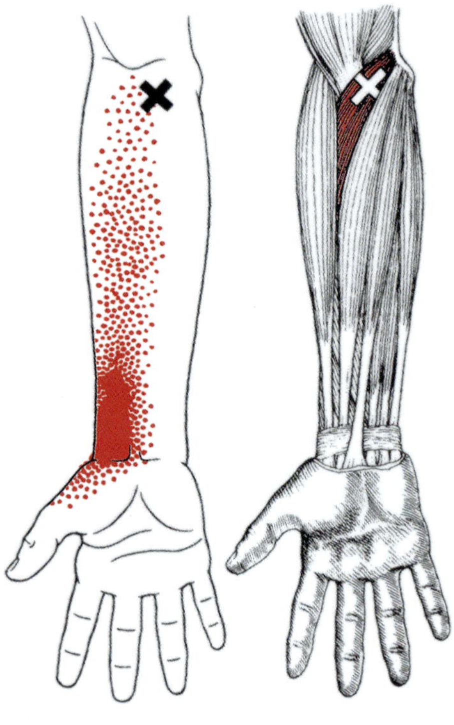

Abb. 10.32 M. pronator teres: Triggerpunkte mit ihren Ausstrahlungsmustern [G100]

10.4.4 Insertion am Epicondylus ulnaris

Lagerung Patient in Rückenlage, die Knie mit einer Rolle unterlagert. Der Arm in Außenrotation. Im Sitzen wird der Arm in Außenrotation mit angewinkeltem Ellbogen und nach oben gedrehter Handfläche vor dem Patienten abgelegt.
Stoßwelle **F-SW** (alternativ **R-SW**).
Applikator lange Vorlaufstrecke (alternativ Sehnenapplikator aus Edelstahl oder Plastik).
Startenergie **F-SW:** 0,01–0,2 mJ/mm^2 (**R-SW:** 0,3–1,5 bar).
Ablauf

- Für die Insertion wird die **F-SW** mit langer VLS eingesetzt (alternativ die **R-SW** mit dem Sehnenapplikator aus Edelstahl oder Plastik).
- Begleitend wird der N. ulnaris palpiert, um ihn aus dem Behandlungsfeld auszuschließen (➤ Abb. 10.33).
- Man verweilt mit dem Handstück so lange, bis der Schmerz sich verändert bzw. reduziert.
- Jeder Triggerpunkt wird mit ca. 300–500 Impulsen behandelt.
- Die Insertion wird mit ca. 1000 Impulsen behandelt.

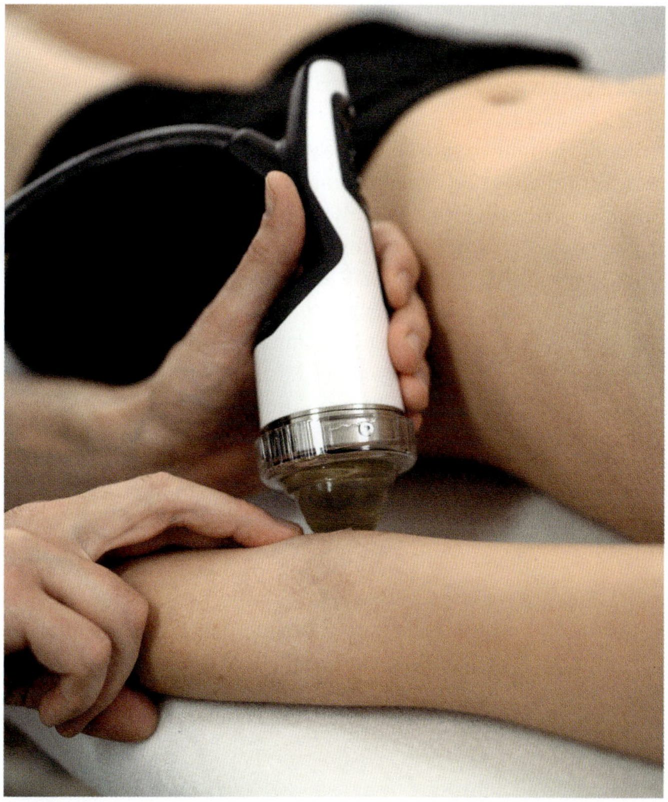

Abb. 10.33 Behandlung der Insertion am Epicondylis ulnaris mit der F-SW und begleitende Palpation des N. ulnaris [O1098]

10.5 Karpaltunnelsyndrom

Gut zu wissen

Beim Karpaltunnelsyndrom besteht ein Missverhältnis zwischen dem N. medianus und dem Durchmesser des Karpaltunnels, dessen Boden und Seiten von den Handwurzelknochen, dessen Dach vom Ligamentum carpi transversum gebildet wird. Hierdurch kann es situationsbedingt oder dauerhaft zu einer Kompression des Nervs kommen. Bei langandauerndem Druck können Dauerschäden des Nervs resultieren (Lähmungen und Funktionsstörungen der Hand, in einigen Fällen Reflexdystrophie [M. Sudeck]). Die Erkrankung kann ein- oder beidseitig auftreten. Ultima Ratio bei Versagen konservativer Therapiemaßnahmen ist die operative Dekompression.

Mögliche Ursachen des Karpaltunnelsyndroms

- Anatomisch enger Karpaltunnel
- Entzündliche und degenerative Veränderungen der Peritendineums der Flexorensehnen und der Gelenkkapseln (z. B. rheumatisch)
- Z. n. Frakturen des distalen Radius oder der Handwurzelknochen
- Handgelenksarthrose
- Muskuläre Verspannungen der Unterarm- und Handmuskulatur mit der Ausbildung myofaszialer Trigger, in der Folge muskuläres Ungleichgewicht, referred pain in die Hand. Entzündung und Anschwellen des Paratenons der Sehnen im Karpaltunnel mit konsekutiver Druckerhöhung
- Längere Zwangshaltungen oder Überlastungen, z. B. am Arbeitsplatz oder im Auto mit Hyperextension des Handgelenks
- Lymphabflussstörungen, v. a. in der oberen Thoraxapertur
- Übergewicht, Diabetes, Rheuma werden als mögliche Ursachen diskutiert

Diagnostik und Therapievorbereitung

Anamnese der Schmerzsituation

Am Anfang der Behandlung steht die Anamnese der Schmerzsituation. Mit Hilfe gezielter Fragen (➤ Kap. 2) kann die Schmerzsituation genau erfasst werden. Vor allem das Erfragen von Auftretungszeitpunkt, Häufigkeit, Dauer und Intensität sowie verstärkenden und abmildernden Faktoren kann Hinweise auf myofasziale Triggerpunkte ergeben.

Die Patienten berichten über nächtliche Schmerzen mit Schweregefühl, die von der Hand bis zur Schulter ausstrahlen können. Die Patienten „wachen davon auf, dass die Hände einschlafen“. Im späteren Verlauf treten die Schmerzen auch tagsüber auf, oft haltungs- und belastungsbedingt. Eine Morgensteifigkeit der Finger tritt ebenso regelmäßig auf wie Parästhesien der ersten drei Finger.

Manuelle und weiterführenden Diagnostik

- Palpation der betroffenen Muskeln mit Auffinden der aktiven Triggerpunkte sowie deren Provokation. Die Triggerpunkte können auch direkt mit einem Stift markiert werden.
- Hypotrophie der Thenarmuskulatur.
- Tests: Hoffmann-Tinel-Zeichen, Phalen-Test.
- Sonografie des Handgelenks. Röntgendiagnostik. Weiterführende Diagnostik mittels MRT. Elektrophysiologie.

Zu beachten

Die Behandlung der Triggerpunkte kann zu schmerzhaften Ausstrahlungen führen. In diesem Fall kann mit ggf. reduzierter Energie normal weiterbehandelt werden.

Behandlungsoptionen

Beim Karpaltunnelsyndrom ist eine Kombinationsbehandlung mit ergänzenden Therapiemaßnahmen in den meisten Fällen sinnvoll und kann grundsätzlich in der gleichen Sitzung durchgeführt werden.

Injektionsbehandlungen in den Karpaltunnel können einen Teil des Effekts der ESWT antagonisieren und sollten nicht in gleicher Sitzung durchgeführt werden.

In ➤ Kapitel 3 werden ergänzende Therapiemöglichkeiten detailliert erklärt.

Einstellungen am Gerät

Wahl der Stoßwelle

Radiale und fokussierte Stoßwellentherapie
Im Bereich der Unterarmmuskulatur wird mit der R-SW behandelt. Die fokussierte Stoßwelle kommt im Bereich des Karpaltunnels und des N. medianus zum Einsatz; alternativ kann hier auch die R-SW eingesetzt werden.

Applikator

R-SW Für den Weichteilbereich den myofaszialen Applikator verwenden; für die Insertionen den Sehnenapplikator aus Plastik oder Edelstahl (➤ Kap. 6.2).
F-SW Es wird ausschließlich mit der langen Vorlaufstrecke (➤ Kap. 6.2) behandelt.

Ultraschallgel zur Ankopplung verwenden.

Einstellen der Parameter

Energie **R-SW:** 0,3–2,0 bar; **F-SW:** 0,01–0,2 mJ/mm^2.

Mit einer niedrigen Energie beginnen und die **Energie steigern,** bis sie für den Patienten **deutlich spürbar, aber nicht schmerzhaft** ist. Während der Behandlung kann es vorkommen, dass die Energie je nach Lokalisation korrigiert werden muss.

Frequenz **R-SW:** 10–12 Hz, dieser Frequenzbereich ist für das Ohr angenehmer als hohe Frequenzen; **F-SW:** automatisch.
Anzahl der Impulse **R-SW:** 4000–8000; 300–500 Impulse/Triggerpunkt; **F-SW:** 1500–2000 Impulse; 300–500 Impulse/Triggerpunkt.

Zu behandelnde Muskeln

Für eine gezielte Behandlung ist es wichtig, die Triggerpunkte der Muskeln vorab zu diagnostizieren. Die Behandlung kann in Rückenlage oder im Sitzen durchgeführt werden.

Beim Applizieren der Stoßwelle können aktive Triggerpunkte genau die Schmerzen reproduzieren, die der Patient im Alltag spürt. Dies ist nach David Simons das wichtigste diagnostische Kriterium für das Vorliegen eines Triggerpunktes. Wichtig ist, dass mit Patientenfeedback gearbeitet und das Handstück so lange in kleinen Bewegungen verschoben wird, bis der Patient den Schmerz oder die Ausstrahlungsmuster wahrnimmt.

Behandlung des Karpaltunnelsyndroms

- M. extensor digitorum (➤ Kap. 10.3.3)
- Mm. extensor carpi radialis und ulnaris (➤ Kap. 10.3.2)
- Mm. flexor carpi radialis und ulnaris (➤ Kap. 10.4.1)
- M. palmaris (➤ Kap. 10.5.1)
- M. pronator teres (➤ Kap. 10.4.3)
- Karpaltunnel, N. medianus (➤ Kap. 10.5.3)

MERKE
Die Behandlung der Unterarmmuskeln ist unerlässlich, um die Neurodynamik des N. medianus positiv zu beeinflussen.

10.5.1 M. palmaris

Lagerung Patient in Rückenlage, die Knie mit einer Rolle unterlagert. Bei Behandlung im Sitzen ruht der Arm auf der Behandlungsbank; der Ellbogen ist in Flexion und Supination.
Stoßwelle **R-SW.**
Applikator Myofaszialer Applikator.
Startenergie 0,3–2,0 bar.
Ablauf
- Der Muskel wird dynamisch im Verlauf des Muskelbauchs behandelt. Das Handstück wird so lange in kleinen Bewegungen auf dem Muskel verschoben, bis der Patient den vollen Schmerz bzw. die Ausstrahlungen wahrnimmt (➤ Abb. 10.34, ➤ Abb. 10.35).
- An diesem Punkt verweilt man mit dem Handstück so lange, bis der Schmerz sich verändert bzw. reduziert.
- Jeder Triggerpunkt wird mit ca. 300–500 Impulsen behandelt.

TIPP
Alle Muskeln der Volarseite des Unterams können in einem Behandlungsgang behandelt werden, da ihre räumliche Nähe zueinander eine Differenzierung schwierig gestaltet und diese für das Ergebnis auch nicht erforderlich ist. Der Therapeut lässt sich vom Feedback des Patienten leiten.

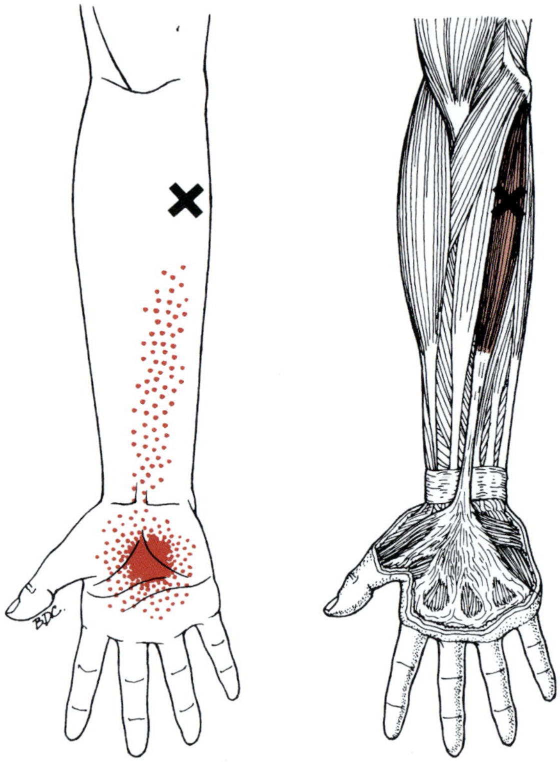

Abb. 10.34 M. palmaris: Triggerpunkte mit ihren Ausstrahlungsmustern [G100]

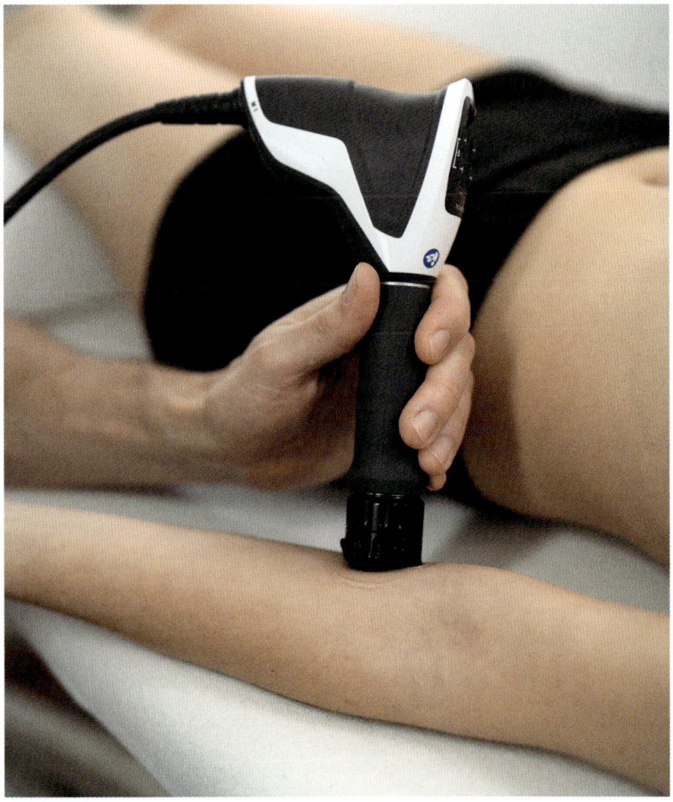

Abb. 10.35 M. palmaris: Aufsuchen der Triggerpunkte mit der R-SW [O1098]

10.5.2 Karpaltunnel, N. medianus

Lagerung Patient in Rückenlage, die Knie mit einer Rolle unterlagert. Bei Behandlung im Sitzen ruht der Arm auf der Behandlungsbank; der Ellbogen ist in Flexion und Supination.

Stoßwelle **F-SW.**

Applikator Lange Vorlaufstrecke.

Startenergie 0,01–0,2 mJ/mm^2.

Ablauf

- Die Behandlung erfolgt auf der palmaren Seite mittig Richtung Handrücken. Dadurch werden das Lig. carpi transversum und der Inhalt des Karpaltunnels therapiert (➤ Abb. 10.36).
- Dieser Bereich wird langsam gescannt, bis der Patient den Schmerz wahrnimmt.
- Jeder Schmerzpunkt wird mit ca. 300–500 Impulsen behandelt, Gesamtzahl der Impulse 1000–1500.

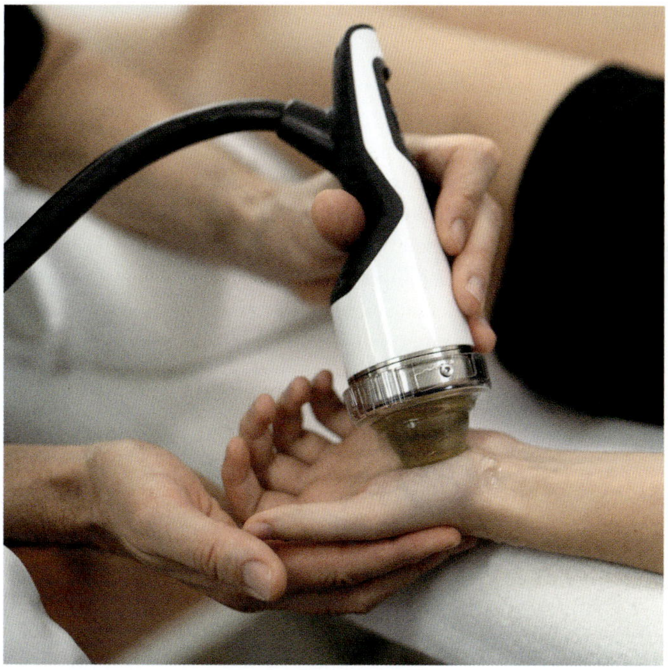

Abb. 10.36 Behandlung des Karpaltunnels mit der F-SW und langer Vorlaufstrecke [O1098]

10.6 Morbus Dupuytren (Morbus Ledderhose)

Gut zu wissen

Der Morbus Dupuytren ist eine idiopathische Proliferation der Palmaraponeurose mit zunehmender Beugekontraktur der Flexoren. Die Erkrankung beginnt meistens im Sehnenverlauf des kleinen Fingers und des Ringfingers mit Verhärtungen, die sich im späteren Verlauf zu Knoten ausbilden können. Die Finger werden dadurch zunehmend in einer Beugestellung fixiert und können nicht mehr gestreckt werden. Die Erkrankung tritt oft beidseitig auf. Männer ab dem 50. Lebensjahr sind am häufigsten betroffen, Frauen dagegen seltener und mit milderen Krankheitsverläufen. Bei funktionsbehinderndem Ausmaß der Kontrakturen wird oftmals eine Operation erforderlich. Rezidive sind nicht selten.

Der Morbus Ledderhose beschreibt eine vergleichbare Fibrosierung der Plantaraponeurose.

Die ESWT kann die Progression in frühen Stadien verlangsamen und gelegentlich auch das Ausmaß der Kontrakturen verringern.

Mögliche Ursachen des Morbus Dupuytren

- Idiopathisch, Männer > Frauen, ab dem 50. Lebensjahr
- Familiäre Häufung, genetische Disposition
- Diabetes mellitus (diskutiert)
- Alkohol-, Nikotinabusus (diskutiert)

Diagnostik und Therapievorbereitung

Anamnese der Schmerzsituation

Am Anfang der Behandlung steht die Anamnese der Schmerzsituation. Mit Hilfe gezielter Fragen (➤ Kap. 2) kann die Schmerzsituation genau erfasst werden. Vor allem das Erfragen von Auftretungszeitpunkt, Häufigkeit, Dauer und Intensität sowie verstärkenden und abmildernden Faktoren kann Hinweise auf myofasziale Triggerpunkte ergeben.

Manuelle und weiterführende Diagnostik

- Palpation strangartiger Verdickungen der Palmaraponeurose in der Hohlhand
- Einteilung der Kontraktur in Stadien (Kontrakturgrad ist die Summe der Winkel an allen Gelenken eines Strahls):
  - Stadium 0: keine Beschwerden
  - Stadium 1: Kontrakturen zwischen 0 und 45°
  - Stadium 2: Kontrakturen zwischen 45 und 90°
  - Stadium 3: Kontrakturen zwischen 90 und 135°
  - Stadium 4: Kontrakturen über 135°
- Sonografie

10

Zu beachten

Die Behandlung der Triggerpunkte kann zu schmerzhaften Ausstrahlungen führen. In diesem Fall kann mit ggf. reduzierter Energie normal weiterbehandelt werden.

⚠ CAVE
Ein Morbus Dupuytren kann nur im Anfangsstadium mit der Stoßwelle behandelt werden. Ist die Erkrankung weiter fortgeschritten (ab Stadium 1 oder 2), müssen chirurgische Interventionen wie eine Faszienspaltung oder eine Resektion von Teilen der Palmaraponeurose in Betracht gezogen werden.

Behandlungsoptionen

Bei der Dupuytren-Kontraktur ist eine Kombinationsbehandlung mit ergänzenden Therapiemaßnahmen in den meisten Fällen sinnvoll und kann bedenkenlos in der gleichen Sitzung durchgeführt werden. In ➤ Kapitel 3 werden ergänzende Therapiemöglichkeiten detailliert erklärt.

Einstellungen am Gerät

Wahl der Stoßwelle

Radiale und fokussierte Stoßwellentherapie
Idealerweise wird die fokussierte Stoßwelle im Bereich der Handfläche (des Fußes) und der Kontrakturen eingesetzt. Alternativ ist die Behandlung auch mit der R-SW möglich.

Applikator

R-SW Für den Weichteilbereich den myofaszialen Applikator (➤ Kap. 6.2) verwenden.
F-SW Es wird ausschließlich mit der langen Vorlaufstrecke (➤ Kap. 6.2) behandelt.

Ultraschallgel zur Ankopplung verwenden.

Einstellen der Parameter

Energie **R-SW:** 0,3–2,0 bar; **F-SW:** 0,01–0,2 mJ/mm^2.

Mit einer niedrigen Energie beginnen und die **Energie steigern,** bis sie für den Patienten **deutlich spürbar, aber nicht schmerzhaft** ist. Während der Behandlung kann es vorkommen, dass die Energie je nach Lokalisation korrigiert werden muss.

Frequenz **R-SW:** 10–12 Hz, dieser Frequenzbereich ist für das Ohr angenehmer als hohe Frequenzen ; **F-SW:** automatisch.
Anzahl der Impulse **R-SW:** 2000–3000/Hand (Fuß); **F-SW:** 1000–2000 Impulse.

10.6.1 Dupuytren-Kontraktur

Lagerung Patient in Rückenlage, die Knie mit einer Rolle unterlagert, der Ellenbogen gestreckt, der Unterarm supiniert, oder Patient im Sitzen, Arm auf der Behandlungsbank. Der Ellbogen ist in Flexion, der Unterarm in Supination (➤ Abb. 10.37).

Für die Behandlung der **Plantaraponeurose** Patient in Bauchlage, die Sprunggelenke mit einer Rolle unterlagert.

Stoßwelle **F-SW** (alternativ R-SW mit Sehnenapplikator aus Edelstahl oder Plastik).

Applikator Lange Vorlaufstrecke.

Startenergie **F-SW:** 0,01–0,2 mJ/mm^2 (R-SW: 0,3–2,0 bar).

Ablauf

- An der Kontraktur wird die **F-SW** mit langer Vorlaufstrecke eingesetzt (➤ Abb. 10.37).
- Auf der Kontraktur wird statisch und lokal gearbeitet.
- Die Kontraktur wird mit ca. 1000–2000 Impulsen behandelt.
- Die Energie sollte so hoch wie vom Patienten tolerierbar eingestellt werden.

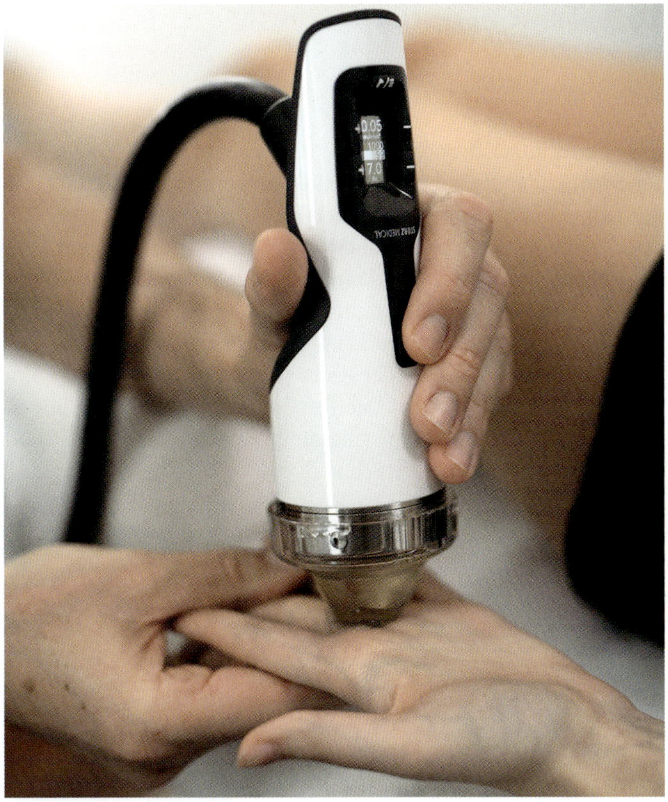

Abb. 10.37 Dupuytren-Kontraktur: Behandlung der Knoten mit der F-SW und langer Vorlaufstrecke [O1098]

10.7 Triggerfinger

Gut zu wissen

Der Triggerfinger (Digitus saltans) wird auch als schnellender Finger oder Schnappfinger bezeichnet. Dabei besteht eine Verdickung der Sehnenscheide und/oder einer Fingerbeugesehne im Bereich des Ringbandes am Fingergrundgelenk (A1-Ringband). Beim Beugen und Strecken des Fingers kommt durch das gewaltsame Durchziehen des Knötchens unter dem Ringband zu einem schmerzhaften „Schnappen". Manchmal kann der betroffene Finger nur mit Hilfe der anderen Hand wieder gestreckt werden. Jeder Finger kann betroffen sein, häufig der Daumen, aber auch mehrere Finger gleichzeitig. Erste Symptome sind meist eine Fingersteifigkeit und eine druckschmerzhafte Schwellung.

Mögliche Ursachen des Triggerfingers

- Degenerative und/oder entzündliche (Rheuma) Veränderungen des Ringbandes
- Ringbandinsuffizienz (Verletzungen, Infektionen)
- Chronische Überlastung der Finger und Hände
- Dauerhaft hohe Spannung (Verkürzung) durch Triggerpunkte der Mm. flexor digitorum superficialis und profundus mit mechanischer Belastung der Strukturen am Fingergrundgelenk und konsekutiver Ausbildung von Sehnenverdickungen (-knötchen)

Diagnostik und Therapievorbereitung

Anamnese der Schmerzsituation

Am Anfang der Behandlung steht die Anamnese der Schmerzsituation. Mit Hilfe gezielter Fragen (➤ Kap. 2) kann die Schmerzsituation genau erfasst werden. Vor allem das Erfragen von Auftretungszeitpunkt, Häufigkeit, Dauer und Intensität sowie verstärkenden und abmildernden Faktoren kann Hinweise auf myofasziale Triggerpunkte ergeben.

Manuelle und weiterführenden Diagnostik

- Palpation des Ringbandes und der Fingerbeugesehnen
- Aktive und passive Funktionsprüfung
- Sonografie

Zu beachten

Die Behandlung der Triggerpunkte kann zu schmerzhaften Ausstrahlungen führen. In diesem Fall kann mit ggf. reduzierter Energie normal weiterbehandelt werden.

Behandlungsoptionen

Beim Triggerfinger ist eine Kombinationsbehandlung mit ergänzenden Therapiemaßnahmen in den meisten Fällen sinnvoll und kann bedenkenlos in der gleichen Sitzung durchgeführt werden.

Injektionsbehandlungen können einen Teil des Effekts der ESWT antagonisieren und sollten nicht in gleicher Sitzung durchgeführt werden.

In ➤ Kapitel 3 werden ergänzende Therapiemöglichkeiten detailliert erklärt.

Einstellungen am Gerät

Wahl der Stoßwelle

Radiale und fokussierte Stoßwellentherapie
An der Unterarm- und Handmuskulatur wird mit der R-SW behandelt. Die fokussierte Stoßwelle wird im Bereich der Handinnenfläche und der Ringbänder eingesetzt.

Applikator

R-SW Für den Weichteilbereich den myofaszialen Applikator (➤ Kap. 6.2) verwenden.
F-SW Es wird ausschließlich mit der langen Vorlaufstrecke (➤ Kap. 6.2) behandelt.

Ultraschallgel zur Ankopplung verwenden.

Einstellen der Parameter

Energie **R-SW:** 0,3–2,0 bar; **F-SW:** 0,01–0,2 mJ/mm^2.

Mit einer niedrigen Energie beginnen und die **Energie steigern,** bis sie für den Patienten **deutlich spürbar, aber nicht schmerzhaft** ist. Während der Behandlung kann es vorkommen, dass die Energie je nach Lokalisation korrigiert werden muss.

Frequenz **R-SW:** 10–12 Hz, dieser Frequenzbereich ist für das Ohr angenehmer als hohe Frequenzen; **F-SW:** automatisch.
Anzahl der Impulse **R-SW:** 4000–8000, 300–500 Impulse/Triggerpunkt; **F-SW:** 1000–2000 Impulse/Triggerpunkt.

Zu behandelnde Muskeln

Die Muskelbäuche der oberflächlichen und tiefen Finger- und Daumenflexoren unterhalten bei Vorliegen von Triggerpunkten eine dauerhafte Spannung auf die Sehnenscheiden und Sehnen im Bereich der Zügelung durch die Ringbänder. Daher sind sie ebenfalls auf Triggerpunkte zu untersuchen und zu behandeln.

Für eine gezielte Behandlung ist es wichtig, die Triggerpunkte der Muskeln vorab zu diagnostizieren. Die Behandlung kann in Rückenlage oder im Sitzen durchgeführt werden.

Beim Applizieren der Stoßwelle können aktive Triggerpunkte genau die Schmerzen reproduzieren, die der Patient im Alltag spürt.

Dies ist nach David Simons das wichtigste diagnostische Kriterium für das Vorliegen eines Triggerpunktes. Wichtig ist, dass mit Patientenfeedback gearbeitet und das Handstück so lange in kleinen Bewegungen verschoben wird, bis der Patient den Schmerz oder die Ausstrahlungsmuster wahrnimmt.

Behandlung Triggerfinger

- Mm. flexor digitorum superficialis und profundus (Muskelbauch; ➤ Kap. 10.4.2)
- Triggerfinger (Beugesehnen am Grundgelenk; ➤ Kap. 10.7.1)
- Mit dem Handstück wird so lange verweilt, bis der Schmerz sich verändert bzw. reduziert.
- Jeder Triggerpunkt wird mit ca. 300–500 Impulsen behandelt.

10.7.1 Triggerfinger

Lagerung Patient in Rückenlage, die Knie mit einer Rolle unterlagert. Bei Behandlung im Sitzen ruht der Arm auf der Behandlungsbank, der Ellbogen ist in Flexion und Supination (➤ Abb. 10.38).

Stoßwelle **F-SW.**

Applikator Lange Vorlaufstrecke.

Startenergie **F-SW:** 0,01–0,2 mJ/mm^2.

Ablauf

- Der verdickte Sehnenanteil wird vor der Behandlung geortet (Sonografie, Palpation) und ggf. markiert. Die häufigste Lokalisation ist über dem Grundgelenkspalt.
- **F-SW** mit langer Vorlaufstrecke einsetzen.
- Lokal arbeiten.
- Der Sehnenknoten wird mit ca. 1000 Impulsen behandelt.

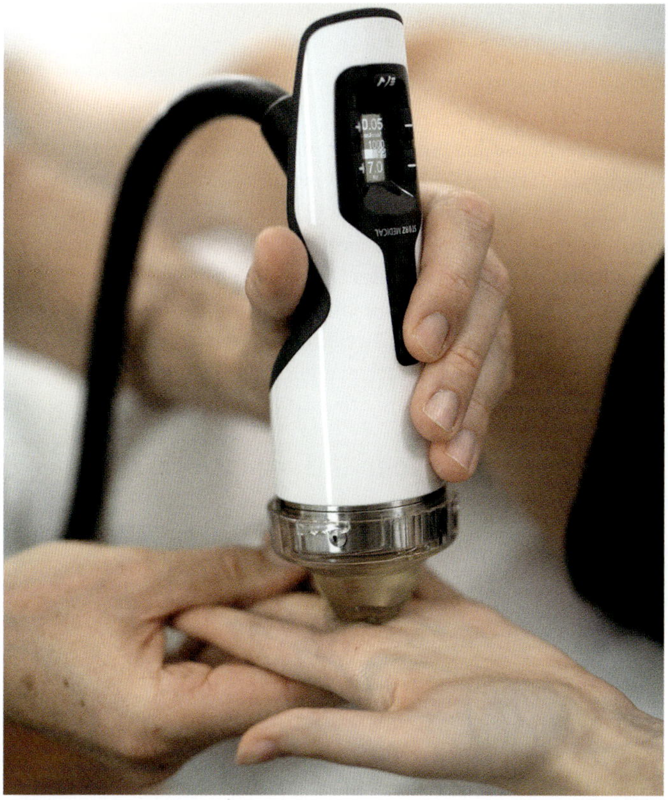

Abb. 10.38 Triggerfinger: Behandlung mit der F-SW und langer Vorlaufstrecke im Bereich des Ringbandes [O1098]

10.8 Rhizarthrose

Gut zu wissen

Die Rhizarthrose betrifft das Daumensattelgelenk. Die typischen Schmerzen treten daher handgelenksnah am Daumenballen auf. Die Aktivierung der Arthrose geht mit einer Schwellung und Überwärmung sowie einem Gelenkerguss einher. Im fortgeschrittenen Stadium ist eine Abduktion des Daumens nur noch unter Schmerzen möglich. Kraftverlust und eine Schonhaltung sind die Folgen, bei denen Greif- und Drehbewegungen der Hand nur noch unter Schmerzen oder gar nicht mehr möglich sind.

Mögliche Ursachen der Rhizarthrose

- Chronische Überlastung (beruflich, z. B. Masseure)
- Z.n. Fraktur des Handgelenks (posttraumatische Arthrose)
- Genetische und familiäre Disposition
- Frauen ab dem 60. Lebensjahr sind am häufigsten betroffen

Diagnostik und Therapievorbereitung

Anamnese der Schmerzsituation

Am Anfang der Behandlung steht die Anamnese der Schmerzsituation. Mit Hilfe gezielter Fragen (➤ Kap. 2) kann die Schmerzsituation genau erfasst werden. Vor allem das Erfragen von Auftretungszeitpunkt, Häufigkeit, Dauer und Intensität sowie verstärkenden und abmildernden Faktoren kann Hinweise auf myofasziale Triggerpunkte ergeben.

Schmerzen beim festen Greifen, eingeschränkte Beweglichkeit, Kraftminderung und sichtbare Schwellung des Daumensattelgelenks werden vom Patienten berichtet. Auch das axiale Anstoßen des Daumens bereitet deutliche Schmerzen.

Manuelle und weiterführenden Diagnostik

- Palpation des Daumensattelgelenks, Bewegungsprüfung (v. a. Abduktion und Opposition eingeschränkt), axialer Stauchungsschmerz
- Griffkraft
- Sonografie
- Röntgen

Zu beachten

Die Behandlung des Daumensattelgelenks und der Thenarmuskulatur kann zu schmerzhaften Ausstrahlungen führen. In diesem Fall kann mit ggf. reduzierter Energie normal weiterbehandelt werden.

Behandlungsoptionen

Bei der Rhizarthrose ist eine Kombinationsbehandlung mit ergänzenden Therapiemaßnahmen in den meisten Fällen sinnvoll und kann bedenkenlos in der gleichen Sitzung durchgeführt werden. In ➤ Kapitel 3 werden ergänzende Therapiemöglichkeiten detailliert erklärt.

Einstellungen am Gerät

Wahl der Stoßwelle

Radiale und fokussierte Stoßwellentherapie
An der Unterarm- und Handmuskulatur wird mit der R-SW behandelt. Die fokussierte Stoßwelle kommt im Bereich des Daumensattelgelenks zum Einsatz.

Applikator

R-SW Für den Weichteilbereich den myofaszialen Applikator (➤ Kap. 6.2) verwenden.
F-SW Es wird ausschließlich mit der langen Vorlaufstrecke (➤ Kap. 6.2) behandelt.
Ultraschallgel zur Ankopplung verwenden.

Einstellen der Parameter

Energie **R-SW:** 0,3–2,0 bar; **F-SW:** 0,01–0,2 mJ/mm².

Mit einer niedrigen Energie beginnen und die **Energie steigern,** bis sie für den Patienten **deutlich spürbar, aber nicht schmerzhaft** ist. Während der Behandlung kann es vorkommen, dass die Energie je nach Lokalisation korrigiert werden muss.

Frequenz **R-SW:** 10–12 Hz, dieser Frequenzbereich ist für das Ohr angenehmer als hohe Frequenzen; **F-SW:** automatisch.
Anzahl der Impulse **R-SW:** 4000–8000, 300–500 Impulse/Triggerpunkt; **F-SW:** 1000–2000 Impulse/Gelenkspalt.

Zu behandelnde Muskeln

Außer dem Gelenk selbst sind in der Regel auch die Thenarmuskeln und der M. adductor pollicis betroffen und tragen zum Schmerzgeschehen bei. Deshalb sind diese auch zu behandeln.

Beim Applizieren der Stoßwelle können aktive Triggerpunkte genau die Schmerzen reproduzieren, die der Patient im Alltag spürt. Dies ist nach David Simons das wichtigste diagnostische Kriterium für das Vorliegen eines Triggerpunktes. Wichtig ist, dass mit Patientenfeedback gearbeitet und das Handstück so lange in kleinen Bewegungen verschoben wird, bis der Patient den Schmerz oder die Ausstrahlungsmuster wahrnimmt.

Behandlung der Rhizarthrose

- Mm. adductor pollicis, opponens pollicis, abductor pollicis, flexor pollicis brevis (➤ Kap. 10.8.1)
- Gelenkspalt Daumensattelgelenk (➤ Kap. 10.8.2)

10.8.1 Mm. adductor pollicis, opponens pollicis, abductor pollicis und flexor pollicis brevis

Lagerung Patient in Rückenlage, die Knie mit einer Rolle unterlagert. Bei Behandlung im Sitzen ruht Arm auf der Behandlungsbank; der Ellbogen ist in Flexion, die Hand in Supination.
Stoßwelle **R-SW.**
Applikator Myofaszialer Applikator.
Startenergie 0,3–2,0 bar.
Ablauf

- Der Muskel wird dynamisch im Verlauf des Muskelbauchs behandelt. Das Handstück wird so lange in kleinen Bewegungen auf dem Muskel verschoben, bis der Patient den vollen Schmerz bzw. die Ausstrahlungen wahrnimmt (➤ Abb. 10.39, ➤ Abb. 10.40).
- An diesem Punkt verweilt man mit dem Handstück so lange, bis der Schmerz sich verändert bzw. reduziert.
- Jeder Triggerpunkt wird mit ca. 300–500 Impulsen behandelt.

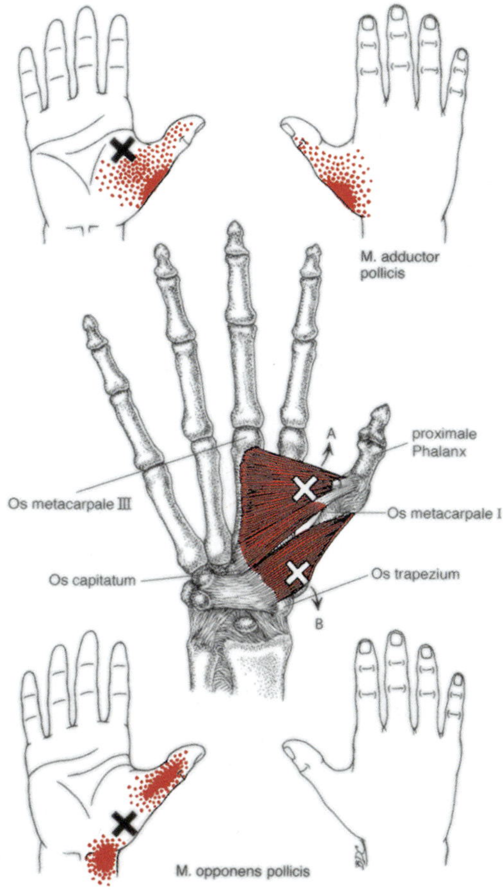

Abb. 10.39 Mm. adductor pollicis und opponens pollicis: Triggerpunkte mit ihren Ausstrahlungsmustern [G100]

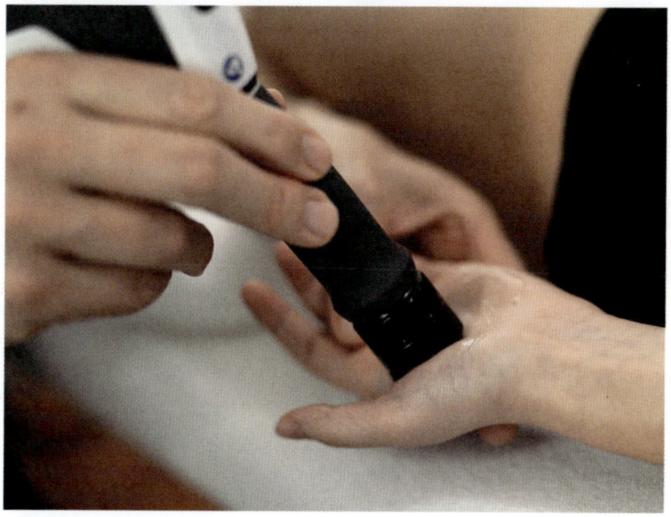

Abb. 10.40 Mm. adductor pollicis und opponens pollicis: Ausstreichen der Handinnenfläche mit der R-SW [O1098]

10.8.2 Gelenkspalt Daumensattelgelenk

Lagerung Patient in Rückenlage, die Knie mit einer Rolle unterlagert, Unterarm supiniert oder in Neutralstellung, oder Patient im Sitzen, Arm auf der Behandlungsbank. Der Ellbogen ist in Flexion, die Hand in Supination oder Neutralstellung.

Stoßwelle **F-SW.**

Applikator Lange Vorlaufstrecke.

Startenergie **F-SW:** 0,01–0,2 mJ/mm^2.

Ablauf

- Für die Behandlung am Gelenkspalt wird die **F-SW** mit langer Vorlaufstrecke eingesetzt.
- Direkt auf dem Gelenkspalt arbeiten, von palmar und aus der Tabatiere mit etwa 45° nach distal gerichtetem Fokus (➤ Abb. 10.41).
- Der Gelenkspalt kann vor der Behandlung geortet (Sonografie, Palaption) und markiert werden, generell lässt sich der Behandler von der Schmerzangabe des Patienten leiten.
- Der Gelenkspalt wird mit ca. 1000 Impulsen behandelt.

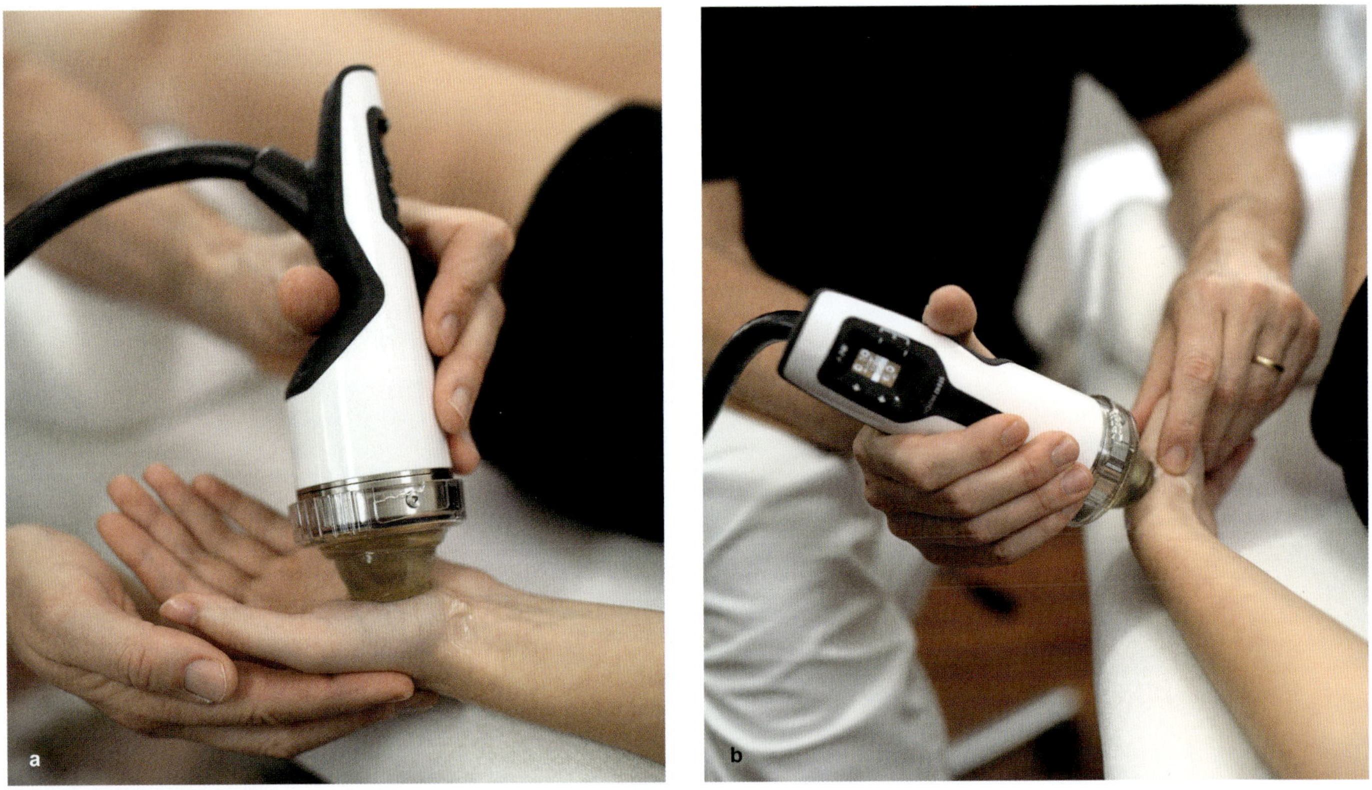

Abb. 10.41 Behandlung des Daumensattelgelenks mit der F-SW aus zwei Richtungen (a und b) [O1098]

10.9 Heberden- und Bouchardarthrose

Gut zu wissen

Die Heberdenarthrose ist eine Arthrose der distalen Interphalangealgelenke (DIP). Die Bouchardarthrose betrifft die Mittelgelenke (PIP). Meist sind mehrere Finger einer Hand oder beider Hände betroffen. Neben den Schmerzen treten Bewegungseinschränkungen und Kraftverlust auf. In den meisten Fällen sind Frauen im mittleren Lebensalter betroffen. Die Knoten sind osteophytäre Wucherungen in Gelenkflächennähe und ergeben ein typisches Bild.

Mögliche Ursachen der Fingerarthrose

- Idiopathisch
- Chronische Überlastung (beruflich: Musiker, Masseure etc.)
- Genetische Disposition (gehäuftes Vorkommen bei Frauen einer Familie)
- Frauen ab dem mittleren Lebensalter
- Posttraumatisch

Diagnostik und Therapievorbereitung

Anamnese der Schmerzsituation

Am Anfang der Behandlung steht die Anamnese der Schmerzsituation. Mit Hilfe gezielter Fragen (➤ Kap. 2) kann die Schmerzsituation genau erfasst werden. Vor allem das Erfragen von Auftretungszeitpunkt, Häufigkeit, Dauer und Intensität sowie verstärkenden und abmildernden Faktoren kann Hinweise auf myofasziale Triggerpunkte ergeben.

Morgensteifigkeit der Finger und Schwellungen der betroffenen Gelenke sowie Belastungsschmerzen gehören zur Symptomatik, ebenso Kälteempfindlichkeit.

Manuelle und weiterführenden Diagnostik

- Palpation Fingerend- und -mittelgelenke, Funktionsprüfung
- Sonografie
- Röntgen

Zu beachten

Die Behandlung der Gelenke kann zu schmerzhaften Ausstrahlungen führen. In diesem Fall kann mit ggf. reduzierter Energie normal weiterbehandelt werden.

Behandlungsoptionen

Bei der Fingerarthrose ist eine Kombinationsbehandlung mit ergänzenden Therapiemaßnahmen in den meisten Fällen sinnvoll und kann bedenkenlos in der gleichen Sitzung durchgeführt werden. In ➤ Kapitel 3 werden ergänzende Therapiemöglichkeiten detailliert erklärt.

Einstellungen am Gerät

Wahl der Stoßwelle

Radiale und fokussierte Stoßwellentherapie
An der Unterarm- und Handmuskulatur wird mit der R-SW behandelt. Die fokussierte Stoßwelle kommt im Bereich der Gelenke zum Einsatz.

Applikator

R-SW Für den Weichteilbereich den myofaszialen Applikator (➤ Kap. 6.2) verwenden.
F-SW Es wird ausschließlich mit der langen Vorlaufstrecke (➤ Kap. 6.2) behandelt.

Ultraschallgel zur Ankopplung verwenden.

Einstellen der Parameter

Energie **R-SW:** 0,3–2,0 bar; **F-SW:** 0,01–0,2 mJ/mm^2.

Mit einer niedrigen Energie beginnen und die **Energie steigern,** bis sie für den Patienten **deutlich spürbar, aber nicht schmerzhaft** ist. Während der Behandlung kann es vorkommen, dass die Energie je nach Lokalisation korrigiert werden muss.

Frequenz **R-SW:** 10–12 Hz, dieser Frequenzbereich ist für das Ohr angenehmer als hohe Frequenzen; **F-SW:** automatisch.
Anzahl der Impulse **R-SW:** 4000–8000; 300–500 Impulse/Triggerpunkt; **F-SW:** ca. 500 Impulse/Gelenk.

Zu behandelnde Muskeln

Für eine gezielte Behandlung ist es wichtig, die Triggerpunkte der Muskeln vorab zu diagnostizieren. Die Behandlung kann in Rückenlage oder im Sitzen durchgeführt werden.

Beim Applizieren der Stoßwelle können aktive Triggerpunkte genau die Schmerzen reproduzieren, die der Patient im Alltag spürt. Dies ist nach David Simons das wichtigste diagnostische Kriterium für das Vorliegen eines Triggerpunktes. Wichtig ist, dass mit Patientenfeedback gearbeitet und das Handstück so lange in kleinen Bewegungen verschoben wird, bis der Patient den Schmerz oder die Ausstrahlungsmuster wahrnimmt.

Behandlung der Fingerarthrose

- DIP- und PIP-Gelenke

10.9.1 DIP- und PIP-Gelenk

Lagerung Patient in Rückenlage, die Knie mit einer Rolle unterlagert, oder Patient im Sitzen, Arm auf der Behandlungsbank. Der Ellbogen ist in Flexion, der Unterarm in Pronation (➤ Abb. 10.42).

Stoßwelle **F-SW.**

Applikator Lange Vorlaufstrecke.

Startenergie **F-SW:** 0,01–0,2 mJ/mm^2.

Ablauf

- An den Gelenken wird die **F-SW** mit langer Vorlaufstrecke eingesetzt.
- Die Knoten werden lokal und statisch von dorsal behandelt.
- Jeder Knoten wird mit ca. 500 Impulsen behandelt.

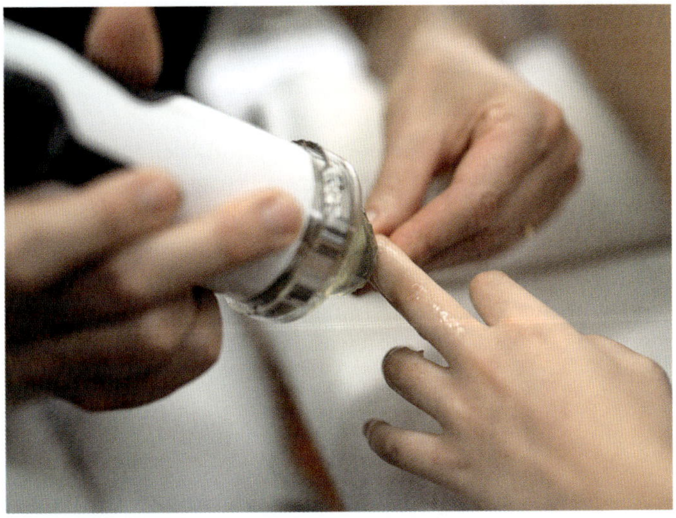

Abb. 10.42 Behandlung der Heberdenknoten an den DIP-Gelenken mit der F-SW und langer VLS [O1098]

KAPITEL

11 Hüfte, Becken, Oberschenkel

C. Kalmbach, K. Hornig

11.1 Leistenschmerzen

Gut zu wissen

Leistenschmerzen können die unterschiedlichsten Ursachen haben und von verschiedenen Strukturen herrühren. Muskeln, die nicht direkt in der anatomischen Region gelegen sind, können in die Leiste projizieren. Nervenkompressionssyndrome auf Wirbelsäulenebene oder entzündliche Nervenerkrankungen sowie Engpassyndrome können ebenfalls Leistenschmerzen verursachen.

Mögliche Ursachen des Leistenschmerzes

- Muskuläre Verspannungen mit der Ausbildung myofaszialer Trigger, v. a. der Adduktorenmuskulatur
- Osteitis pubis bei langandauerndem muskulären Zug auf die Adduktorenursprünge/Ermüdungsfraktur des Os pubis
- Längere Zwangshaltungen, z. B. am Arbeitsplatz oder im Auto
- Schwache Bauch- und/oder Rückenmuskulatur
- Degenerative Veränderungen des Beckens, der Hüftgelenke und der LWS (Facettengelenke, Nervenwurzel Th12, L1, L2)
- Traumata, rezidivierende Mikrotraumata (Fußball), Zerrungen, Muskelfaserrisse
- Leistenbruch
- Schwangerschaft
- Erkrankungen der Harn- und/oder Geschlechtsorgane
- Inguinale Lymphknotenschwellung
- Blockierung ISG, Symphyse
- Gürtelrose (Herpes Zoster)

Diagnostik und Therapievorbereitung

Anamnese der Schmerzsituation

Am Anfang der Behandlung steht die Anamnese der Schmerzsituation. Mit Hilfe gezielter Fragen (➤ Kap. 2) kann die Schmerzsituation genau erfasst werden. Vor allem das Erfragen von Auftretungszeitpunkt, Häufigkeit, Dauer und Intensität sowie verstärkenden und abmildernden Faktoren kann Hinweise auf myofasziale Triggerpunkte ergeben.

Leistenschmerzen werden häufig durch Projektionen eines „referred pain" aus anderen Muskeln in die Leistenregion wahrgenommen, insbesondere der Bauchmuskeln, des M. iliopsoas und des M. piriformis. Daher sind diese bei unklaren Leistenschmerzen auf Triggerpunkte zu scannen.

Initiale Belastungsschmerzen können in einen Dauerschmerz übergehen. Wenn dieser auch nach längerer Schonung und v. a. in Ruhe (nachts) auftritt, liegt der Verdacht auf eine Triggerpunktbelastung der Muskulatur nahe.

Manuelle und weiterführende Diagnostik

- Bewegungsausmaß der LWS, Hüftgelenke und Ossa ilei testen (ISG testen, Vorlaufphänomen).
- Palpation der betroffenen Muskeln mit Auffinden der aktiven Triggerpunkte sowie deren Provokation. Die Triggerpunkte können auch direkt mit einem Stift markiert werden.
- Palpation schmerzhafter Sehneninsertionen, v. a. am Os pubis (Oberrand: M. rectus abdominis, Unterrand: Adduktoren).
- Differenzialdiagnosen gegebenenfalls mittels bildgebender Verfahren ausschließen (Röntgen: Coxarthrose, MRT: Osteitis pubis, Wurzelreizsyndrom Th12, L1, L2).

Zu beachten

Die Behandlung der Triggerpunkte kann zu schmerzhaften Ausstrahlungen führen. In diesem Fall kann mit ggf. reduzierter Energie normal weiterbehandelt werden.

Behandlungsoptionen

Bei der Leistenschmerz-Symptomatik ist eine Kombinationsbehandlung mit ergänzenden Therapiemaßnahmen in den meisten Fällen sinnvoll und kann bedenkenlos in der gleichen Sitzung durchgeführt werden.

Die Applikation von Lokalanästhetika vor der Behandlung mit der ESWT verhindert einen Teil des gewünschten Effekts und sollte, wenn möglich, in derselben Sitzung unterbleiben.

In ➤ Kapitel 3 werden ergänzende Therapiemöglichkeiten detailliert erklärt.

Einstellungen am Gerät

Wahl der Stoßwelle

Radiale und fokussierte Stoßwellentherapie
Bei Leistenschmerzen wird kombiniert mit F-SW und R-SW behandelt. Einige tiefliegende Strukturen im Behandlungsbereich können meist nur mit der F-SW behandelt werden.

Applikator

R-SW Für den Weichteilbereich den myofaszialen Applikator verwenden. Für die knöchernen Bereiche empfiehlt sich der Sehnenapplikator aus Edelstahl (➤ Kap. 6.2).
F-SW Für knöcherne Bereiche empfiehlt sich, mit langer Vorlaufstrecke und für tiefliegende Strukturen ohne Vorlaufstrecke zu arbeiten (➤ Kap. 6.2).

Einstellen der Parameter

Energie **R-SW:** 0,3–2,5 bar; **F-SW:** 0,05–0,2 mJ/mm^2.

Mit einer niedrigen Energie beginnen und die **Energie steigern,** bis sie für den Patienten **deutlich spürbar, aber nicht schmerzhaft** ist. Während der Behandlung kann es vorkommen, dass die Energie je nach Lokalisation korrigiert werden muss.

Frequenz **R-SW:** 13–17 Hz; **F-SW:** automatisch.
Anzahl der Impulse **R-SW:** 3000–5000; **F-SW:** 1500–2000; je 300–500 Impulse/Triggerpunkt; **F-SW:** 1000–2000 Impulse auf Sehneninsertionen bzw. Os pubis bei Osteitis pubis.

Zu behandelnde Muskeln

Für eine gezielte Behandlung ist es wichtig, die Triggerpunkte der Muskeln vorab zu diagnostizieren. Beim Applizieren der Stoßwelle können aktive Triggerpunkte genau die Schmerzen reproduzieren, die der Patient im Alltag spürt. Dies ist nach David Simons das wichtigste diagnostische Kriterium für das Vorliegen eines Triggerpunktes. Wichtig ist, dass mit Patientenfeedback gearbeitet und das Handstück so lange in kleinen Bewegungen verschoben wird, bis der Patient den Schmerz oder die Ausstrahlungsmuster wahrnimmt.

Es muss unterschieden werden zwischen Muskeln, die direkt an den Strukturen der Leistengegend inserieren (Adduktoren, Bauchmuskulatur), denen, die die Leistenregion passieren (M. iliopsoas), und Muskeln, die in die Leisten projizieren (M. quadratus lumborum, gluteus minimus, tensor fasciae latae). Gerade letztere Gruppe sollte nicht außer Acht gelassen werden, insbesondere, da sie bei der funktionellen Untersuchung der Leistenregion nicht auffällig wird.

Behandlung der Leistenschmerzen

- M. quadratus lumborum (➤ Kap. 9.2.3)
- M. piriformis (➤ Kap. 9.2.5)
- Mm. obliquus abdominis internus und externus (➤ Kap. 11.1.1)
- M. rectus abdominis (➤ Kap. 9.2.7)
- M. iliopsoas (➤ Kap. 9.2.6)
- M. pectineus (➤ Kap. 11.1.2)
- Mm. adductor longus und brevis (➤ Kap. 11.1.3)
- M. adductor magnus (➤ Kap. 11.1.4)
- M. gracilis (➤ Kap. 11.1.5)
- M. gluteus minimus (➤ Kap. 9.3.2)
- M. tensor fascia latae (➤ Kap. 11.5.1)

MERKE
Die Sehneninsertionen am Os pubis (➤ Kap. 11.1.6) werden lokal mit der F-SW behandelt, die Muskelbäuche mit der R-SW.

11.1.1 Mm. obliquus abdominis externus und internus

Bei der Behandlung des M. obliquus abdominis sind v.a. die Triggerpunkte im infraumbilicalen Abschnitt nahe des Oberrandes des Os pubis für Leistenschmerzen verantwortlich. Man kann mit der freien Hand die Extensoren des Rückens palpieren, um festzustellen, wann diese zeitgleich mit der Entspannung der Bauchmuskulatur relaxieren. Dann ist der ventrale Triggerpunkt ausreichend therapiert.

Lagerung Patient in Rückenlage, die Knie mit einer Rolle unterlagert.
Stoßwelle **R-SW.**
Applikator **R-SW:** myofaszialer Applikator.
Startenergie **R-SW:** 0,3–2,0 bar.
Ablauf

- Mit der **R-SW** wird der Muskel im Verlauf dynamisch behandelt. Das Handstück wird so lange in kleinen Bewegungen auf dem Muskel verschoben, bis der Patient den vollen Schmerz bzw. die Ausstrahlungen wahrnimmt (➤ Abb. 11.1, ➤ Abb. 11.2).
- An diesem Punkt verweilt man mit dem Handstück so lange, bis der Schmerz sich verändert bzw. reduziert.
- Mit der freien Hand Palpation der kaudalen Rippen und des Iliumrandes. Identifikation der Verlaufsrichtung der Muskelfasern (Differenzierung zwischen Internus und Externus).
- Jeder Triggerpunkt wird mit ca. 300–500 Impulsen behandelt.

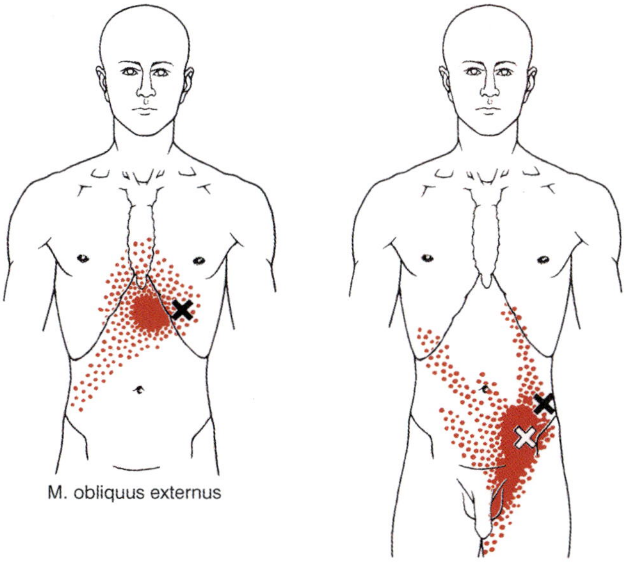

Abb. 11.1 Mm. obliquus abdominis ext. und int: Triggerpunkte mit ihren Ausstrahlungsmustern [G100]

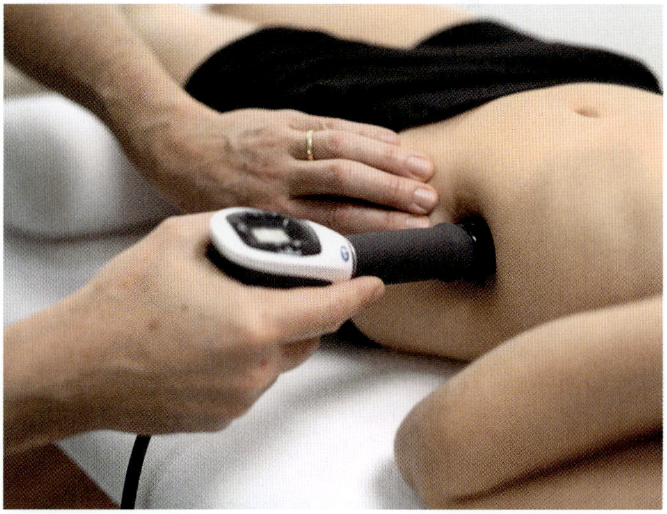

Abb. 11.2 Mm. obliquus abdominis ext. und int: Behandlung mit der R-SW [O1098]

11.1.2 M. pectineus

Lagerung Patient in Rückenlage, die Knie mit einer Rolle unterlagert.
Stoßwelle **F-SW** oder **R-SW** (F-SW bevorzugt, da knochennah).
Applikator **F-SW:** lange Vorlaufstrecke; **R-SW:** myofaszialer Applikator (➤ Kap. 6.1).
Startenergie **R-SW:** 0,3–2,0 bar; **F-SW:** 0,05–0,2 mJ/mm^2.
Ablauf
- Mit der **F-SW** wird statisch im Bereich der Triggerpunkte und sehr nah am Tuberculum pubicum gearbeitet und das Handstück so lange verschoben, bis der Patient den vollen Schmerz wahrnimmt (➤ Abb. 11.3).
- An diesem Punkt verweilt man mit dem Handstück so lange, bis der Schmerz sich verändert bzw. reduziert.
- Jeder Triggerpunkt wird mit ca. 300–500 Impulsen behandelt.

TIPP
Wird nah am Tuberculum pubicum behandelt, wird der Patient gebeten, mit der Hand die Geschlechtsteile zu schützen und gleichzeitig die Hose etwas zur Seite zu schieben (➤ Abb. 11.4).Mit der freien palpierenden Hand Leistenpuls aufsuchen und unter den Fingern halten, um direkte Einwirkung auf die A. femoralis zu vermeiden.

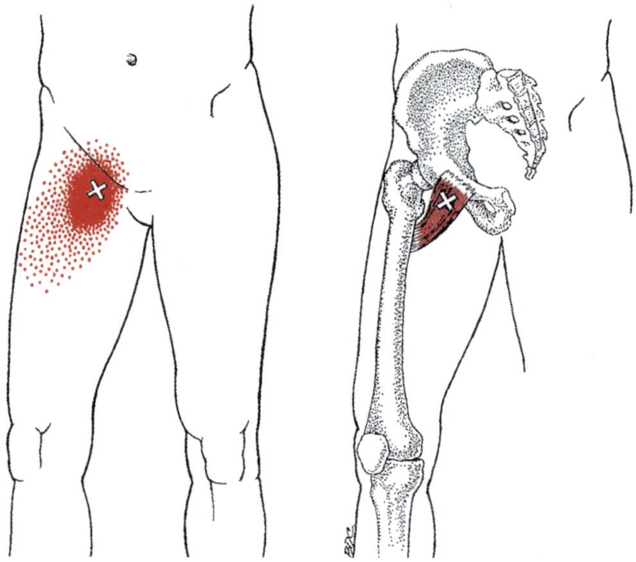

Abb. 11.3 M. pectineus: Triggerpunkte mit ihren Ausstrahlungsmustern [G178]

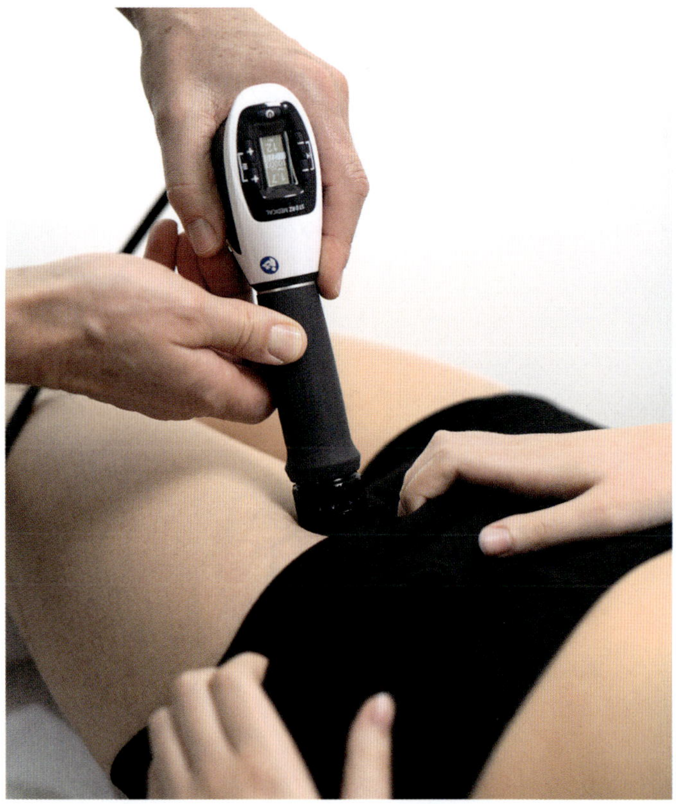

Abb. 11.4 M. pectineus: Behandlung mit der R-SW und dem Myofaszialen Applikator [O1098]

11.1.3 Mm. adductor longus und brevis

Lagerung Patient in Rückenlage. Das zu behandelnde Bein wird in ABD und ARO zur Seite abgelegt. Alternativ kann auch in Bauchlage behandelt werden, je nach Lokalisation der Triggerpunkte. Das abgelegte Bein kann durch eine Halbrolle oder den Rumpf des Behandlers gestützt werden.
Stoßwelle **R-SW.**
Applikator **R-SW:** myofaszialer Applikator.
Startenergie **R-SW:** 1,0–2,5 bar.
Ablauf

- Mit der **R-SW** wird der gesamte Muskelbereich dynamisch behandelt. Das Handstück wird so lange in kleinen Bewegungen auf dem Muskel verschoben, bis der Patient den vollen Schmerz bzw. die Ausstrahlungen wahrnimmt (➤ Abb. 11.5).
- An diesem Punkt verweilt man mit dem Handstück so lange, bis der Schmerz sich verändert bzw. reduziert.
- Mit der freien Hand wird der Muskel von kaudal paplpiert und dagegen gehalten (➤ Abb. 11.6).
- Die Muskeln werden von ventral, medial und ggf. dorsal behandelt.
- Bei gegen den Behandler abgestützem Bein spürt dieser direkt das Nachlassen der Muskelspannung, indem sich das Bein weiter abduzieren lässt.

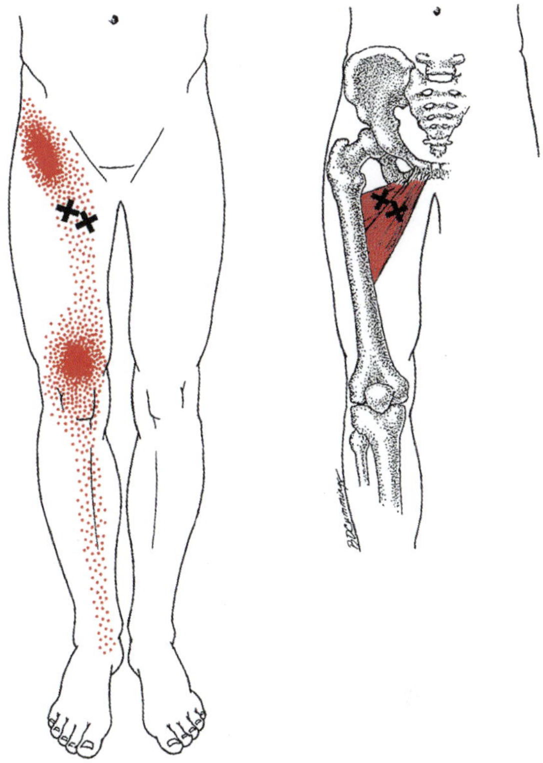

Abb. 11.5 M. adductor longus und brevis: Triggerpunkte mit ihren Ausstrahlungsmustern [G178]

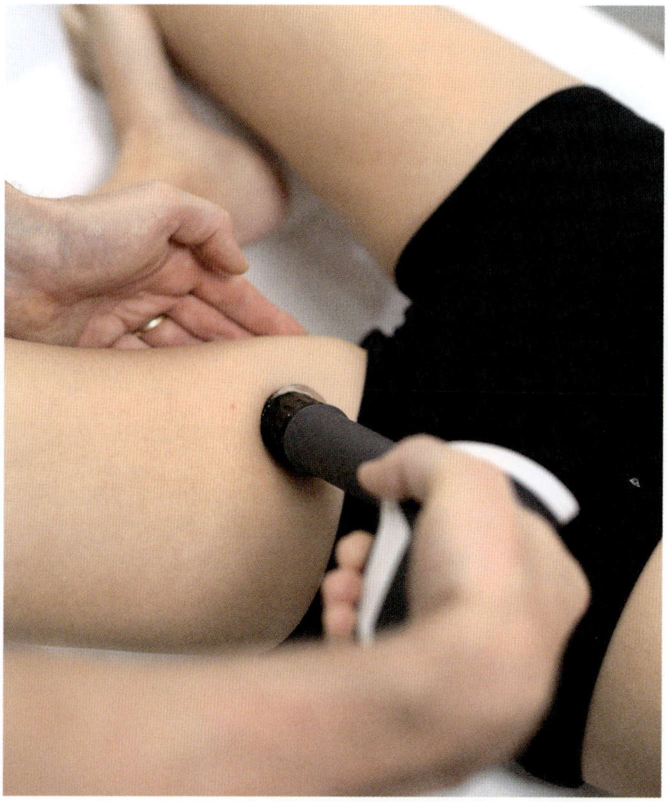

Abb. 11.6 M. adductor longus und brevis: Behandlung mit der R-SW [O1098]

11

11.1.4 M. adductor magnus

Lagerung Patient in Rückenlage. Das zu behandelnde Bein wird in ABD und ARO zur Seite abgelegt (➤ Abb. 11.9), oder Patient in Bauchlage, das Bein in leichter Innenrotation.
Stoßwelle **R-SW.**
Applikator **R-SW:** myofaszialer Applikator.
Startenergie **R-SW:** 1,0–2,5 bar.
Ablauf

- Mit der **R-SW** wird der gesamte Muskelbereich dynamisch behandelt. Das Handstück wird so lange in kleinen Bewegungen auf dem Muskel verschoben, bis der Patient den vollen Schmerz bzw. die Ausstrahlungen wahrnimmt (➤ Abb. 11.7).
- An diesem Punkt verweilt man mit dem Handstück so lange, bis der Schmerz sich verändert bzw. reduziert.
- Jeder Triggerpunkt wird mit ca. 300–500 Impulsen behandelt.

TIPP
Wird in Rückenlage behandelt, wird kaudal am Ansatz am Tuberculum adductorium des Femurs begonnen und nach kranial Richtung Ursprung des Muskels am Tuber ischiadicum und am Ramus ossis ischii gearbeitet. In Bauchlage liegt das Bein in leichter IRO, es wird genauso wie in Rückenlage vorgegangen. Vor allem der distlae Anteil dieses Muskels ist häufig verantwortlich für einen am medialen Gelenkspalt empfundenen Knieschmerz („Pseudo-Meniskusschmerz").

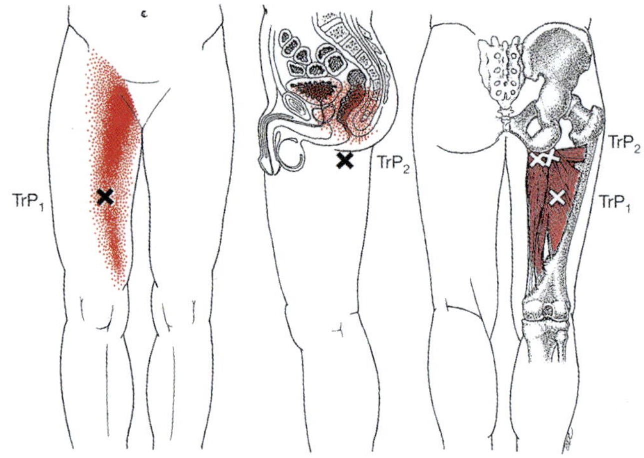

Abb. 11.7 M. adductor magnus: Triggerpunkte mit ihren Ausstrahlungsmustern [G178]

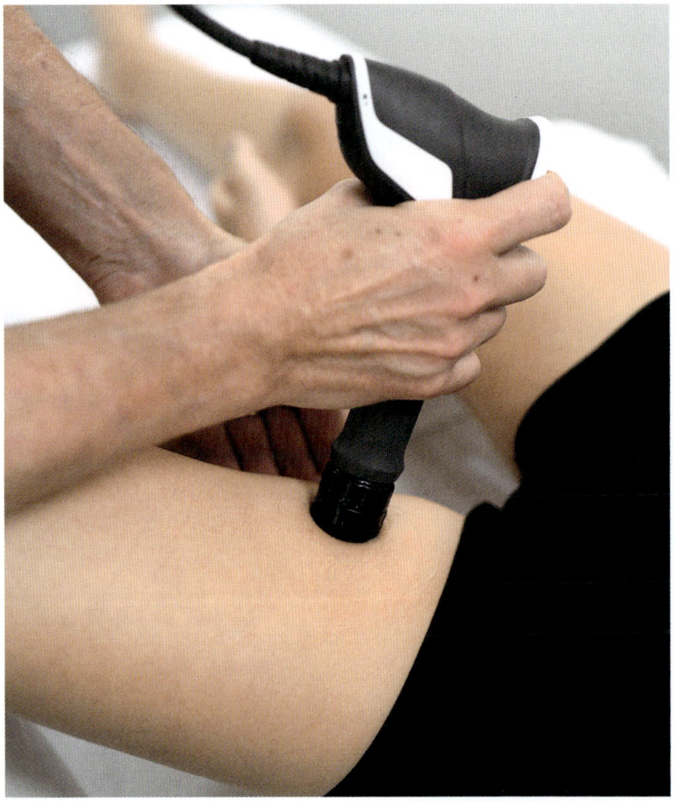

Abb. 11.8 M. adductor magnus: Behandlung in Rückenlage mit der R-SW [O1098]

11.1.5 M. gracilis

Lagerung Patient in Rückenlage. Das zu behandelnde Bein wird in ABD und ARO zur Seite abgelegt (Abb. 11.8).
Stoßwelle **R-SW.**
Applikator **R-SW:** myofaszialer Applikator.
Startenergie **R-SW:** 1,0–2,5 bar.
Ablauf

- Mit der **R-SW** wird der gesamte Muskelbereich dynamisch behandelt. Das Handstück wird so lange in kleinen Bewegungen auf dem Muskel verschoben, bis der Patient den vollen Schmerz bzw. die Ausstrahlungen wahrnimmt (➤ Abb. 11.9).
- An diesem Punkt verweilt man mit dem Handstück so lange, bis der Schmerz sich verändert bzw. reduziert.
- Jeder Triggerpunkt wird mit ca. 300–500 Impulsen behandelt.

TIPP
Die primäre Verkürzung der Adduktorenmuskulatur führt zu einer Belastung der Hüftabduktoren. Diese sind daher häufig mit latenten oder auch aktiven Triggerpunkten behaftet, was wiederum ebenfalls Leistenschmerzen verursachen kann (M. gluteus minimus).

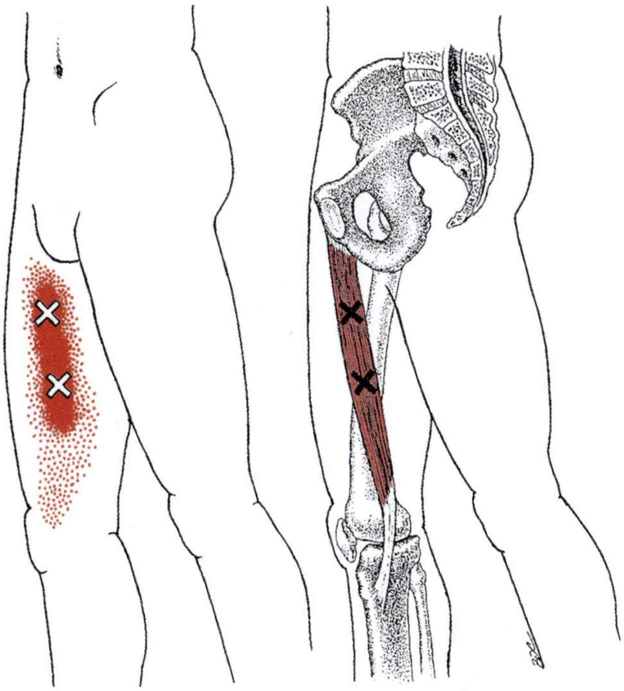

Abb. 11.9 M. gracilis: Triggerpunkte mit ihren Ausstrahlungsmustern [G178]

11.1.6 Sehneninsertionen am Os pubis

Lagerung Patient in Rückenlage. Das zu behandelnde Bein wird in ABD und ARO zur Seite abgelegt (➤ Abb. 11.8).
Stoßwelle **F-SW.**
Applikator **F-SW:** lange Vorlaufstrecke.
Startenergie F-**SW:** 0,07–0,2 mJ/mm^2.
Ablauf

- Mit der **F-SW** wird der Bereich der Insertion lokal behandelt (➤ Abb. 11.10).
- An diesem Punkt verweilt man mit dem Handstück so lange, bis der Schmerz sich verändert bzw. reduziert.
- Die schmerzhaften Zonen auf der ventralen, kranialen und kaudalen Oberfläche des Os pubis werden mit 1500–2000 Impulsen behandelt.

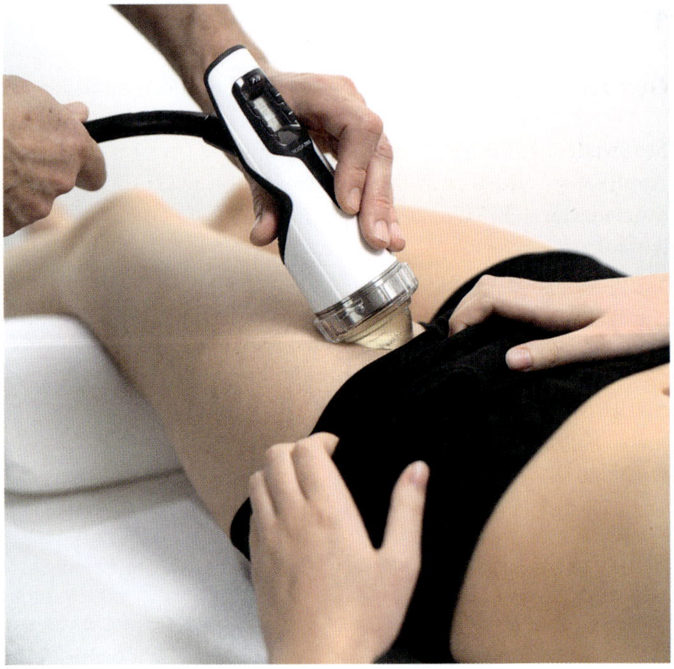

Abb. 11.10 Behandlung der Sehneninsertion am Os pubis mit der F-SW und langer Vorlaufstrecke [O1098]

11.2 Osteitis pubis

Gut zu wissen

Die Osteitis pubis tritt in der Regel chronisch nach vorausgegangenen längeren Überlastungs- und Entzündungsepisoden der Adduktorenansätze auf und kann in eine Ermüdungsfraktur des Schambeins übergehen. Die Diagnose erfolgt typischerweise mittels MRT. Männer sind häufiger betroffen als Frauen.

Triggerpunkte in der am Os pubis ansetzenden Muskulatur unterhalten den Krankheitsprozess und vermindern den Effekt lokaler therapeutischer Maßnahmen, indem auch in Ruhephasen Spannung auf die Insertionszone übertragen wird. Der Verdacht auf das Vorliegen von Triggerpunkten muss immer dann bestehen, wenn sich die Problematik auch bei längerdauernder körperlicher Schonung und adäquater lokaler Therapie nicht bessert.

Mögliche Ursachen der Osteitis pubis

- Muskuläre Verspannungen mit der Ausbildung myofaszialer Trigger, v. a. der Adduktorenmuskulatur
- Leistungssport (Fußball, American Football, Basketball, Tennis, Laufsport) mit starker Beanspruchung der Adduktorenmuskulatur, auch bei stark ambitionierten Hobbysportlern (Marathonläufer)
- Degenerative Veränderungen des Beckens und der Hüftgelenke
- Angeborene Veränderungen der physiologischen Verhältnisse (z. B. Coxa valga)
- Traumata
- Schwangerschaft mit nachfolgender Instabilität der Symphyse

Diagnostik und Therapievorbereitung

Anamnese der Schmerzsituation

Am Anfang der Behandlung steht die Anamnese der Schmerzsituation. Mit Hilfe gezielter Fragen (➤ Kap. 2) kann die Schmerzsituation genau erfasst werden. Vor allem das Erfragen von Auftretungszeitpunkt, Häufigkeit, Dauer und Intensität, sowie verstärkenden und abmildernden Faktoren kann Hinweise auf myofasziale Triggerpunkte ergeben.

Bei der Osteitis pubis treten die Schmerzen direkt im Bereich der Symphyse auf. Diese ist stark druckschmerzhaft und kann auch geschwollen sein. Die Schmerzen können in Leiste, Hüft- und Dammregion ausstrahlen, teilweise auch in den Unterbauch und Beckenboden. Ein „Anlauf-" und Belastungsschmerz sind bei der Osteitis pubis ebenfalls typisch.

Manuelle und weiterführende Diagnostik

- Bewegungsausmaß der LWS, Hüftgelenke und Ossa ilei testen (ISG, Vorlaufphänomen), insbesondere Adduktoren auf (einseitige) Verkürzung testen.
- Palpation der betroffenen Muskeln mit Auffinden der aktiven Triggerpunkte sowie deren Provokation. Die Triggerpunkte können auch direkt mit einem Stift markiert werden.
- Palpation schmerzhafter Sehneninsertionen am Os pubis.
- Druck- und Klopfschmerz des Os pubis selbst, typischerweise einseitig.
- Positiver Provokationstest bei Adduktion des Oberschenkels gegen Widerstand.
- Ggf. LA-Testung.
- Diagnose mit MRT sichern.

Zu beachten

Die Behandlung der Triggerpunkte kann zu schmerzhaften Ausstrahlungen führen. In diesem Fall kann mit ggf. reduzierter Energie normal weiterbehandelt werden.

Behandlungsoptionen

Bei der Osteitis pubis ist eine Kombinationsbehandlung mit ergänzenden Therapiemaßnahmen in den meisten Fällen sinnvoll und kann bedenkenlos in der gleichen Sitzung durchgeführt werden. Die Physiotherapie wird im Anschluss an die ESWT leichter (schmerzärmer) durchführbar und im Ergebnis erfolgreicher sein. In ➤ Kapitel 3 werden ergänzende Therapiemöglichkeiten detailliert erklärt.

Einstellungen am Gerät

Wahl der Stoßwelle

Radiale und fokussierte Stoßwellentherapie
Bei der Osteitis pubis wird kombiniert mit F-SW und R-SW behandelt. Der Knochen selbst mit der F-SW, die Adduktorenmuskulatur, um den Dauerzug am Knochen zu reduzieren, im Allgemeinen mit der R-SW.

Applikator

R-SW Für den Weichteilbereich den myofaszialen Applikator verwenden. Für die knöchernen Bereiche empfiehlt sich der Sehnenapplikator aus Edelstahl (➤ Kap. 6.2).
F-SW Für knöcherne Bereiche empfiehlt sich die lange Vorlaufstrecke, an tiefliegenden Strukturen empfiehlt es sich, ohne Vorlaufstrecke zu arbeiten (➤ Kap. 6.2).

Einstellen der Parameter

Energie **R-SW:** 0,3–2,5 bar; **F-SW:** 0,05–0,12 mJ/mm^2.

Mit einer niedrigen Energie beginnen und die **Energie steigern**, bis sie für den Patienten **deutlich spürbar, aber nicht schmerzhaft** ist. Während der Behandlung kann es vorkommen, dass die Energie je nach Lokalisation korrigiert werden muss.

Frequenz **R-SW:** 13–17 Hz; **F-SW:** automatisch.
Anzahl der Impulse **R-SW:** 3000–5000, **F-SW:** 1500–2000; je 300–500 Impulse/Triggerpunkt.

Zu behandelnde Muskeln

Für eine gezielte Behandlung ist es wichtig, die Triggerpunkte der Muskeln vorab zu diagnostizieren. Beim Applizieren der Stoßwelle können aktive Triggerpunkte genau die Schmerzen reproduzieren, die der Patient im Alltag spürt. Dies ist nach David Simons das wichtigste diagnostische Kriterium für das Vorliegen eines Triggerpunktes. Wichtig ist, dass mit Patientenfeedback gearbeitet und das Handstück so lange in kleinen Bewegungen verschoben wird, bis der Patient den Schmerz oder die Ausstrahlungsmuster wahrnimmt.

Die Knochenveränderung wird durch Muskelkräfte der ansetzenden Muskeln verursacht. Somit ist einerseits die Aktivitätsminderung des Muskels (Schonung) erforderlich, andererseits muss die Ruhespannung (-länge) des Muskels, die durch Triggerpunkte verursacht wird, durch die entsprechende Behandlung verändert werden, damit nicht in der Schonungsphase weiterhin pathologische Kräfte einwirken und den Erkrankungsprozess unterhalten.

Behandlung der Osteitis pubis

- M. rectus abdominis (➢ Kap. 9.2.7)
- M. pyramidalis (➢ Kap. 11.2.1)
- M. pectineus (➢ Kap. 11.1.2)
- Mm. adduktor longus und brevis (➢ Kap. 11.1.3)
- Os pubis (➢ Kap. 11.1.6)

MERKE
Die schmerzhaften Areale am Schambeinast werden lokal mit der der F-SW VLSII und 0,05–0,12 mJ/mm² behandelt.

11.2.1 M. pyramidalis

Lagerung Patient in Rückenlage, die Knie mit einer Rolle unterlagert (➤ Abb. 11.12).
Stoßwelle **F-SW.**
Applikator **F-SW:** lange Vorlaufstrecke.
Startenergie F-**SW:** 0,05–0,2 mJ/mm^2.
Ablauf

- Mit der F-**SW** wird der schmerzhafte Bereich statisch behandelt. Das Handstück wird so lange in kleinen Bewegungen auf dem Bereich verschoben, bis der Patient den vollen Schmerz bzw. die Ausstrahlungen wahrnimmt (➤ Abb. 11.11).
- An diesem Punkt verweilt man mit dem Handstück so lange, bis der Schmerz sich verändert bzw. reduziert.
- Jeder Triggerpunkt wird mit ca. 300–500 Impulsen behandelt.

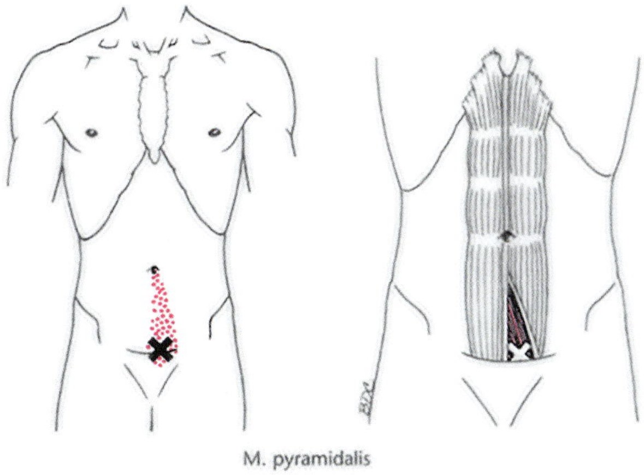

Abb. 11.11 M. pyramidalis: Triggerpunkte mit ihren Ausstrahlungsmustern [G100]

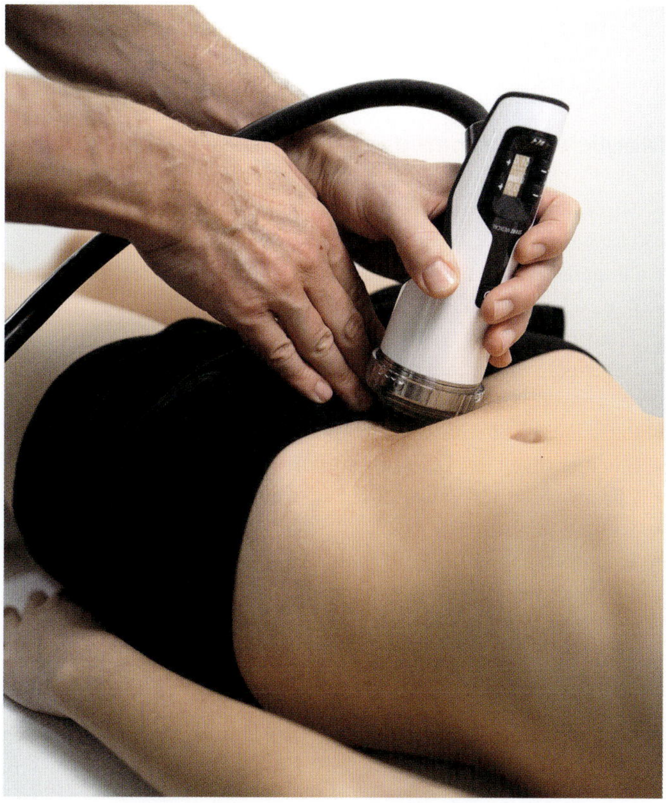

Abb. 11.12 M. pyramidalis: Behandlung in Rückenlage mit der F-SW und langer Vorlaufstrecke [O1098]

11.3 Piriformis-Syndrom

Gut zu wissen

Das Piriformis-Syndrom verursacht neben lokalen Muskelschmerzen typischerweise einen referred pain, kann aber auch zu einer echten Nervenkompression führen. Betroffen ist dann der N. ischiadicus, der in etwa 20% der Individuen zumindest mit einigen Fasern durch den Bauch des Muskels hindurchwächst.

Aufgrund des Verlaufs des Muskels vom Sakrum über das ISG zum Trochanter major kommt es bei Verkürzungen regelmäßig zu einer ISG-Blockierung auf der betroffenen Seite.

⚠ CAVE

Das Piriformis-Syndrom kann ähnliche Symptome wie ein Bandscheibenvorfall verursachen. Bei Verdacht auf eine spezifische Ursache sollte immer ein bildgebendes Verfahren durchgeführt werden. Da der M. piriformis jedoch auch sehr sensibel auf eine veränderte Innervation reagiert, kann ein rezidivierender Hartspann auch erstes Symptom einer Nervenwurzelaffektion (typischerweise S1) sein.

Mögliche Ursachen des Piriformis-Syndroms

- Muskuläre Verspannungen mit der Ausbildung myofaszialer Trigger
- Längere Zwangshaltungen, z. B. am Arbeitsplatz oder im Auto
- Bandscheibenvorfall/ -vorwölbung (v. a. Wurzel S1 betreffend)
- Traumata
- Degenerative Veränderungen des Hüftgelenks (posteriorer Anteil)
- Pathologische Prozesse im kleinen Becken
- Blockierungen der Lendenwirbelkörper oder des ISG
- Chronische Überlastung durch schweres Tragen
- Stress, Schlafmangel
- Statische Fehlhaltungen, z.B durch Beinlängendifferenzen oder ein abgeflachtes Fußgewölbe, mit statischem Stress auf den Piriformis auf der Seite des anatomisch oder funktionell längeren Beins

Diagnostik und Therapievorbereitung

Anamnese der Schmerzsituation

Am Anfang der Behandlung steht die Anamnese der Schmerzsituation. Mit Hilfe gezielter Fragen (➤ Kap. 2) kann die Schmerzsituation genau erfasst werden. Vor allem das Erfragen von Auftretungszeitpunkt, Häufigkeit, Dauer und Intensität, sowie verstärkenden und abmildernden Faktoren kann Hinweise auf myofasziale Triggerpunkte ergeben.

Die Patienten klagen über stechende, ziehende oder dumpfe Schmerzen im Gesäßbereich, manchmal auch verbunden mit Parästhesien und Muskelschwächen in den vom irritierten Nerv versorgten Arealen.

Ein typischer anamnestischer Hinweis ist die Angabe der Patienten, dass Schmerzen in der Glutealregion während des Aufstehens nach längerem Sitzen auftreten.

Manuelle und weiterführende Diagnostik

- Bewegungsausmaß der LWS, Hüft- und Iliosakralgelenke testen (ISG-Tests, Vorlaufphänomen). Auf der Seite der Piriformisverkürzung ISG typischerweise in osteopathischer „Backward Torsion“.
- Verkürzungstest des M. piriformis (in Bauchlage bei 90° gebeugten Knien Innenrotation Hüften = Auswärtsdrehen der Unterschenkel, geringeres Ausmaß auf der Seite der Verkürzung).
- Überprüfung der Beinlängen im Stehen, anatomische oder funktionelle Differenz mit statischem Stress auf der höheren Beckenseite.
- Palpation der betroffenen Muskeln mit Auffinden der aktiven Triggerpunkte sowie deren Provokation. Die Triggerpunkte können auch direkt mit einem Stift markiert werden.
- Orientierende neurologische Diagnostik.
- Differentialdiagnosen gegebenenfalls mit bildgebenden Verfahren ausschließen.

Zu beachten

Die Behandlung der Triggerpunkte kann zu schmerzhaften Ausstrahlungen führen. Im Bereich des M. piriformis kann ein Ausstrahlungsschmerz bis in die Zehen auftreten, der einen radikulären Schmerz imitiert. Weitere typische Ausstrahlungsmuster ziehen zum Sakrum und in die Leiste bzw. Innenseite des Oberschenkels. Die beiden letzteren Projektionsgebiete sind sehr häufig, in der einschlägigen Literatur jedoch bisher nicht regelmäßig beschrieben worden.

Behandlungsoptionen

Beim Piriformis-Syndrom ist eine Kombinationsbehandlung mit ergänzenden Therapiemaßnahmen in den meisten Fällen sinnvoll und kann bedenkenlos in der gleichen Sitzung durchgeführt werden. In ➤ Kapitel 3 werden ergänzende Therapiemöglichkeiten detailliert erklärt.

Einstellungen am Gerät

Wahl der Stoßwelle

Radiale und fokussierte Stoßwellentherapie

Im Bereich des M. piriformis wird kombiniert mit F-SW und R-SW behandelt. Einige tiefliegende Strukturen im LWS- und Glutealbereich können aufgrund der Eindringtiefe meist nur mit der F-SW erreicht werden, z. B. der M. piriformis und der M. gluteus minimus.

Applikator

R-SW Für den Weichteilbereich den myofaszialen Applikator verwenden (➤ Kap. 6.1).
F-SW Für den Glutealbereich empfiehlt es sich, ohne Vorlaufstrecke zu arbeiten. Bei sehr schlanken Patientinnen kann die kurze Vorlaufstrecke gewählt werden (➤ Kap. 6.1).

TIPP
Im Bereich der Glutealmuskulatur empfiehlt es sich meist, mit beiden Stoßwellentypen zu arbeiten, damit alle Triggerpunkte erreicht werden. Begonnen wird mit der R-SW.

Einstellen der Parameter

Energie **R-SW:** 1,0–2,5 bar; **F-SW:** 0,05–0,25 mJ/mm².

Mit einer niedrigen Energie beginnen und die **Energie steigern,** bis sie für den Patienten **deutlich spürbar, aber nicht schmerzhaft** ist. Während der Behandlung kann es vorkommen, dass die Energie je nach Lokalisation korrigiert werden muss.

Frequenz **R-SW:** 13–17 Hz; **F-SW:** automatisch.
Anzahl der Impulse **R-SW:** 3000–6000; **F-SW:** 1500–2000; je 300–500 Impulse/Triggerpunkt.

Zu behandelnde Muskeln

Für eine gezielte Behandlung ist es wichtig, die Triggerpunkte der Muskeln vorab zu diagnostizieren. Beim Applizieren der Stoßwelle können aktive Triggerpunkte genau die Schmerzen reproduzieren, die der Patient im Alltag spürt. Dies ist nach David Simons das wichtigste diagnostische Kriterium für das Vorliegen eines Triggerpunktes. Wichtig ist, dass mit Patientenfeedback gearbeitet und das Handstück so lange in kleinen Bewegungen verschoben wird, bis der Patient den Schmerz oder die Ausstrahlungsmuster wahrnimmt.

Durch die anatomische Nähe und die gemeinsamen Funktion als Außenrotatoren für das Hüftgelenk werden die nachfolgenden Muskeln gemeinsam behandelt. Der M. obturatorius internus kann auch aus einer anderen Richtung behandelt werden(➤ Kap. 9.4.1). Er hat auch insofern eine Bedeutung, als dass er für ein Engpasssyndrom des N. obturatorius (Innervation der Adduktoren) verantwortlich sein kann.

Behandlung des Piriformis-Syndroms

- M. gluteus maximus (➤ Kap. 9.3.1)
- M. gluteus medius (➤ Kap. 9.2.4)
- M. gluteus minimus (➤ Kap. 9.3.2)
- M. piriformis (➤ Kap. 9.2.5)
- Mm. gemelli, obturatorius internus und externus, quadratus femoris (➤ Kap. 9.4.2)

MERKE
Alle fünf zu behandelnden Muskeln können im gleichen Behandlungsgang erst mit der R-SW und anschließend mit der F-SW behandelt werden. Da alle Muskeln am Trochanter major ansetzen, können sie auch für persistierende Trochanterinsertionstendinosen verantwortlich sein (➤ Kap. 11.4).

11.3.1 Mm. gemelli, obturatorius internus und externus, quadratus femoris

Lagerung Patient in Seitlage, die zu behandelnde Seite ist oben. Das obere Bein ist in Hüfte und Knie angewinkelt nach ventral abgelegt.

Alternativ kann in Bauchlage behandelt werden. So kann der im Knie rechtwinklig gebeugte Unterschenkel mit der freien Hand des Behandlers nach lateral geführt (Innenrotation des Oberschenkels) und somit der M. piriformis vorgespannt und seine Relaxation unmittelbar wahrgenommen werden.

Stoßwelle **R-SW** und **F-SW.**
Applikator **R-SW:** myofaszialer Applikator; **F-SW:** ohne oder kurze Vorlaufstrecke.
Startenergie **R-SW:** 1,0–2,5 bar; **F-SW:** 0,05–0,2 mJ/mm^2.
Ablauf

- Mit der **R-SW** wird der gesamte Muskelbereich dynamisch behandelt (➤ Abb. 11.13). Das Handstück wird so lange in kleinen Bewegungen auf dem Muskel verschoben, bis der Patient den vollen Schmerz bzw. die Ausstrahlungen wahrnimmt.
- Mit der **F-SW** wird statisch im Bereich der Triggerpunkte gearbeitet und das Handstück ebenfalls so lange verschoben, bis der Patient den vollen Schmerz wahrnimmt (➤ Abb. 11.14).
- An diesem Punkt verweilt man mit dem Handstück so lange, bis der Schmerz sich verändert bzw. reduziert.
- Jeder Triggerpunkt wird mit ca. 300–500 Impulsen behandelt.

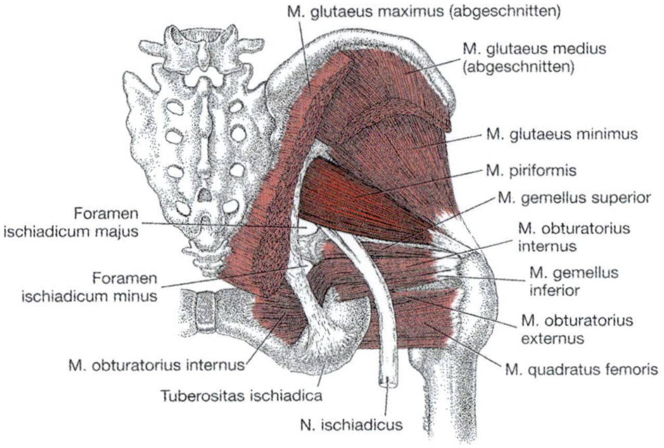

Abb. 11.13 Mm. gemelli, obturatorius internus und externus, quadratus femoris: Muskeldarstellung [G178]

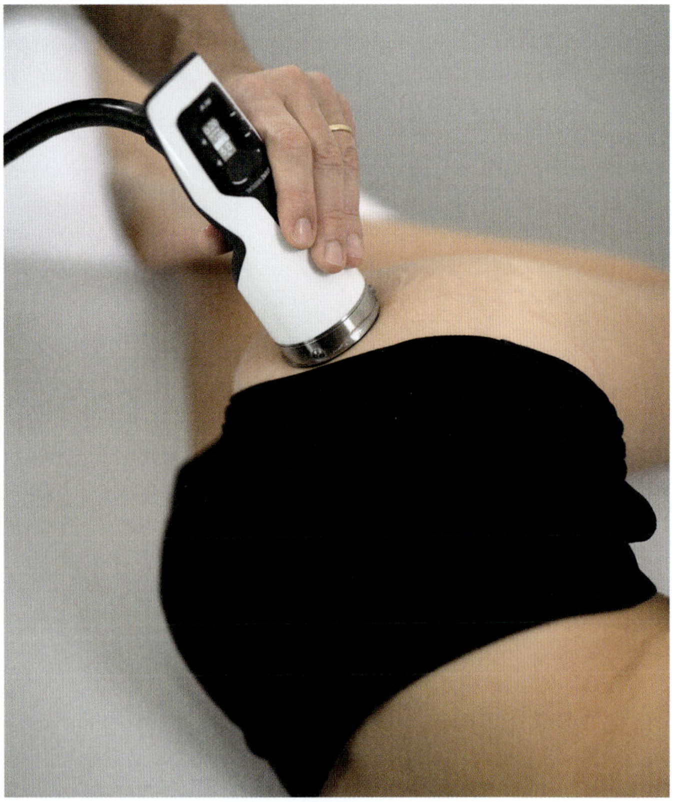

Abb. 11.14 Mm. gemelli, obturatorius internus und externus, quadratus femoris: Behandlung mit der F-SW ohne Vorlaufstrecke [O1098]

11.4 Trochanter-major-Syndrom

Gut zu wissen

Beim Trochanter-major-Syndrom sollte zunächst differenziert werden, ob es sich um eine Bursitis, eine Insertionstendinose oder eine Projektion aus Triggerpunkten der umgebenden Muskulatur handelt. Oft liegt eine Kombination der verschiedenen Faktoren der Schmerzentstehung vor. Die Unterscheidung erfolgt klinisch und durch Bildgebung (zumindest Sonografie, ggf. Doppler), in selteneren Fällen ist ein MRT erforderlich. Im Röntgenbild erkennt man ggf. fibrostotische Ausziehungen am Trochantermassiv als Folge einer längerdauernden mechanischen Belastung und eventuelle Formvarianten (z. B. Coxa valga).

Gerade bei chronischen, therapieresistenten Schmerzen sollte die am Trochanter inserierende Muskulatur auf Triggerpunkte untersucht werden. Ohne ein Nachlassen des Zugs an der Insertionszone der entsprechenden Sehnen wird sich eine lokale Therapie deutlich schwieriger und langwieriger gestalten.

Mögliche Ursachen des Trochanter-major-Syndroms

- Hypertonus/Verkürzung der am Trochanter major ansetzenden Muskulatur mit der Ausbildung myofaszialer Trigger
- Hypertonus/Verkürzung der Antagonisten (Adduktorenmuskulatur)
- Überlastung der Becken- und Beinmuskulatur, z. B. im Leistungssport (v. a. Springer)
- Längere Zwangshaltungen, z. B. am Arbeitsplatz oder im Auto
- Degenerative Veränderung der Hüftgelenke, angeborene Winkelveränderungen der Schenkelhälse (z. B. Coxa valga).
- Degenerative Veränderungen der LWS (Facettensyndrom) oder der ISG
- Rheumatische Erkrankungen
- Achsfehler des Beins mit vermehrter Spannung über den Tractus iliotibialis
- Direkte Traumata
- Spannungsvermehrung der ansetzenden Muskulatur durch Irritation des versorgenden motorischen Nerven bei z. B. Bandscheibenschäden
- Statische Fehlhaltungen, z. B. durch Beinlängendifferenzen oder ein abgeflachtes Fußgewölbe (betroffenene Beckenseite i. d. R. höher stehend)

Diagnostik und Therapievorbereitung

Anamnese der Schmerzsituation

Am Anfang der Behandlung steht die Anamnese der Schmerzsituation. Mit Hilfe gezielter Fragen (➤ Kap. 2) kann die Schmerzsituation genau erfasst werden. Vor allem das Erfragen von Auftretungszeitpunkt, Häufigkeit, Dauer und Intensität sowie verstärkenden und abmildernden Faktoren kann Hinweise auf myofasziale Triggerpunkte ergeben.

Die Schmerzen sind meist stechend oder ziehend im Bereich des Trochanters und können bis in den unteren seitlichen Oberschenkel, den Glutealbereich und/oder das Knie ausstrahlen. Vor allem bei Bewegungen wie Abduktion und Außenrotation im Hüftgelenk sowie beim Gehen in der Standphase werden die Symptome ausgelöst. In Ruhe treten sie vor allem in Seitlage auf (auf der betroffenenen Seite: direkter Druck auf den Trochanter, auf der nicht betroffenen Seite: durch Zug über die ansetzende Muskulatur bei adduziertem obenliegenden Bein).

Manuelle und weiterführende Diagnostik

- Bewegungsausmaß der LWS, Hüft- und Iliosakralgelenke (ISG-Tests, Vorlaufphänomen, Adduktorenspannung) sowie der Knie testen, Tonusüberprüfung des Tractus iliotibialis (v. a. im Seitenvergleich).
- Auf Beinlängendifferenz (anatomisch und/oder funktionell) im Stehen und Liegen prüfen.
- Palpation der betroffenen Muskeln mit Auffinden der aktiven Triggerpunkte sowie deren Provokation. Die Triggerpunkte können auch direkt mit einem Stift markiert werden.
- Auf Druckdolenz am Trochanter major selbst prüfen, Identifikation der Insertionszonen der einzelnen Muskeln, dadurch Rückschluss auf betroffenen Muskulatur möglich.
- Orientierende neurologische Diagnostik.
- Differenzialdiagnosen gegebenenfalls mit bildgebenden Verfahren ausschließen.

Zu beachten

Die Behandlung der Triggerpunkte kann zu schmerzhaften Ausstrahlungen führen. Im Bereich des M. piriformis und der Mm. glutei kann es zu einem Ausstrahlungsschmerz bis in die Zehen kommen, der einen radikulären Schmerz imitiert. In diesem Fall kann mit ggf. reduzierter Energie normal weiterbehandelt werden.

Behandlungsoptionen

Beim Trochanter-major-Syndrom ist eine Kombinationsbehandlung mit ergänzenden Therapiemaßnahmen in den meisten Fällen sinnvoll und kann bedenkenlos in der gleichen Sitzung durchgeführt werden.

Die Applikation von Lokalanästhetika und/oder Kortikoiden vor der Behandlung mit der ESWT verhindert einen Teil des gewünschten Effekts und sollte, wenn möglich, in derselben Sitzung unterbleiben.

In ➤ Kapitel 3 werden ergänzende Therapiemöglichkeiten detailliert erklärt.

Einstellungen am Gerät

Wahl der Stoßwelle

Radiale und fokussierte Stoßwellentherapie
Im Bereich des M. piriformis wird kombiniert mit F-SW und R-SW behandelt. Einige tiefliegende Strukturen im Glutealbereich können aufgrund der Eindringtiefe meist nur mit der F-SW erreicht werden, z.B. der M. piriformis und der M. gluteus minimus.

Applikator

R-SW Für den Weichteilbereich den myofaszialen Applikator verwenden (➤ Kap. 6.2).
F-SW Für den Glutealbereich empfiehlt es sich, ohne Vorlaufstrecke zu arbeiten. Bei sehr schlanken Patienten kann unter Umständen die kurze Vorlaufstrecke gewählt werden (➤ Kap. 6.2).

TIPP
Im Bereich der Glutealmuskulatur empfiehlt es sich meist, mit beiden Stoßwellentypen zu arbeiten, damit alle vorhandenen Triggerpunkte erreicht werden. Begonnen wird mit der R-SW.

Einstellen der Parameter

Energie **R-SW:** 1,0–2,5 bar; **F-SW:** 0,05–0,2 mJ/mm^2.

Mit einer niedrigen Energie beginnen und die **Energie steigern,** bis sie für den Patienten **deutlich spürbar, aber nicht schmerzhaft** ist. Während der Behandlung kann es vorkommen, dass die Energie je nach Lokalisation korrigiert werden muss.

Frequenz **R-SW:** 13–17 Hz; **F-SW:** automatisch.
Anzahl der Impulse **R-SW:** 3000–6000, **F-SW:** 1500–2000; je 300–500 Impulse/Triggerpunkt.

Zu behandelnde Muskeln

Für eine gezielte Behandlung ist es wichtig, die Triggerpunkte der Muskeln vorab zu diagnostizieren. Beim Applizieren der Stoßwelle können aktive Triggerpunkte genau die Schmerzen reproduzieren, die der Patient im Alltag spürt. Dies ist nach David Simons das wichtigste diagnostische Kriterium für das Vorliegen eines Triggerpunktes. Wichtig ist, dass mit Patientenfeedback gearbeitet und das Handstück so lange in kleinen Bewegungen verschoben wird, bis der Patient den Schmerz oder die Ausstrahlungsmuster wahrnimmt.

Es werden die zuvor identifizierten behandlungsbedürftigen Muskeln therapiert, werden während der Applikation der SW weiter schmerzhafte Punkte (z. B. Triggerpunkte) aufgespürt, sind diese natürlich in das Behandlungskonzept einzubeziehen.

Nach der Behandlung der Muskulatur erfolgt die Behandlung der Insertionszone.

Behandlung des Trochanter-Major-Syndroms

- M. piriformis (➤ Kap. 9.2.5)
- M. gluteus maximus (➤ Kap. 9.3.1)
- M. gluteus medius (➤ Kap. 9.2.4)
- M. gluteus minimus (➤ Kap. 9.3.2)
- Mm. gemelli (➤ Kap. 11.3.1), obturatorius internus (➤ Kap. 9.4.2) und externus, quadratus femoris (➤ Kap. 11.3.1)
- Insertion am Trochanter Major (➤ Kap. 11.4.1)

MERKE
Verschiedene Muskeln können je nach Lagerung gemeinsam in einem Schritt behandelt werden. Begonnen wird myofaszial mit der R-SW, anschließend wird mit der F-SW lokal im Bereich der Insertionen und ausgewählten Triggerpunkten behandelt. Die Insertionszonen am Trochanter major selbst werden idealerweise mit der F-SW behandelt, in der Regel mit der Impulszahl, die erforderlich ist, um während der Therapiesitzung eine deutliche Schmerzreduktion (≥ 50%) zu erzielen.

11.4.1 Insertionen am Trochanter major

Lagerung Patient in Seitlage, die zu behandelnde Seite ist oben. Das obere Bein ist in Hüfte und Knie angewinkelt nach ventral abgelegt. Alternativ kann in Bauchlage behandelt werden.
Stoßwelle **F-SW** (alternativ R-SW).
Applikator **F-SW**: ohne oder kurz V (**R-SW:** Sehnenapplikator aus Edelstahl).
Startenergie **F-SW:** 0,05–0,2 mJ/mm² (**R-SW:** 1,5–2,5 bar).
Ablauf

- Mit der **F-SW** wird direkt an den Insertionen behandelt, die in der Regel am kranialen und dorsalen Anteil des Trochantermassivs liegen (➤ Abb. 11.15).
- An jedem Schmerzpunkt verweilt man mit dem Handstück so lange, bis der Schmerz sich verändert bzw. reduziert, und geht dann zum nächsten.
- Jeder Schmerzpunkt wird mit ca. 300–500 Impulsen behandelt.

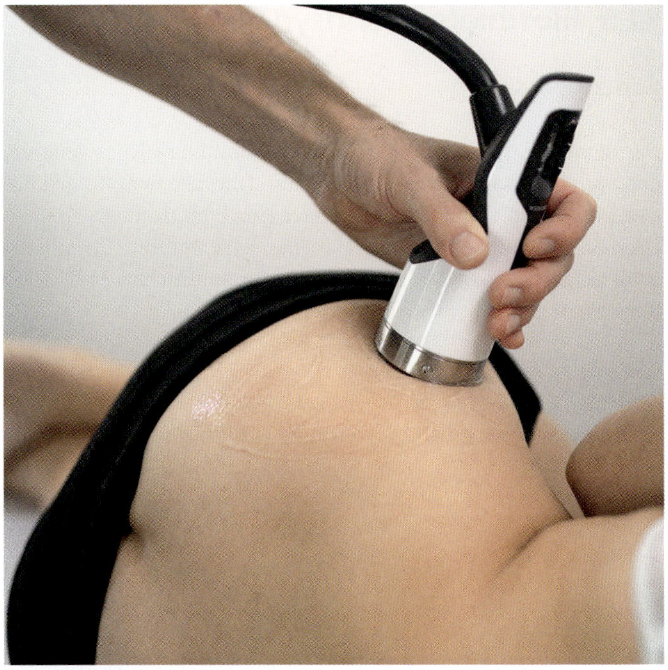

Abb. 11.15 Behandlung der Insertion am Trochanter major mit der F-SW ohne Vorlaufstrecke [O1098]

11.5 Iliotibiales Bandsyndrom

Gut zu wissen

Das iliotibiale Bandsyndrom (ITBS), auch Runner's Knee genannt, tritt vor allem bei Läufern auf. Längerandauernde Symptome können in ein Patellaspitzensyndrom oder eine Bursitis über dem lateralen Femurkondylus münden. Unbehandelt kann eine Chronifizierung resultieren, die bis zur Aufgabe der sportlichen Betätigung führen kann.

⚠ CAVE

Beim ITBS muss differenzialdiagnostisch immer an einen Meniskus- oder Knorpelschaden des Knies gedacht und dieser vorab ausgeschlossen werden.

Mögliche Ursachen des iliotibialen Bandsyndroms

- Muskuläre Verspannungen mit der Ausbildung myofaszialer Trigger aller am Tractus iliotibialis inserierenden Muskeln
- Intensiver Lauf-, Rad-, Rudersport; Veränderung von Umfang, Intensität, Untergrund oder Schuhwerk
- Valgus-/Varusstellung des Kniegelenks
- Insuffizienz bzw. Muskelschwäche der Adduktoren
- Direkte Traumata (Anpralltrauma, „Pferdekuss")
- Statische Fehlhaltungen, z. B. durch Beinlängendifferenzen oder ein abgeflachtes Fußgewölbe bzw. Knickfußstellung (betroffene Beckenseite höher stehend)
- Blockierung des gleichseitigen ISG und/oder der Fibula

Diagnostik und Therapievorbereitung

Anamnese der Schmerzsituation

Am Anfang der Behandlung steht die Anamnese der Schmerzsituation. Mit Hilfe gezielter Fragen (➤ Kap. 2) kann die Schmerzsituation genau erfasst werden. Vor allem das Erfragen von Auftretungszeitpunkt, Häufigkeit, Dauer und Intensität sowie verstärkenden und abmildernden Faktoren kann Hinweise auf myofasziale Triggerpunkte ergeben.

Die Schmerzen sind stechend, ziehend und manifestieren sich vor allem im Bereich des Kniegelenks und der Außenseite der Tibia. Zunächst treten die Schmerzen vor allem beim Laufen auf, können sich zu einem späteren Zeitpunkt aber auch beim Gehen und in Ruhe zeigen.

11

Manuelle und weiterführende Diagnostik

- Palpation der betroffenen Muskeln mit Auffinden der aktiven Triggerpunkte sowie deren Provokation. Die Triggerpunkte können auch direkt mit einem Stift markiert werden.
- Spannungsüberprüfung des Tractus iliotibialis im Stehen und Liegen, Vergleich mit der Gegenseite, mögliche Krepitationen tastbar über dem lateralen Femurkondylus beim Durchbewegen.
- Klinische Tests der Kniegelenke zum Ausschluss eines Binnenschadens.
- Position des Fibulaköpfchens: i. d. R. anterior-superior durch Zug über den Traktus.
- Ausschluss bzw. Therapie einer ISG-Blockierung ipsilateral.
- Differenzialdiagnosen gegebenenfalls mit bildgebenden Verfahren ausschließen, sonografische Darstellung einer möglichen Bursitis zwischen Traktus und lateralem Femurkondylus.
- Ggf. positiver LA-Test an o. g. Lokalisation.

Zu beachten

Die Behandlung der Triggerpunkte kann zu schmerzhaften Ausstrahlungen führen. Im Bereich des M. vastus lateralis und des M. tensor fasciae latae kann es zu einem Ausstrahlungsschmerz ins Kniegelenk kommen. In diesem Fall kann mit ggf. reduzierter Energie normal weiterbehandelt werden.

Behandlungsoptionen

Beim ITBS ist eine Kombinationsbehandlung mit ergänzenden Therapiemaßnahmen in den meisten Fällen sinnvoll und kann bedenkenlos in der gleichen Sitzung durchgeführt werden. In ➤ Kapitel 3 werden ergänzende Therapiemöglichkeiten detailliert erklärt.

Einstellungen am Gerät

Wahl der Stoßwelle

Radiale und fokussierte Stoßwellentherapie
Im Behandlungsgebiet wird mit F-SW und R-SW behandelt. Einige tiefliegende Strukturen im Glutealbereich können aufgrund der Eindringtiefe meist nur mit der F-SW erreicht werden, z. B. die Mm. glutei.

Applikator

R-SW Für den Weichteilbereich den myofaszialen Applikator (➤ Kap. 6.2) verwenden.
F-SW Im Glutealbereich empfiehlt es sich, ohne Vorlaufstrecke zu arbeiten. Bei sehr schlanken Patienten kann unter Umständen die kurze Vorlaufstrecke gewählt werden (➤ Kap. 6.2).

TIPP

Im Bereich der Glutealmuskulatur empfiehlt es sich meist, mit beiden Stoßwellentypen zu arbeiten, damit alle vorhandenen Triggerpunkte erreicht werden. Begonnen wird mit der R-SW.

Einstellen der Parameter

Energie **R-SW:** 1,0–2,5 bar; **F-SW:** 0,05–0,2 mJ/mm^2.

Mit einer niedrigen Energie beginnen und die **Energie steigern,** bis sie für den Patienten **deutlich spürbar, aber nicht schmerzhaft** ist. Während der Behandlung kann es vorkommen, dass die Energie je nach Lokalisation korrigiert werden muss.

Frequenz **R-SW:** 13–17 Hz; **F-SW:** automatisch.
Anzahl der Impulse **R-SW:** 3000–6000; **F-SW:** 1500–2000; je 300–500 Impulse/Triggerpunkt.

Zu behandelnde Muskeln

Für eine gezielte Behandlung ist es wichtig, die Triggerpunkte der Muskeln vorab zu diagnostizieren. Beim Applizieren der Stoßwelle können aktive Triggerpunkte genau die Schmerzen reproduzieren, die der Patient im Alltag spürt. Dies ist nach David Simons das wichtigste diagnostische Kriterium für das Vorliegen eines Triggerpunktes. Wichtig ist, dass mit Patientenfeedback gearbeitet und das Handstück so lange in kleinen Bewegungen verschoben wird, bis der Patient den Schmerz oder die Ausstrahlungsmuster wahrnimmt.

Behandelt werden, falls sie diagnostisch auffällig geworden sind, Muskeln, die am Tractus iliotibialis inserieren und dessen Spannung erhöhen können (v. a. M. gluteus maximus, M. tensor fasziae latae, M. vastus lateralis, M. bizeps femoris). Außerdem Muskeln, die durch eine Anteriorisierung des Iliums über dem Femur eine relative Beinverlängerung mit Abkippen des Beckens zur Gegenseite und konsekutiver Spannungsvermehrung iliotibial erzeugen (v. a. Mm. gluteus medius und minimus), sowie Muskeln, die über eine Posteriorisierung des Iliums mit Entfernung von Ansatz und Ursprung des Tractus iliotibialis voneinander ebenfalls eine Spannungsvermehrung verursachen (v. a. M. bizeps femoris).

Behandlung des ITBS

- M. gluteus maximus (➤ Kap. 9.3.1)
- M. tensor fasciae latae mit Tractus iliotibialis (➤ Kap. 11.5.1)
- M. vastus lateralis (➤ Kap. 12.2.1)
- M. gluteus medius (➤ Kap. 9.2.4)
- M. gluteus minimus (➤ Kap. 9.3.2)
- M. bizeps femoris (➤ Kap. 9.3.3)

MERKE
Die Muskeln können je nach Lagerung in einem Schritt behandelt werden. Begonnen wird myofaszial mit der R-SW, anschließend wird mit der F-SW lokal im Bereich der ausgewählten Triggerpunkte behandelt.

11.5.1 M. tensor fasciae latae mit Tractus iliotibialis

Lagerung Patient in Rückenlage, das zu behandelnde Bein ist aufgestellt und leicht adduziert.
Stoßwelle **R-SW** und **F-SW.**
Applikator **R-SW:** myofaszialer Applikator; **F-SW:** kurze oder lange Vorlaufstrecke.
Startenergie **R-SW:** 1,0–2,5 bar; **F-SW:** 0,05–0,2 mJ/mm².
Ablauf

- Mit der **R-SW** wird der gesamte Tractus iliotibialis dynamisch von kaudal nach kranial behandeln. Das Handstück wird so lange in kleinen Bewegungen verschoben, bis der Patient den vollen Schmerz bzw. die Ausstrahlungen wahrnimmt (➤ Abb. 11.16, ➤ Abb. 11.17).
- Die im Muskelbauch des M. tensor fasciae latae befindlichen Triggerpunkte lassen sich bei schlankeren Patienten gut mit der **R-SW,** bei muskelkräftigen Patienten besser mit der **F-SW** behandeln.
- Mit der **F-SW** wird statisch im Bereich der Triggerpunkte im M. tensor fasciae latae gearbeitet und das Handstück ebenfalls so lange verschoben, bis der Patient den vollen Schmerz und das Ausstrahlungsmuster wahrnimmt.
- An diesem Punkt verweilt man mit dem Handstück so lange, bis der Schmerz sich verändert bzw. reduziert.
- Jeder Triggerpunkt wird mit ca. 300–500 Impulsen behandelt.

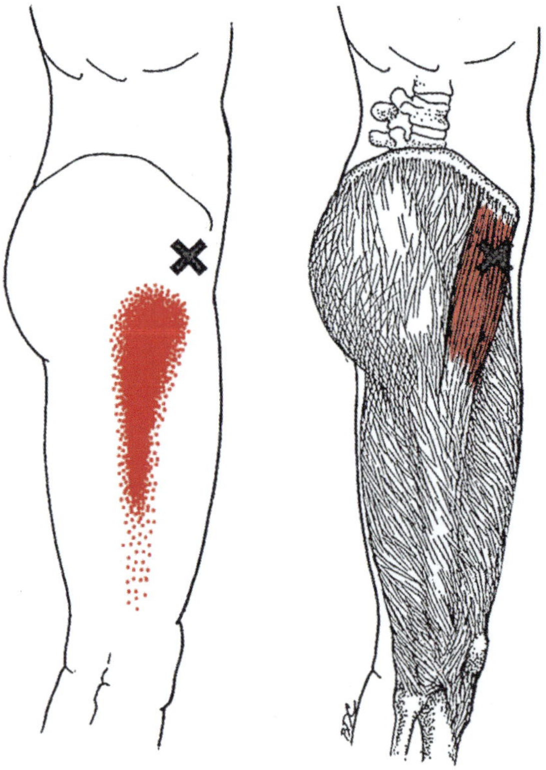

Abb. 11.16 M. tensor fasciae latae: Triggerpunkte mit ihren Ausstrahlungsmustern [G178]

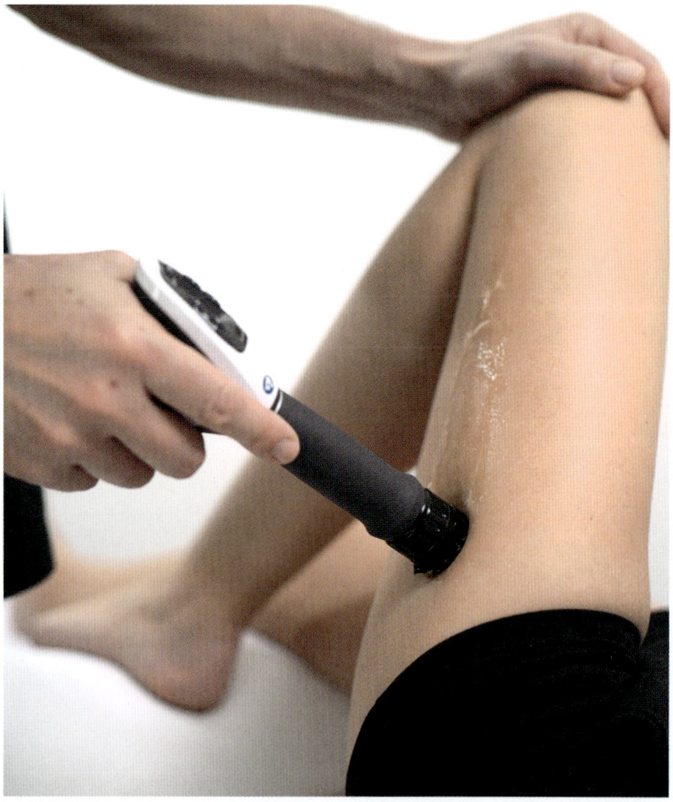

Abb. 11.17 Behandlung mit R-SW am distalen Part des M. tensor fasciae latae [O1098]

11

KAPITEL

12

C. Kalmbach, K. Hornig

Knie, Unterschenkel, Fuß

12.1 Patellaspitzensyndrom

Gut zu wissen

Beim Patellaspitzensyndrom, auch Jumper's Knee genannt, handelt es sich um eine klassische Insertionstendinose der Patellasehne, die durch eine Überlastung entsteht.

Mögliche Ursachen des Patellaspitzensyndroms

- Sport mit hohem Sprunganteil (Volleyball, Basketball, Leichtathletik), Veränderungen in Trainingsumfang und/oder Intensität, bei Sportschuhen, Untergründen
- Längeres Bergabgehen (Bergwanderung)
- Ungeeignete Sportschuhe (die z.B. eine Pronationsfehlstellung des Fußes unterstützen)
- Kniescheibenhochstand (Patella alta)
- Genu recurvatum
- Retropatellararthrose
- Wachstumsstörungen der Kniescheibe oder Sehnenansätze (Morbus Sinding-Larsen oder Morbus Osgood-Schlatter, Patelladysplasie, Trochleadysplasie)
- Kapsel-/Bandlaxität mit Lateralisationstendenz der Patella
- Muskuläre Verspannungen mit der Ausbildung myofaszialer Trigger aller am Tractus iliotibialis und/oder der Quadrizepssehne inserierenden Muskeln
- Direkte Traumata (Anpralltrauma), längeres Knien (beruflich, z. B. Fliesenleger)
- Statische Fehlhaltungen, z.B abgeflachtes Fußgewölbe mit Zug über die Sprunggelenkextensoren auf die Patellasehne

Diagnostik und Therapievorbereitung

Anamnese der Schmerzsituation

Am Anfang der Behandlung steht die Anamnese der Schmerzsituation. Mit Hilfe gezielter Fragen (➤ Kap. 2) kann die Schmerzsituation genau erfasst werden. Vor allem das Erfragen von Auftretungszeitpunkt, Häufigkeit, Dauer und Intensität, sowie verstärkenden und abmildernden Faktoren kann Hinweise auf myofasziale Triggerpunkte ergeben.

Es besteht ein belastungsabhängiger Schmerz im Bereich der distalen Patellaspitze. Zunächst tritt der Schmerz bei Beginn der Belastung auf und kann während der Aufwärmphase verschwinden. Bei fortgeschrittener Erkrankung besteht die Schmerzsymptomatik während der gesamten Belastung und auch danach. In fortgeschritteneren Stadien bestehen die Beschwerden auch im Alltag, z. B. beim Trepp- oder Bergabgehen.

Manuelle und weiterführende Diagnostik

- Palpation der betroffenen Muskeln mit Auffinden der aktiven Triggerpunkte sowie deren Provokation. Die Triggerpunkte können auch direkt mit einem Stift markiert werden.
- Verkürzungstests der Quadrizepsmuskulatur, des Tractus iliotibialis und der Sprunggelenkextensoren.
- Druckschmerz am distalen Patellapol und/oder der Tuberositas tibiae.
- Klinische Tests der Kniegelenke zum Ausschluss eines Binnenschadens, v. a. Retropatellararthrose, Apprehension-Test.
- Ausschluss bzw. Therapie einer ISG-Blockierung ipsilateral und/ oder einer Fibulablockierung.
- Differenzialdiagnosen gegebenenfalls mit bildgebenden Verfahren ausschließen, Diagnosebestätigung mittels Ultraschall.

Zu beachten

Die Behandlung der Triggerpunkte kann zu schmerzhaften Ausstrahlungen führen. Im Bereich des M. quadriceps kann es zu einem Ausstrahlungsschmerz in die Vorderseite des Knies kommen. In diesem Fall kann mit ggf. reduzierter Energie normal weiterbehandelt werden.

Behandlungsoptionen

Beim Jumper's Knee ist eine Kombinationsbehandlung mit ergänzenden Therapiemaßnahmen in den meisten Fällen sinnvoll und kann bedenkenlos in der gleichen Sitzung durchgeführt werden.

Die gleichzeitige Durchführung einer Injektionsbehandlung und der F-SW an der Patellainsertion antagonisiert einen Teil des Effekts der ESWT und sollte unterbleiben.

In ➤ Kapitel 3 werden ergänzende Therapiemöglichkeiten detailliert erklärt.

Einstellungen am Gerät

Wahl der Stoßwelle

Radiale und fokussierte Stoßwellentherapie
Im Behandlungsgebiet wird mit F-SW und R-SW therapiert. Die Insertion der Patellasehne wird vorzugsweise mit der F-SW behandelt.

Applikator

R-SW Für den Weichteilbereich den myofaszialen Applikator (➤ Kap. 6.2) verwenden.
F-SW Für die Insertion der Patellasehne wird die lange Vorlaufstrecke (➤ Kap. 6.2) verwendet.

TIPP
Beim Jumper's Knee empfiehlt es sich meist, mit beiden Stoßwellentypen zu arbeiten, damit alle vorhandenen Triggerpunkte erreicht werden. Begonnen wird mit der R-SW den myofaszialen Teil. Für die Sehnenansätze wird die F-SW eingesetzt.

Einstellen der Parameter

Energie **R-SW:** 1,0–2,5 bar; **F-SW:** 0,05–0,2 mJ/mm^2.
Mit einer niedrigen Energie beginnen und die **Energie steigern,** bis sie für den Patienten **deutlich spürbar, aber nicht schmerzhaft** ist. Während der Behandlung kann es vorkommen, dass die Energie je nach Lokalisation korrigiert werden muss.

Frequenz **R-SW:** 13–17 Hz; **F-SW:** automatisch.
Anzahl der Impulse **R-SW:** 3000–6000; **F-SW:** 1500–2000; je 300–500 Impulse/Triggerpunkt; ca. 1000–1500 Impulse **F-SW** oder **R-SW** an der Sehneninsertion.

Zu behandelnde Muskeln

Für eine gezielte Behandlung ist es wichtig, die Triggerpunkte der Muskeln vorab zu diagnostizieren. Beim Applizieren der Stoßwelle können aktive Triggerpunkte genau die Schmerzen reproduzieren, die der Patient im Alltag spürt. Dies ist nach David Simons das wichtigste diagnostische Kriterium für das Vorliegen eines Triggerpunktes. Wichtig ist, dass mit Patientenfeedback gearbeitet und das Handstück so lange in kleinen Bewegungen verschoben wird, bis der Patient den Schmerz oder die Ausstrahlungsmuster wahrnimmt.

Es werden die zuvor identifizierten behandlungsbedürftigen Muskeln therapiert; werden während der Applikation der SW weitere schmerzhafte Punkte (z. B. Triggerpunkte) aufgespürt, sind diese natürlich in das Behandlungskonzept einzubeziehen. Anschließend erfolgt die Behandlung der Sehneninsertion.

Behandlung des Jumper's Knee

- M. rectus femoris (➤ Kap. 12.1.1)
- Mm. vastus medialis und intermedius (➤ Kap. 12.1.2)
- M. vastus lateralis (➤ Kap. 11.4.1)
- Patellasehne (➤ Kap. 12.1.3)
- M. tibialis anterior (➤ Kap. 12.1.4)
- Mm. extensor digitorum und hallucis longus (➤ Kap. 12.1.5)

MERKE
Der M. quadriceps femoris kann zur Intensivierung (Vordehnung) mit dem Unterschenkel im Überhang behandelt werden (➤ Abb. 12.3).

12.1.1 M. rectus femoris

Lagerung Patient in Rückenlage, das Knie ist mit einer Rolle unterlagert oderder Unterschenkel hängt über die Liegenkante. Dies hat den Vorteil, dass ein Nachlassen der Muskelspannung direkt an der zunehmenden Flexion bemerkt werden kann.

Stoßwelle **R-SW**.

Applikator **R-SW:** myofaszialer Applikator.

Startenergie **R-SW:** 1,0–2,5 bar.

Ablauf

- Mit der **R-SW** wird der gesamte Muskelbereich dynamisch von kaudal nach kranial behandeln. Das Handstück wird so lange in kleinen Bewegungen auf dem Muskel verschoben, bis der Patient den vollen Schmerz bzw. die Ausstrahlungen wahrnimmt (➤ Abb. 12.1, ➤ Abb. 12.2, ➤ Abb. 12.3).
- An diesem Punkt verweilt man mit dem Handstück so lange, bis der Schmerz sich verändert bzw. reduziert. Die Triggerpunkte befinden sich überwiegend im distalen Drittel des Muskels, gefolgt vom ursprungsnahen Bereich.
- Jeder Triggerpunkt wird mit ca. 300–500 Impulsen behandelt.

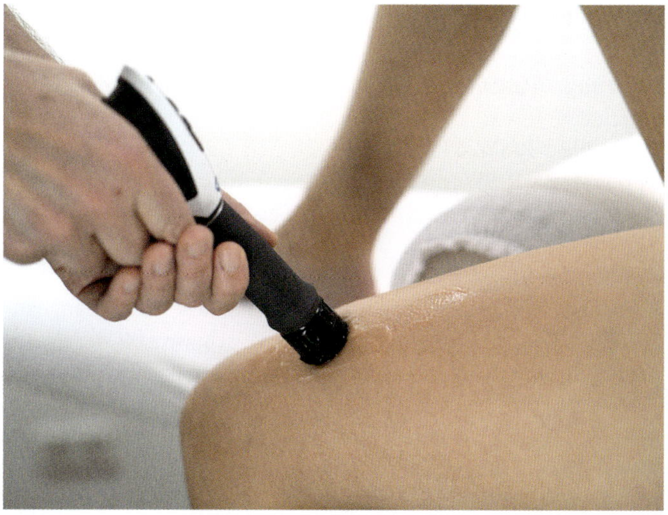

Abb. 12.2 M. rectus femoris: Behandlung mit der R-SW im Überhang [O1098]

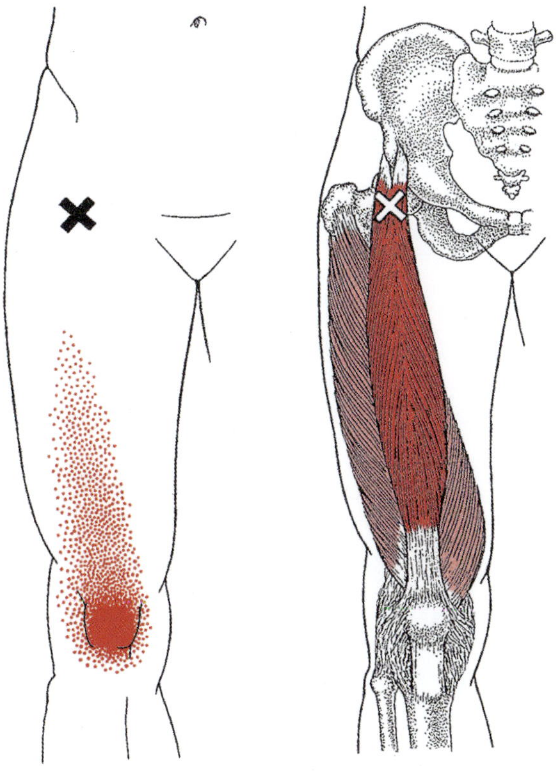

Abb. 12.1 M. rectus femoris: Triggerpunkte mit ihren Ausstrahlungsmustern [G178]

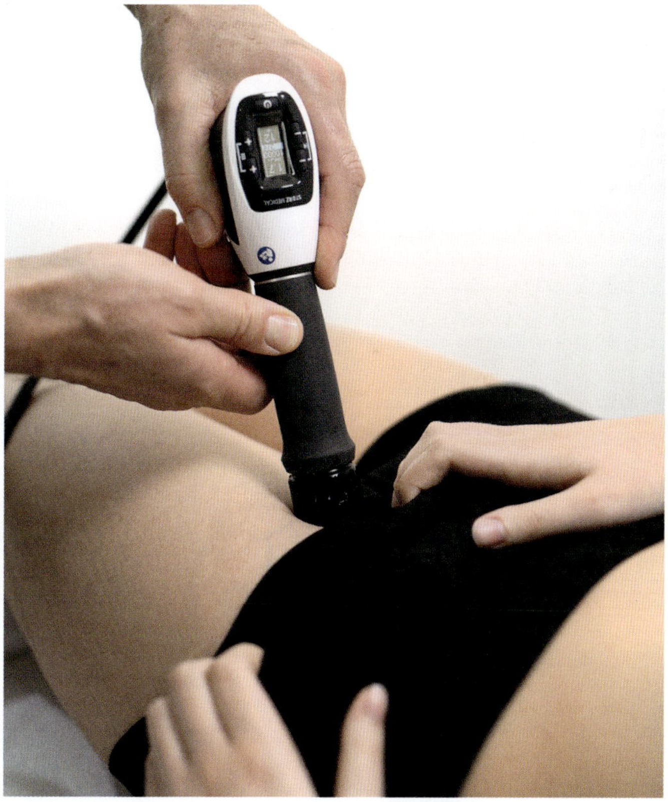

Abb. 12.3 M. rectus femoris, proximal: Behandlung mit R-SW und dem myofaszialen Applikator [O1098]

12.1.2 Mm. vastus medialis und intermedius

Lagerung Patient in Rückenlage, das das Knie ist mit einer Rolle unterlagert.
Stoßwelle **R-SW.**
Applikator **R-SW:** myofaszialer Applikator.
Startenergie **R-SW:** 1,0–2,5 bar.
Ablauf

- Mit der **R-SW** wird der gesamte Muskelbereich dynamisch von kaudal nach kranial behandeln. Das Handstück wird so lange in kleinen Bewegungen auf dem Muskel verschoben, bis der Patient den vollen Schmerz bzw. die Ausstrahlungen wahrnimmt (➤ Abb. 12.4, ➤ Abb. 12.5).
- An diesem Punkt verweilt man mit dem Handstück so lange, bis der Schmerz sich verändert bzw. reduziert.
- Jeder Triggerpunkt wird mit ca. 300–500 Impulsen behandelt.

TIPP

Alle Anteile des M. quadriceps femoris können in einem Behandlungsschritt mit der R-SW behandelt werden.

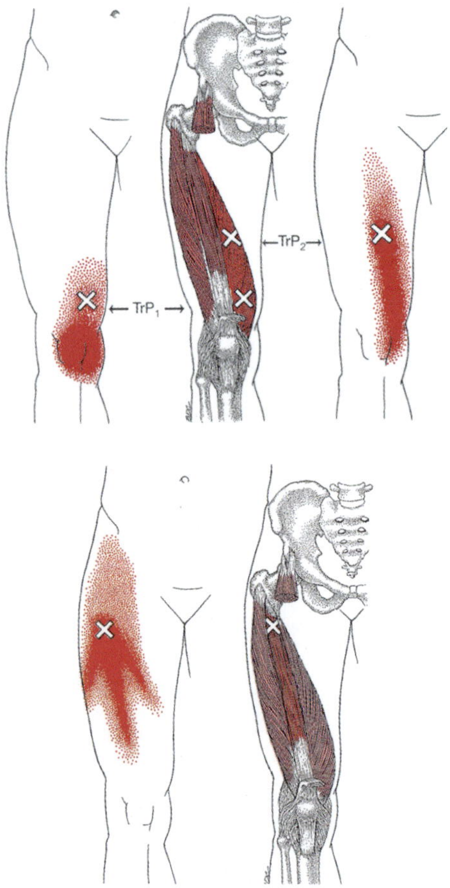

Abb. 12.4 Mm. vastus medialis und intermedius: Triggerpunkte mit ihren Ausstrahlungsmustern [G178]

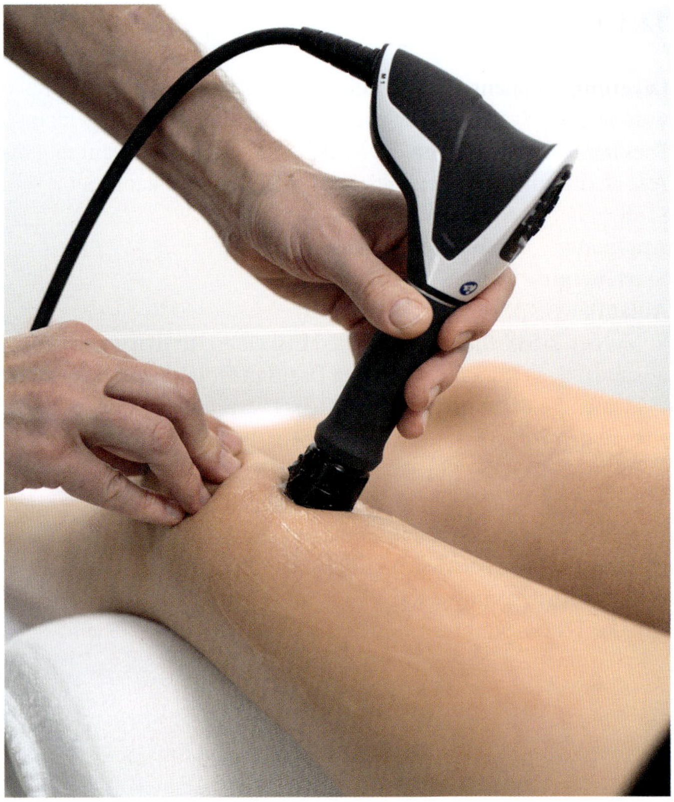

Abb. 12.5 Mm. vastus medialis und intermedius: Behandlung mit R-SW und dem myofaszialen Applikator [O1098]

12.1.3 Patellasehne

Lagerung Patient in Rückenlage, das Knie ist mit einer Rolle unterlagert.
Stoßwelle **F-SW** (alternativ **R-SW**).
Applikator **F-SW:** kurze oder lange Vorlaufstrecke; **R-SW:** Sehnenapplikator aus Edelstahl oder Plastik.
Startenergie **F-SW:** 0,05–0,2 mJ/mm^2; **R-SW:** 0,3–1,5 bar.
Ablauf

- Mit der **F-SW** wird statisch im Bereich der Insertion gearbeitet und das Handstück so lange verschoben, bis der Patient den vollen Schmerz wahrnimmt (➤ Abb. 12.6).
- Etwa 45° in Richtung auf die proximale (Patellaspitze) oder distale (Tuberositas tibiae) Insertion angulieren.
- An diesem Punkt verweilt man mit dem Handstück so lange, bis der Schmerz sich verändert bzw. reduziert.
- Der Bereich der Insertion wird mit 1000–1500 Impulsen behandelt.

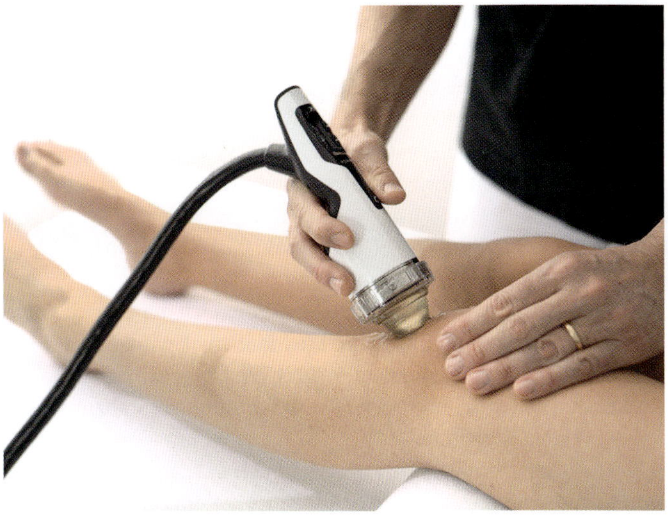

Abb. 12.6 Behandlung der Patellasehne mit der F-SW und langer Vorlaufstrecke [O1098]

12.1.4 M. tibialis anterior

Lagerung Patient in tibialis anterior Rückenlage, das Knie ist mit einer Rolle unterlagert.
Stoßwelle **R-SW** (alternativ **F-SW**).
Applikator **R-SW:** myofaszialer Applikator; **F-SW**: lange Vorlaufstrecke.
Startenergie **R-SW:** 1,0–2,5 bar; **F-SW:** 0,05–0,2 mJ/mm².
Ablauf

- Mit der **R-SW** wird der gesamte Muskelbereich dynamisch von kaudal nach kranial behandeln. Das Handstück wird so lange in kleinen Bewegungen auf dem Muskel verschoben, bis der Patient den vollen Schmerz bzw. die Ausstrahlungen wahrnimmt (➤ Abb. 12.7, ➤ Abb. 12.8).
- Der häufigste Triggerpunkt des M. tibialis anterior befindet sich ursprungsnah etwa entsprechend dem Akupunkturpunkt Ma 36.
- An diesem Punkt verweilt man mit dem Handstück so lange, bis der Schmerz sich verändert bzw. reduziert.
- Jeder Triggerpunkt wird mit ca. 300–500 Impulsen behandelt.

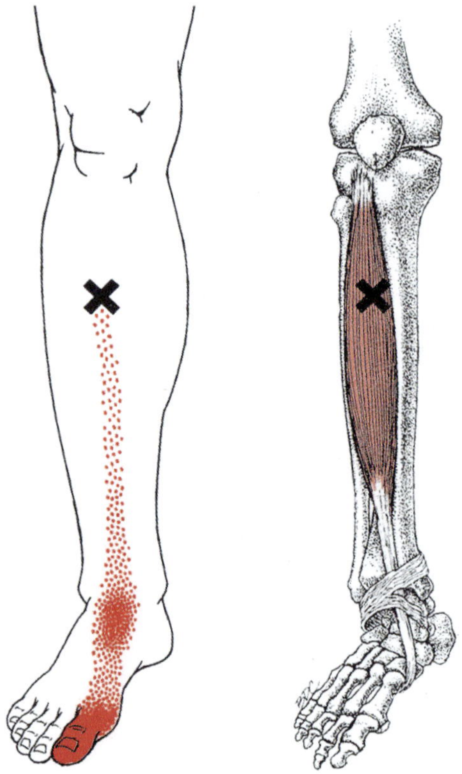

Abb. 12.7 M. tibialis anterior: Triggerpunkte mit ihren Ausstrahlungsmustern [G178]

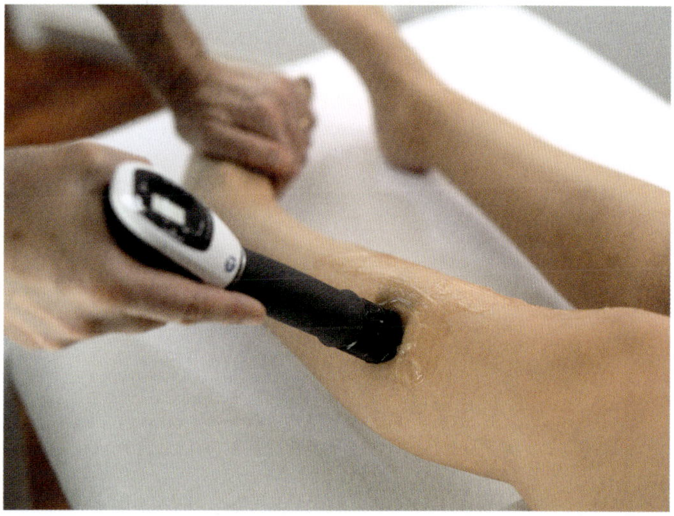

Abb. 12.8 Behandlung des M. tibialis anterior mit der R-SW unter Vorspannung bei plantarflektiertem Fuß [O1098]

12.1.5 Mm. extensor digitorum und hallucis longus

Diese Muskelgruppe wird in einem Schritt mit dem M. tibialis anterior behandelt.

Lagerung Patient in Rückenlage, das Knie ist mit einer Rolle unterlagert.
Stoßwelle **R-SW** (alternativ **F-SW**).
Applikator **R-SW:** myofaszialer Applikator; **F-SW:** lange Vorlaufstrecke.
Startenergie **R-SW:** 1,0–2,5 bar; **F-SW:** 0,05–0,2 mJ/mm^2.
Ablauf

- Mit der **R-SW** wird der gesamte Muskelbereich dynamisch von kaudal nach kranial behandeln. Das Handstück wird so lange in kleinen Bewegungen auf dem Muskel verschoben, bis der Patient den vollen Schmerz bzw. die Ausstrahlungen wahrnimmt (➤ Abb. 12.8).
- Der häufigste Triggerpunkt des M. extensor hallucis longus befindet sich etwa in der Mitte des Unterschenkels, nahe an der Schienbeinkante (➤ Abb. 12.9). Hier das Handstück etwas in Richtung auf die Tibia angulieren (etwa entsprechend Akupunkturpunkt Ma 38).
- An diesem Punkt verweilt man mit dem Handstück so lange, bis der Schmerz sich verändert bzw. reduziert.
- Jeder Triggerpunkt wird mit ca. 300–500 Impulsen behandelt.

MERKE

Bei der Behandlung der Sprunggelenkextensoren sollte die freie palpierende Hand mit den Fingern an der Tibiakante aufliegen, um einen direkten Kontakt des radialen Handstücks mit der sehr empfindlichen Knochenhaut der Tibia zu vermeiden.
Weiter kann mit der freien Hand der Fuß im OSG plantarflektiert unter Spannung gehalten werden, um die Relaxation der behandelten Muskulatur wahrzunehmen.

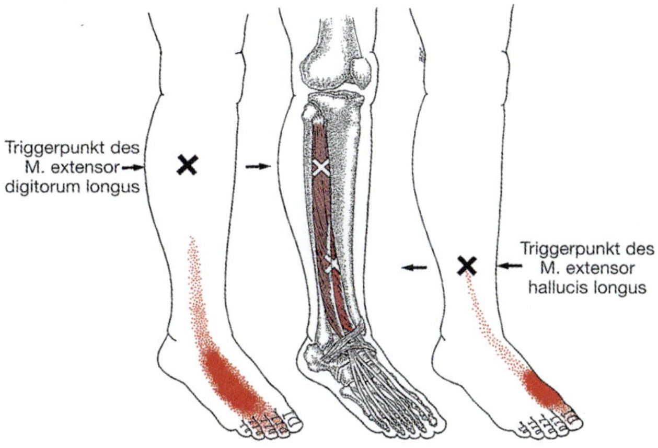

Abb. 12.9 Mm. extensor digitorum und hallucis longus: Triggerpunkte mit ihren Ausstrahlungsmustern [G178]

12.2 Patellofemorales Schmerzsyndrom

Gut zu wissen

Beim patellafemoralen Schmerzsyndrom handelt es sich um Schmerzen, die an der Ventralseite des Knies an der und um die Patella wahrgenommen werden. Eine spezifische morphologische Zuordnung erfolgt mit diesem Begriff nicht. Das Syndrom tritt gehäuft im Jugendalter auf, das weibliche Geschlecht ist häufiger betroffen als das männliche.

Mögliche Ursachen des patellofemoralen Schmerzsyndroms

- Sport mit hoher Belastung des Kniegelenks, v. a. in der Beugung oder als Negativbelastung in der Landephase nach Sprüngen
- In der Wachstumsphase „weicher“ retropatellarer Knorpel mit Missverhältnis zwischen Belastung und Belastbarkeit
- ITBS, Bursitis, Patellaspitzensyndrom (➤ Kap. 12.1)
- Lateralisierung der Patella, Patella alta
- Wachstumsstörungen der Kniescheibe oder des Sehnenansatzes (Morbus Sinding-Larsen oder Morbus Osgood-Schlatter)
- Bandlaxität
- Ausbildung myofaszialer Trigger der knienahen Muskulatur mit Projektion um die Patella
- Direkte Traumata
- Statische Fehlhaltungen, z. B. durch Beinlängendifferenzen (vermehrter Zug an der Patella nach kraniolateral am längeren Bein, dadurch erhöhter retropatellarer Anpressdruck im Bereich der lateralen Facette), Insuffizienz des Fußlängsgewölbes mit vermehrter Pronation, konsekutiv IR des Unterschenkels
- u.v.m

Diagnostik und Therapievorbereitung

Anamnese der Schmerzsituation

Am Anfang der Behandlung steht die Anamnese der Schmerzsituation. Mit Hilfe gezielter Fragen (➤ Kap. 2) kann die Schmerzsituation genau erfasst werden. Vor allem das Erfragen von Auftretungszeitpunkt, Häufigkeit, Dauer und Intensität sowie verstärkenden und abmildernden Faktoren kann Hinweise auf myofasziale Triggerpunkte ergeben.

Die Schmerzen werden als diffus, stechend oder stumpf wahrgenommen. Sie treten typischerweise beim Bergab- oder Treppabgehen oder längerem Sitzen mit gebeugten Knien auf und können ein- oder beidseitig imponieren.

Manuelle und weiterführende Diagnostik

- Palpation der betroffenen Muskeln mit Auffinden der aktiven Triggerpunkte sowie deren Provokation. Die Triggerpunkte können auch direkt mit einem Stift markiert werden.
- Verkürzungstests der knienahen Muskulatur.
- Klinische Tests der Kniegelenke zum Ausschluss von Binnenschäden, Zohlen-Zeichen des Patellofemoralgelenks, Apprehension-Test.
- Ausschluss bzw. Therapie einer ISG-Blockierung ipsilateral.
- Sonografie (Bursitis, M. Osgood-Schlatter, M. Sinding-Larsen, Insertionstendinose Patellasehne).
- Differenzialdiagnosen gegebenenfalls mit bildgebenden Verfahren ausschließen.

Zu beachten

Die Behandlung der Triggerpunkte kann zu schmerzhaften Ausstrahlungen führen. Im Bereich des M. quadriceps kann ein Ausstrahlungsschmerz ins Kniegelenk auftreten. In diesem Fall kann mit ggf. reduzierter Energie normal weiterbehandelt werden.

Behandlungsoptionen

Beim patellafemoralen Schmerzsyndrom ist eine Kombinationsbehandlung mit ergänzenden Therapiemaßnahmen in den meisten Fällen sinnvoll und kann bedenkenlos in der gleichen Sitzung durchgeführt werden.

Häufig führt eine Einlagenversorgung bereits zu guten therapeutischen Ergebnissen bzw. unterstützt die Behandlung wesentlich. Auch Bandagen mit Zügelung der Patella nach medial sind oft hilfreich.

In ➤ Kapitel 3 werden ergänzende Therapiemöglichkeiten detailliert erklärt.

Einstellungen am Gerät

Wahl der Stoßwelle

Radiale und fokussierte Stoßwellentherapie
Im Behandlungsgebiet wird mit F-SW und R-SW behandelt. Die Patella wird vorzugsweise mit der F-SW behandelt.

Applikator

R-SW Für den Weichteilbereich den myofaszialen Applikator (➤ Kap. 6.2) verwenden.
F-SW Für die Insertion der Patellasehne mit langer Vorlaufstrecke (➤ Kap. 6.2) gearbeitet.

TIPP
Beim patellofemoralen Schmerzsyndrom empfiehlt es sich meist, mit beiden Stoßwellentypen zu arbeiten, damit alle vorhandenen Triggerpunkte erreicht werden. Begonnen wird mit der R-SW für den myofaszialen Teil. Für die Patella wird die F-SW gewählt.

Einstellen der Parameter

Energie **R-SW:** 1,0–2,5 bar; **F-SW:** 0,05–0,2 mJ/mm^2.

Mit einer niedrigen Energie beginnen und die **Energie steigern,** bis sie für den Patienten **deutlich spürbar, aber nicht schmerzhaft** ist. Während der Behandlung kann es vorkommen, dass die Energie je nach Lokalisation korrigiert werden muss.

Frequenz **R-SW:** 13–17 Hz; **F-SW:** automatisch.
Anzahl der Impulse **R-SW:** 3000–6000; **F-SW:** 1500–2000; je 300–500 Impulse/Triggerpunkt.

Zu behandelnde Muskeln

Für eine gezielte Behandlung ist es wichtig, die Triggerpunkte der Muskeln vorab zu diagnostizieren. Beim Applizieren der Stoßwelle können aktive Triggerpunkte genau die Schmerzen reproduzieren, die der Patient im Alltag spürt. Dies ist nach David Simons das wichtigste diagnostische Kriterium für das Vorliegen eines Triggerpunktes. Wichtig ist, dass mit Patientenfeedback gearbeitet und das Handstück so lange in kleinen Bewegungen verschoben wird, bis der Patient den Schmerz oder die Ausstrahlungsmuster wahrnimmt.

Es werden die zuvor identifizierten behandlungsbedürftigen Muskeln therapiert; werden während der Applikation der SW weitere schmerzhafte Punkte (z. B. Triggerpunkte) aufgespürt, sind diese natürlich in das Behandlungskonzept einzubeziehen.

Behandlung des Patellofemoralen Schmerzsyndroms

- M. tensor fasciae latae mit Tractus iliotibialis (➤ Kap. 11.5.1)
- M. rectus femoris (➤ Kap. 12.1.1)
- Mm. vastus medialis und intermedius (➤ Kap. 12.1.2)
- M. vastus lateralis (➤ Kap. 12.2.1)
- Patellasehne (➤ Kap. 12.1.3)
- Ischiokrurale Muskulatur (v.a. M. biceps femoris; ➤ Kap. 9.3.3)

MERKE
Bei sehr muskelkräftigen Patienten werden tiefergelegene Triggerpunkte oft nur mit der F-SW erreicht. Bei der Behandlung des Knies sollte immer auch der distale Anteil des M. bizeps femoris einbezogen werden, da er sehr häufig in die ventralen Knieregion projiziert.

12.2.1 M. vastus lateralis

Lagerung Patient in Rückenlage, die Knie mit einer Rolle unterlagert.
Stoßwelle **R-SW.**
Applikator **R-SW:** myofaszialer Applikator.
Startenergie **R-SW:** 1,5–2,5 bar.
Ablauf
- Der Muskel wird dynamisch im Verlauf des Muskelbauchs behandelt. Das Handstück wird so lange in kleinen Bewegungen auf dem Muskel verschoben, bis der Patient den vollen Schmerz bzw. die Ausstrahlungen wahrnimmt.
- An diesem Punkt verweilt man mit dem Handstück so lange, bis der Schmerz sich verändert bzw. reduziert (➤ Abb. 12.10).
- Jeder Triggerpunkt wird mit ca. 300–500 Impulsen behandelt.

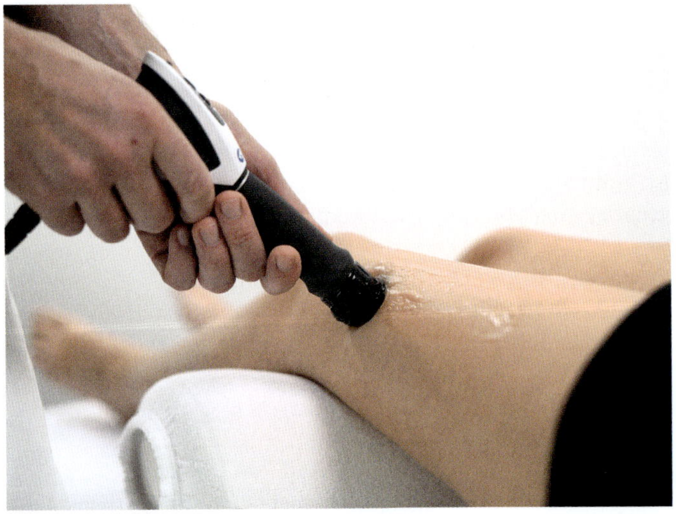

Abb. 12.10 M. vastus lateralis: Behandlung mit R-SW und dem myofaszialen Applikator [O1098]

12.3 Insertionstendinose am Pes anserinus

Gut zu wissen

Bei einer Insertionstendinose am Pes anserinus sind die Sehnenansätze im anteromedialen Bereich der Tibia etwas kaudal des medialen Gelenkspalts des Kniegelenks betroffen. Am Pes anserinus setzen der M. semimembranosus, M. semitendinosus, M. gracilis und der M. sartorius an.

Mögliche Ursachen der Insertionstendinose am Pes anserinus

- Muskuläre Dysbalance, v.a. bei Inklinationsfehlhaltung des Rumpfes und konsekutiver Anspannung der Ischiokruralmuskulatur, um den Rumpf aufzurichten
- Muskuläre Verspannungen mit der Ausbildung myofaszialer Trigger
- Intensiver Laufsport, Radsport, Rudersport, Veränderung von Umfang, Intensität, Untergrund oder Schuhwerk
- Gonarthrose, mediale Meniskopathie
- Einseitiges Training
- Direkte Traumata

Diagnostik und Therapievorbereitung

Anamnese der Schmerzsituation

Am Anfang der Behandlung steht die Anamnese der Schmerzsituation. Mit Hilfe gezielter Fragen (➤ Kap. 2) kann die Schmerzsituation genau erfasst werden. Vor allem das Erfragen von Auftretungszeitpunkt, Häufigkeit, Dauer und Intensität sowie verstärkenden und abmildernden Faktoren kann Hinweise auf myofasziale Triggerpunkte ergeben.

Die Schmerzen manifestieren sich an der Innenseite des Unterschenkels unterhalb des Kniegelenks und treten meist belastungsabhängig auf. Ferner können sie wie eine mediale Meniskopathie imponieren, d.h. auch bei Rotation des Unterschenkels gegenüber dem Oberschenkel in Erscheinung treten.

Manuelle und weiterführende Diagnostik

- Palpation des betroffenen Bereichs auf Druckschmerzhaftigkeit.
- Tests auf Verkürzung der am Pes anserinus ansetzenden Muskulatur.
- Untersuchung der Muskulatur auf (latente) Triggerpunkte (Provokation).
- Klinische Tests der Kniegelenke zum Ausschluss eines Binnenschadens.
- Ausschluss bzw. Therapie einer ISG-Blockierung ipsilateral.
- Ggf. LA-Testung.
- Sonografie (Ödem, evtl. Bursa darstellbar, im Doppler vermehrte Durchblutung).
- Differenzialdiagnosen gegebenenfalls mit bildgebenden Verfahren ausschließen.

Zu beachten

Die Behandlung Sehneninsertionen kann zu schmerzhaften Ausstrahlungen führen. In diesem Fall kann mit ggf. reduzierter Energie normal weiterbehandelt werden.

Behandlungsoptionen

Bei der Insertionstendinose am Pes anserinus ist eine Kombinationsbehandlung mit ergänzenden Therapiemaßnahmen in den meisten Fällen sinnvoll und kann bedenkenlos in der gleichen Sitzung durchgeführt werden.

Eine gleichzeitige Injektionsbehandlung und F-SW der Insertionszone sollte unterbleiben, da die Applikation von Lokalanästhetika und/oder Kortikoiden einen Teil des Effekts der ESWT antagonisiert.

In ➤ Kapitel 3 werden ergänzende Therapiemöglichkeiten detailliert erklärt.

Einstellungen am Gerät

Wahl der Stoßwelle

Fokussierte Stoßwellentherapie
Die Insertion am Tibiakopf wird vorzugsweise mit der F-SW behandelt, da es sich um eine knochennahe und sensible Struktur handelt.

Applikator

F-SW Die Insertion am Pes anserinus mit langer Vorlaufstrecke (➤ Kap. 6.2) behandeln.
R-SW Alternativ kann mit dem Sehnenapplikator gearbeitet werden. Die am Pes anserinus inserierenden Muskeln werden mit dem myofaszialen Applikator behandelt (➤ Kap. 6.2).

Einstellen der Parameter

Energie **F-SW:** 0,05–0,15 mJ/mm^2; **R-SW:** 0,5–1,5 bar.

Mit einer niedrigen Energie beginnen und die **Energie steigern,** bis sie für den Patienten **deutlich spürbar, aber nicht schmerzhaft** ist. Während der Behandlung kann es vorkommen, dass die Energie je nach Lokalisation korrigiert werden muss.

Frequenz **F-SW:** automatisch; **R-SW:** 13–17 Hz.
Anzahl der Impulse **F-SW:** 1500–2000; **R-SW:** 1500–2000 für die Insertionszone, im Bereich der Muskulatur 300–500 Impulse/Triggerpunkt.

Zu behandelnde Muskeln

Falls in den unten genannten Muskeln Triggerpunkte vorliegen, sind diese auszuschalten, um eine Reduktion des Zugs auf die Sehneninsertion zu erzielen. Erst dann wird die Behandlung des Pes anserinus selbst nachhaltig sein können.

Für eine gezielte Behandlung ist es wichtig, die Triggerpunkte der Muskeln vorab zu diagnostizieren. Beim Applizieren der Stoßwelle können aktive Triggerpunkte genau die Schmerzen reproduzieren, die der Patient im Alltag spürt. Dies ist nach David Simons das wichtigste diagnostische Kriterium für das Vorliegen eines Triggerpunktes. Wichtig ist, dass mit Patientenfeedback gearbeitet und das Handstück so lange in kleinen Bewegungen verschoben wird, bis der Patient den Schmerz oder die Ausstrahlungsmuster wahrnimmt.

Es werden die zuvor identifizierten behandlungsbedürftigen Muskeln therapiert; werden während der Applikation der SW weitere schmerzhafte Punkte (z.B. Triggerpunkte) aufgespürt, sind diese natürlich in das Behandlungskonzept einzubeziehen.

Behandlung des Pes anserinus

- Pes anserinus (Insertion des M. gracilis, M. sartorius und M. semitendinosus und M. semimembranosus; ➤ Kap. 12.3.1)
- Mediale ischiokrurale Muskulatur (➤ Kap. 12.3.3)
- M. gracilis (➤ Kap. 11.1.5)
- M. sartorius (➤ Kap. 12.3.2)

12.3.1 Pes anserinus

Lagerung Patient in Rückenlage, das Knie ist mit einer Rolle unterlagert, Unterschenkel nach außen rotiert

Stoßwelle **F-SW** (alternativ R-SW).

Applikator **F-SW:** lange Vorlaufstrecke; **R-SW:** Sehnenapplikator aus Plastik oder Edelstahl.

Startenergie **F-SW:** 0,05–0,2 mJ/mm²; **R-SW:** 0,5–1,5 bar.

Ablauf

- Mit der **F-SW** wird direkt am Pes anserinus behandelt (➤ Abb. 12.11).
- An jedem Schmerzpunkt verweilt man mit dem Handstück so lange, bis der Schmerz sich verändert bzw. reduziert und geht dann zum nächsten.
- Die Insertionszone wird mit ca. 1500–2000 Impulsen behandelt.

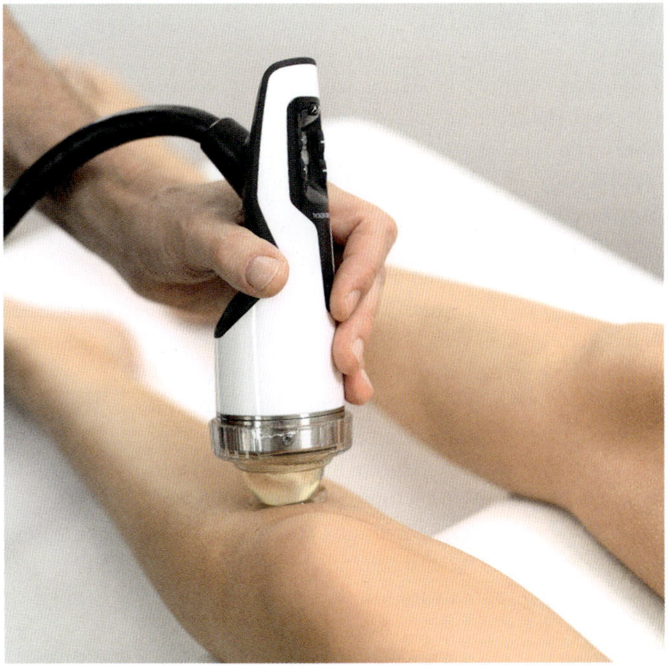

Abb. 12.11 Pes anserinus: Behandlung mit F-SW und langer Vorlaufstrecke [O1098]

12.3.2 M. sartorius

Lagerung Patient in Rückenlage. Das zu behandelnde Bein ist mit einer Halbrolle unterlagert.
Stoßwelle **R-SW.**
Applikator **R-SW:** myofaszialer Applikator.
Startenergie **R-SW:** 1,0–2,5 bar.
Ablauf

- Mit der **R-SW** wird der gesamte Muskelbereich dynamisch behandelt. Das Handstück wird so lange in kleinen Bewegungen auf dem Muskel verschoben, bis der Patient den vollen Schmerz bzw. die Ausstrahlungen wahrnimmt (➤ Abb. 12.12).
- An diesem Punkt verweilt man mit dem Handstück so lange, bis der Schmerz sich verändert bzw. reduziert.
- Der M. sartorius hat mehrere hintereinanderliegende Muskelbäuche, getrennt durch Intersectiones tendineae. Der Muskel muss daher in seiner gesamten Länge von der SIAS bis zum Pes anserinus gescannt und behandelt werden (➤ Abb. 12.13).
- Jeder Triggerpunkt wird mit ca. 300–500 Impulsen behandelt.

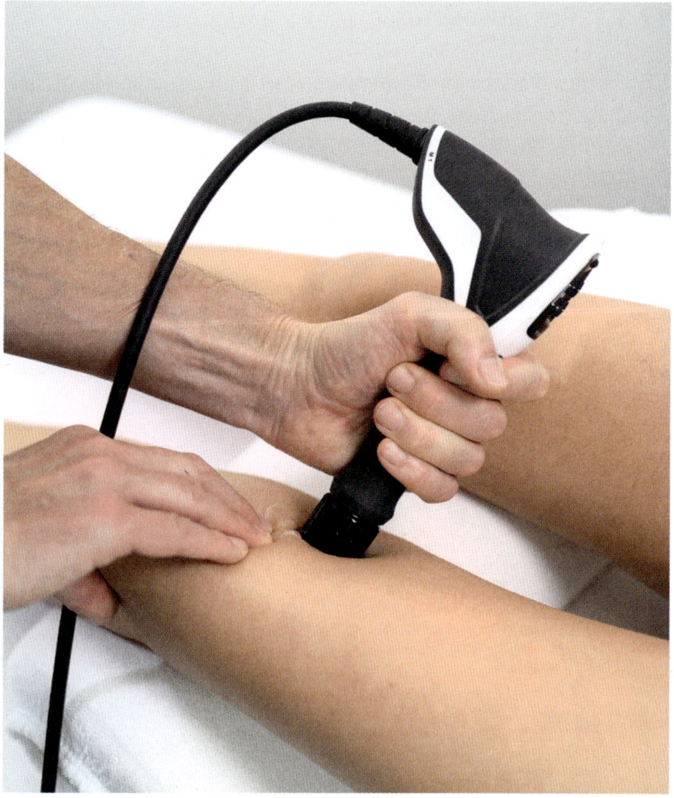

Abb. 12.13 Behandlung des M. sartorius mit R-SW am distalen Part [O1098]

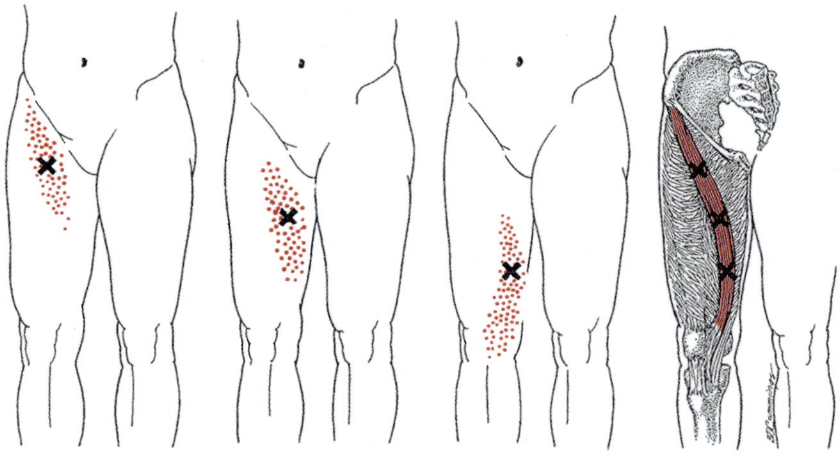

Abb. 12.12 M. sartorius: Triggerpunkte mit ihren Ausstrahlungsmustern [G178]

12.3.3 Mediale ischiokrurale Muskulatur

Lagerung Patient in Bauchlage mit einem Kissen oder einer halben Rolle unter dem Bauch, die Sprunggelenke mit einer Rolle unterlagert. Alternativ im Stehen mit Vordehnung.

Stoßwelle **R-SW** und **F-SW** (v. a. zur Behandlung sehr muskulöser Patienten kann die F-SW eingesetzt werden).

Applikator **R-SW:** myofaszialer Applikator; **F-SW:**kurze Vorlaufstrecke.

Startenergie **R-SW:** 1,0–2,5 bar; **F-SW:** 0,05–0,25 mJ/mm^2.

Ablauf

- Mit der **R-SW** wird der gesamte Muskelbereich dynamisch behandelt (➤ Abb. 12.14). Das Handstück wird so lange in kleinen Bewegungen auf dem Muskel verschoben, bis der Patient den vollen Schmerz bzw. die Ausstrahlungen wahrnimmt.
- An diesem Punkt verweilt man mit dem Handstück so lange, bis der Schmerz sich verändert bzw. reduziert.
- Jeder Triggerpunkt wird mit ca. 300–500 Impulsen behandelt.

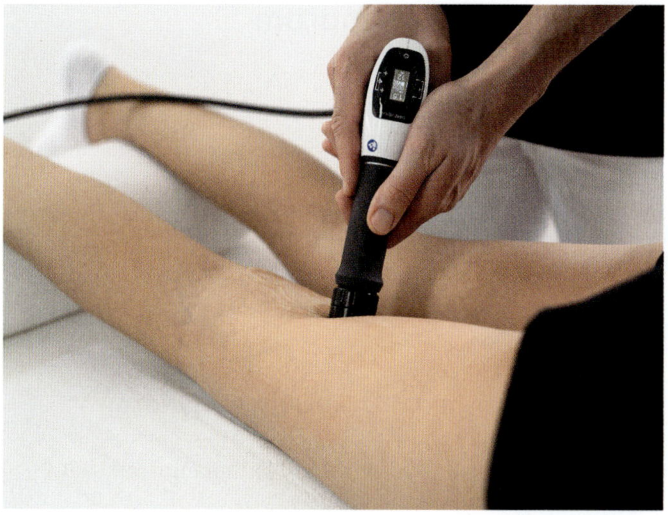

Abb. 12.14 Mm. semimembranosus und semitendinosus: Behandlung mit der R-SW [O1098]

12.4 Tibiakantensyndrom

Gut zu wissen

Beim Tibiakantensyndrom wird zwischen einem lateralen und medialen (shin splints) unterschieden. Das laterale tritt vorwiegend in den oberen 2/3 der lateralen Schienbeinkante auf, das mediale in den unteren 2/3 der medialen Schienbeinkante. Die überlastete und dauerhaft kontrahierte Muskulatur führt zu einer Knochenhautentzündung an der jeweiligen Ansatzzone.

Mögliche Ursachen des Tibiakantensyndroms

- Intensiver Laufsport, Veränderung von Umfang, Intensität, Untergrund, Schuhwerk oder Laufstil
- Laufschuhe mit stark ausgestellter Sohle im Fersenbereich
- Einseitige Belastungen wie Seilspringen
- Überpronation des Fußes
- Verkürzte, verhärtete Waden- und Beinmuskulatur mit der Ausbildung myofaszialer Trigger
- Direkte Traumata
- Abgeflachtes Fußlängsgewölbewölbe bzw. Knickfußstellung, da die schmerzverursachende Muskulatur an deren Aufrichtung beteiligt ist.

Diagnostik und Therapievorbereitung

Anamnese der Schmerzsituation

Am Anfang der Behandlung steht die Anamnese der Schmerzsituation. Mit Hilfe gezielter Fragen (➤ Kap. 2) kann die Schmerzsituation genau erfasst werden. Vor allem das Erfragen von Auftretungszeitpunkt, Häufigkeit, Dauer und Intensität sowie verstärkenden und abmildernden Faktoren kann Hinweise auf myofasziale Triggerpunkte ergeben.

Typisch sind in beiden Fällen stechende, teils krampfartige Schmerzen bei Belastung und danach. Bei längerer Belastung verschwinden die Schmerzen häufig wieder, um in der anschließenden Ruhephase umso heftiger aufzutreten.

Manuelle und weiterführende Diagnostik

- Palpation der Tibiakante auf Druck- und Klopfschmerzhaftigkeit
- Verkürzungstests der Sprunggelenkflexoren (oberflächliche und tiefe) und -extensoren.
- Palpation der betroffenen Muskeln mit Auffinden der aktiven Triggerpunkte sowie deren Provokation. Die Triggerpunkte können auch direkt mit einem Stift markiert werden.
- Differenzialdiagnosen gegebenenfalls mit bildgebenden Verfahren ausschließen, v. a. Stressfraktur der Tibia (MRT)

Zu beachten

Die Behandlung der Triggerpunkte kann zu schmerzhaften Ausstrahlungen führen. In diesem Fall kann mit ggf. reduzierter Energie normal weiterbehandelt werden.

Behandlungsoptionen

Beim Tibiakantensyndrom ist eine Kombinationsbehandlung mit ergänzenden Therapiemaßnahmen in den meisten Fällen sinnvoll und kann bedenkenlos in der gleichen Sitzung durchgeführt werden. In ➤ Kapitel 3 werden ergänzende Therapiemöglichkeiten detailliert erklärt.

Einstellungen am Gerät

Wahl der Stoßwelle

Radiale und fokussierte Stoßwellentherapie
Im Behandlungsgebiet wird mit F-SW und R-SW therapiert. Der myofasziale Teil wird dabei mit der R-SW behandelt und die Tibiakante direkt mit der F-SW, da dieser Bereich meist sehr schmerzhaft ist. Tiefe Triggerpunkte in der Wade (M. soleus) werden ebenfalls mit der F-SW behandelt.

Applikator

R-SW Für den Weichteilbereich den myofaszialen Applikator (➤ Kap. 6.1) verwenden. Für die Tibiakante den Sehnenapplikator aus Plastik oder Edelstahl, falls keine F-SW vorhanden.
F-SW Tibiakante mit langer Vorlaufstrecke, tiefe Triggerpunkte in der Wadenmuskulatur ohne oder mit kurzer Vorlaufstrecke. (➤ Kap. 6.1).

TIPP
Beim Tibiakantensyndrom empfiehlt es sich meist, mit beiden Stoßwellentypen zu arbeiten, damit alle vorhandenen Triggerpunkte erreicht werden. Begonnen wird mit der R-SW für den myofaszialen Teil. An die Tibiakante wird die F-SW verwendet.

Einstellen der Parameter

Energie **R-SW:** 1,0–2,5 bar; **F-SW:** 0,05–0,2 mJ/mm².

Mit einer niedrigen Energie beginnen und die **Energie steigern,** bis sie für den Patienten **deutlich spürbar, aber nicht schmerzhaft** ist. Während der Behandlung kann es vorkommen, dass die Energie je nach Lokalisation korrigiert werden muss.

Frequenz **R-SW:** 13–17 Hz; **F-SW:** automatisch.
Anzahl der Impulse **R-SW:** 3000–6000; **F-SW:** 1500–2000; je 300–500 Impulse/Triggerpunkt.

Zu behandelnde Muskeln

Da die Knochenhautreizung/-entzündung durch das mechanische Moment während der Belastung verursacht, aber durch die nachfolgende Reaktion der entsprechenden Muskeln mit dauerhafter Verkürzung und Ausbildung von Triggerpunkten unterhalten wird (d. h. auch in vermeintlichen Ruhephasen besteht weiterhin Zug auf die Insertionszonen), ist es erforderlich, neben der Insertion auch die Muskelbäuche zu behandeln. Hierzu empfiehlt sich die R-SW, während die empfindliche Sehnen-Knochen-Übergangszone idealerweise mit der F-SW behandelt wird.

Für eine gezielte Behandlung ist es wichtig, die Triggerpunkte der Muskeln vorab zu diagnostizieren. Beim Applizieren der Stoßwelle können aktive Triggerpunkte genau die Schmerzen reproduzieren, die der Patient im Alltag spürt. Dies ist nach David Simons das wichtigste diagnostische Kriterium für das Vorliegen eines Triggerpunktes. Wichtig ist, dass mit Patientenfeedback gearbeitet und das Handstück so lange in kleinen Bewegungen verschoben wird, bis der Patient den Schmerz oder die Ausstrahlungsmuster wahrnimmt.

Behandlung des Tibiakantensyndroms

- M. soleus (➤ Kap. 12.4.1)
- M. tibialis posterior (➤ Kap. 12.4.2)
- M. tibialis anterior (➤ Kap. 12.1.4)
- Mm. extensor digitorum und hallucis longus (➤ Kap. 12.1.5)
- Tibiakante (➤ Kap. 12.4.3)

TIPP

Der M. tibialis posterior und der M. soleus können zur Intensivierung mit Vordehnung behandelt werden. Dazu werden entweder die Zehen aufgestellt oder das Sprunggelenk passiv in Dorsalextension gehalten. Ein Nachlassen der Muskelspannung kann so unmittelbar vom Behandler wahrgenommen werden (➤ Abb. 12.17).

12.4.1 M. soleus

Lagerung Patient in Bauchlage, die Sprunggelenke sind mit einer Rolle unterlagert.
Stoßwelle **R-SW** oder **F-SW.**
Applikator **R-SW:** myofaszialer Applikator; **F-SW:** ohne oder kurze Vorlaufstrecke.
Startenergie **R-SW:** 1,0–2,5 bar; **F-SW:** 0,05–0,2 mJ/mm^2.
Ablauf

- Mit der **R-SW** wird der gesamte Muskelbereich dynamisch von kaudal nach kranial behandelt. Das Handstück wird so lange in kleinen Bewegungen auf dem Muskel verschoben, bis der Patient den vollen Schmerz bzw. die Ausstrahlungen wahrnimmt (➤ Abb. 12.15, ➤ Abb. 12.17).
- Für tiefe Triggerpunkte wird die **F-SW** eingesetzt (➤ Abb. 12.16).
- An diesem Punkt verweilt man mit dem Handstück so lange, bis der Schmerz sich verändert bzw. reduziert.
- Jeder Triggerpunkt wird mit ca. 300–500 Impulsen behandelt.

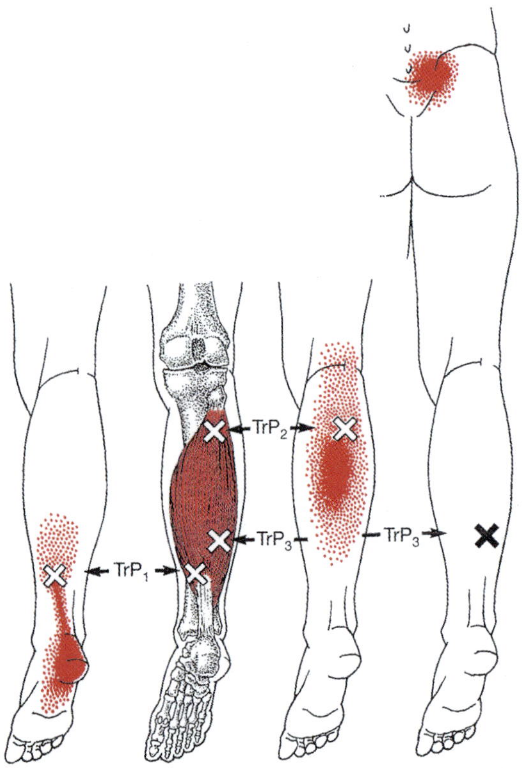

Abb. 12.15 M. soleus: Triggerpunkte mit ihren Ausstrahlungsmustern [G178]

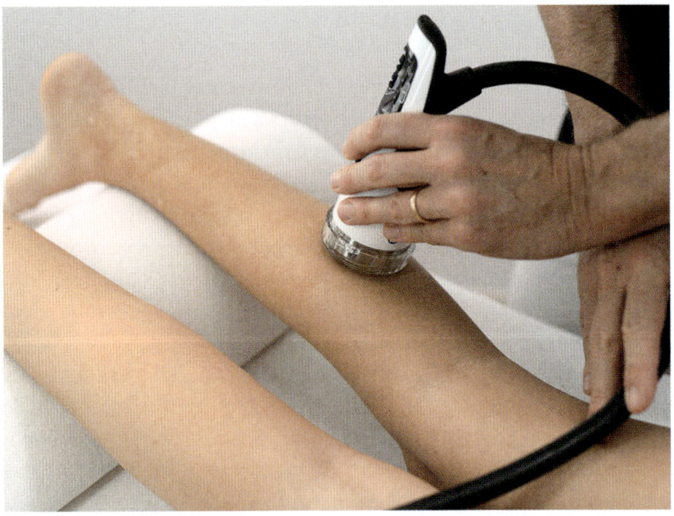
Abb. 12.16 M. soleus: Behandlung tiefer Triggerpunkte mit der F-SW und kurzer Vorlaufstrecke [O1098]

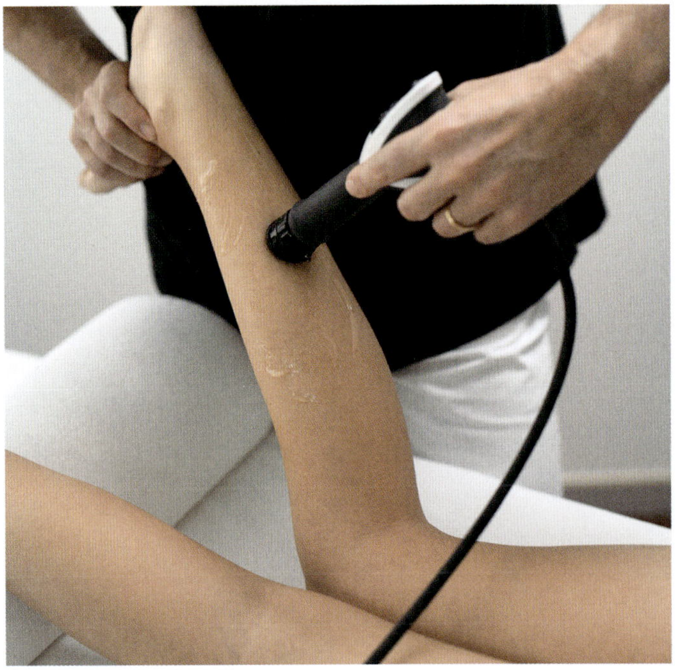
Abb. 12.17 Behandlung des M. soleus mit Vordehnung unter passiver Mobilisation des Sprunggelenks [O1098]

12.4.2 M. tibialis posterior

Lagerung Patient in Bauchlage, die Sprunggelenke sind mit einer Rolle unterlagert, oder in Rückenlage, der Behandler steht an der Lateralseite des Unterschenkels.

Stoßwelle **R-SW** oder **F-SW.**

Applikator **R-SW:** myofaszialer Applikator; **F-SW:** ohne oder kurze Vorlaufstrecke.

Startenergie **R-SW:** 1,0–2,5 bar; **F-SW:** 0,05–0,2 mJ/mm^2.

Ablauf

- Mit der **R-SW** wird der gesamte Muskelbereich dynamisch von kaudal nach kranial behandeln. Das Handstück wird so lange in kleinen Bewegungen auf dem Muskel verschoben, bis der Patient den vollen Schmerz bzw. die Ausstrahlungen wahrnimmt (➤ Abb. 12.18, ➤ Abb. 12.19).
- Für tiefe Triggerpunkte wird die **F-SW** eingesetzt.
- An diesem Punkt verweilt man mit dem Handstück so lange, bis der Schmerz sich verändert bzw. reduziert.
- Jeder Triggerpunkt wird mit ca. 300–500 Impulsen behandelt.

TIPP

Der M. tibialis posterior kann in Bauchlage zusammen mit dem M. gastrocnemicus und dem M. soleus behandelt werden.

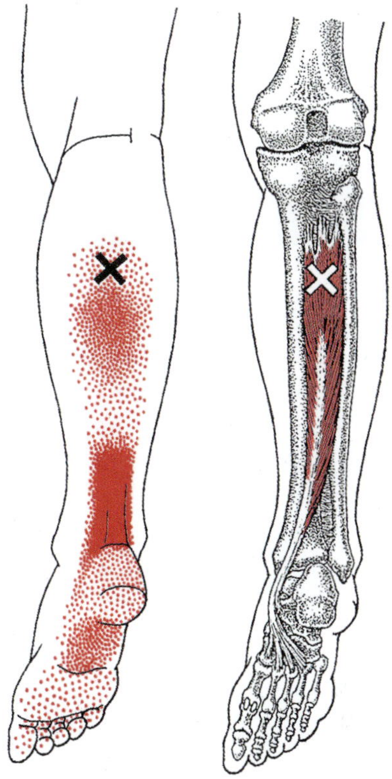

Abb. 12.18 M. tibialis posterior: Triggerpunkte mit ihren Ausstrahlungsmustern [G178]

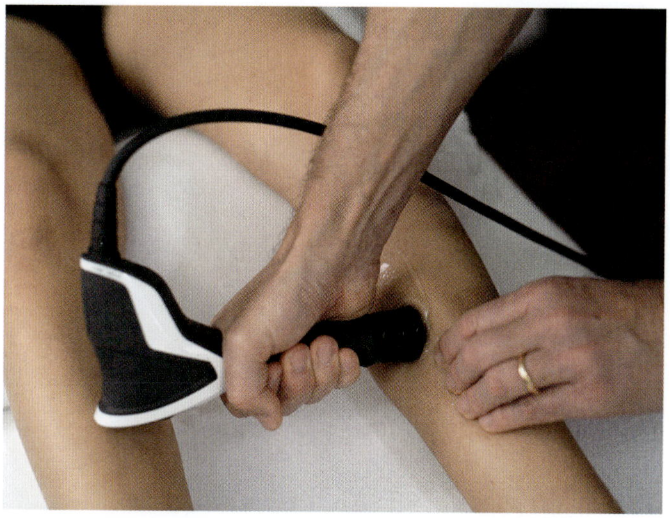

Abb. 12.19 Behandlung an der Tibiakante mit der R-SW [O1098]

12.4.3 Tibiakante

Lagerung Patient in Rückenlage, das Knie ist mit einer Rolle unterlagert.

Stoßwelle **F-SW** (alternativ R-SW).

Applikator **F-SW:** lange Vorlaufstrecke; **R-SW:** Sehnenapplikator aus Plastik oder Edelstahl.

Startenergie **F-SW:** 0,05–0,2 mJ/mm^2; **R-SW:** 0,5–1,5 bar.

Ablauf

- Mit der **F-SW** wird je nach Lokalisation medial oder lateral direkt an der Tibiakante behandelt (> Abb. 12.20).
- An jedem Schmerzpunkt verweilt man mit dem Handstück so lange, bis der Schmerz sich verändert bzw. reduziert, und geht dann zum nächsten.
- Jeder Schmerzpunkt wird mit ca. 300–500 Impulsen behandelt.

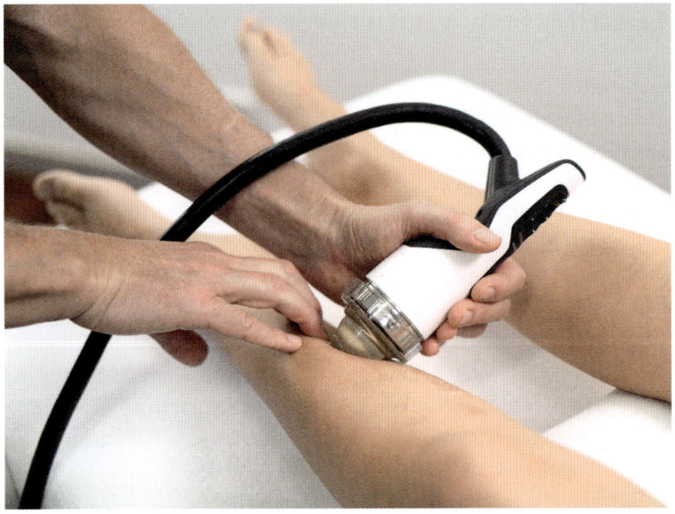

Abb. 12.20 Behandlung an der Tibiakante mit F-SW und langer Vorlaufstrecke [O1098]

12.5 Achillodynie

Gut zu wissen

Die Achillodynie gehört zu den häufigsten Beschwerden am Unterschenkel und entsteht meist durch eine lange Fehl- oder Überbelastung der Achillessehne mit Ausbildung einer Peritendinitis und/oder Tendinitis im Verlauf oder am Ansatz der Achillessehne. Die chronische Entzündung der Achillessehne kann zu einer strukturellen Schwächung des Gewebes führen, was letztendlich eine Ruptur nach sich ziehen kann.

Mögliche Ursachen der Achillodynie

- Intensiver Laufsport, Veränderung von Umfang, Intensität, Untergrund, Schuhwerk oder Laufstil
- Genu valgum
- Verkürzte, verhärtete Waden- und Beinmuskulatur mit der Ausbildung myofaszialer Trigger
- Knickfuß, da im Fall einer übermäßigen Valgusstellung des Calcaneus die Achillessehne nicht nur auf Längszug, sondern auch auf „Knick“ belastet wird
- Direkte Traumata
- Eingeschränkte OSG-Beweglichkeit bei z.B. Arthrose
- Großzehengrundgelenksarthrose mit verlängertem Hebel für die Wadenmuskulatur beim Abrollen

Diagnostik und Therapievorbereitung

Anamnese der Schmerzsituation

Am Anfang der Behandlung steht die Anamnese der Schmerzsituation. Mit Hilfe gezielter Fragen (➤ Kap. 2) kann die Schmerzsituation genau erfasst werden. Vor allem das Erfragen von Auftretungszeitpunkt, Häufigkeit, Dauer und Intensität sowie verstärkenden und abmildernden Faktoren kann Hinweise auf myofasziale Triggerpunkte ergeben.

Die Achillodynie ist gekennzeichnet ist durch stechende Schmerzen sowohl unter Belastung als auch in Ruhe. Ebenfalls typisch ist der Anlaufschmerz am Morgen oder nach längerem Sitzen. Dazu kommen druckschmerzhafte Empfindlichkeit und Verdickung der Achillessehne und/oder ihres Gleitgewebes.

Manuelle und weiterführende Diagnostik

- Palpation der Achillessehne auf Druck- und Klopfschmerzhaftigkeit.
- Verkürzungstests der Sprunggelenkflexoren (oberflächliche und tiefe) und -extensoren.
- Palpation der betroffenen Muskeln mit Auffinden der aktiven Triggerpunkte sowie deren Provokation. Die Triggerpunkte können auch direkt mit einem Stift markiert werden.
- Sonografische Diagnosesicherung, Differenzierung von Peritendinitis (bessere Erfolgschancen der Therapie) und Tendinitis (schlechtere Erfolgschancen), evtl. stattgehabte Teilrupturen.
- Differenzialdiagnosen gegebenenfalls mit bildgebenden Verfahren ausschließen (MRT): Nekrosezonen in der Sehne, die Entzündungen unterhalten, begleitende OSG-Arthrose als verursachender Faktor.

Zu beachten

Die Behandlung der Triggerpunkte kann zu schmerzhaften Ausstrahlungen führen. In diesem Fall kann mit ggf. reduzierter Energie normal weiterbehandelt werden.

Behandlungsoptionen

Bei der Achillodynie ist eine Kombinationsbehandlung mit ergänzenden Therapiemaßnahmen in den meisten Fällen sinnvoll und kann bedenkenlos in der gleichen Sitzung durchgeführt werden.

Eine gleichzeitige Injektionsbehandlung verhindert einen Teil des möglichen Effekts der ESWT und sollte nicht in derselben Therapiesitzung erfolgen.

In ➤ Kapitel 3 werden ergänzende Therapiemöglichkeiten detailliert erklärt.

Einstellungen am Gerät

Wahl der Stoßwelle

Radiale und fokussierte Stoßwellentherapie
Im Behandlungsgebiet wird mit F-SW und R-SW therapiert. Der myofasziale Teil wird mit der R-SW behandelt, die Achillessehne direkt mit der F-SW, da dieser Bereich meist sehr schmerzhaft ist. Tiefe Triggerpunkte in der Wade (M. soleus) werden ebenfalls mit der F-SW behandelt.

Applikator

R-SW Für den Weichteilbereich den myofaszialen Applikator (➤ Kap. 6.2) verwenden. Für die Achillessehne den Sehnenapplikator aus Edelstahl oder Plastik, falls keine F-SW vorhanden.
F-SW Achillessehne mit langer Vorlaufstrecke und tiefe Triggerpunkte in der Wadenmuskulatur ohne oder mit kurzer Vorlaufstrecke behandeln (➤ Kap. 6.2).

Einstellen der Parameter

Energie **R-SW:** 1,0–2,5 bar; **F-SW:** 0,05–0,2 mJ/mm^2.

Mit einer niedrigen Energie beginnen und die **Energie steigern,** bis sie für den Patienten **deutlich spürbar, aber nicht schmerzhaft** ist. Während der Behandlung kann es vorkommen, dass die Energie je nach Lokalisation korrigiert werden muss.

Frequenz **R-SW:** 13–17 Hz; **F-SW:** automatisch.
Anzahl der Impulse **R-SW:** 3000–6000; **F-SW:** 1500–2000; je 300–500 Impulse/Triggerpunkt.

Zu behandelnde Muskeln

Da die Sehnenreizung/-entzündung durch das mechanische Moment während der Belastung verursacht, aber durch die nachfolgende Reaktion der entsprechenden Muskeln mit dauerhafter Verkürzung und Ausbildung von Triggerpunkten unterhalten wird (d. h. auch in vermeintlichen Ruhephasen besteht weiterhin Zug auf die Insertionszonen), ist es erforderlich, zusätzlich zur Insertion auch die Muskelbäuche zu behandeln. Hierzu empfiehlt sich die R-SW, während die empfindliche Sehnen-Knochen-Übergangszone idealerweise mit der F-SW behandelt wird.

Die Achillessehne überträgt die Spannung aus der Muskulatur des Trizeps surae auf das Fersenbein, erhält jedoch auch umgekehrt über die Fortsetzung der muskulären Kette in die Fußsohlenmuskulatur von hier Spannungseinflüsse. Deshalb sollte bei der Achillodynie auch die Fußsohle auf Triggerpunkte gescannt werden.

Bei verkürzten Sprunggelenk*extensoren* arbeitet der Trizeps surae in der Abrollphase gegen einen Widerstand aus diesem Bereich an. Deswegen sollten bei chronischen Beschwerden auch die Extensorenmuskeln untersucht und behandelt werden.

Für eine gezielte Behandlung ist es wichtig, die Triggerpunkte der Muskeln vorab zu diagnostizieren. Beim Applizieren der Stoßwelle können aktive Triggerpunkte genau die Schmerzen reproduzieren, die der Patient im Alltag spürt. Dies ist nach David Simons das wichtigste diagnostische Kriterium für das Vorliegen eines Triggerpunktes. Wichtig ist, dass mit Patientenfeedback gearbeitet und das Handstück so lange in kleinen Bewegungen verschoben wird, bis der Patient den Schmerz oder die Ausstrahlungsmuster wahrnimmt.

MERKE

Die Behandlung der Achillessehne sollte *immer* mit einer Muskelbehandlung kombiniert werden (Trizeps surae, ggf. M. quadratus plantae und Sprunggelenksextensoren).

Behandlung der Achillodynie

- M. gastrocnemius (➤ Kap. 12.5.1)
- M. soleus (➤ Kap. 12.4.2)
- Achillessehne (und Insertion; ➤ Kap. 12.5.2)
- M. quadratus plantae (➤ Kap. 12.6.1)

TIPP

Die Wadenmuskulatur kann zur Intensivierung mit Vordehnung behandelt werden. Dazu werden entweder die Zehen aufgestellt oder das Sprunggelenk passiv in Dorsalextension gehalten. Ein Nachlassen der Muskelspannung kann so unmittelbar vom Behandler wahrgenommen werden. Da eine Verkürzung der Sprunggelenkextensoren eine Mehrarbeit ihrer Antagonisten (u.a. Trizeps surae) erfordert, sollten auch diese bei der Achillodynie unbedingt auf Triggerpunkte hin untersucht werden.

12.5.1 M. gastrocnemicus

Lagerung Patient in Bauchlage, die Sprunggelenke sind mit einer Rolle unterlagert. Der mediale Kopf ist weit häufiger betroffen als der laterale.

Stoßwelle **R-SW.**

Applikator **R-SW:** myofaszialer Applikator.

Startenergie **R-SW:** 1,0–2,5 bar.

Ablauf

- Mit der **R-SW** wird der gesamte Muskelbereich dynamisch von kaudal nach kranial behandeln. Das Handstück wird so lange in kleinen Bewegungen auf dem Muskel verschoben, bis der Patient den vollen Schmerz bzw. die Ausstrahlungen wahrnimmt (➤ Abb. 12.21, ➤ Abb. 12.22).
- An diesem Punkt verweilt man mit dem Handstück so lange, bis der Schmerz sich verändert bzw. reduziert.
- Jeder Triggerpunkt wird mit ca. 300–500 Impulsen behandelt.

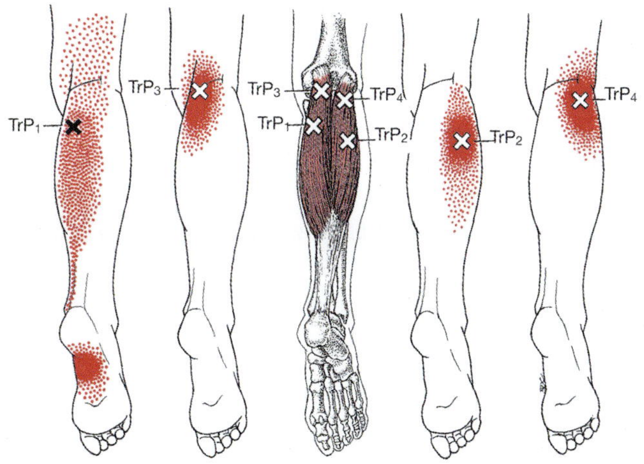

Abb. 12.21 M. gastrocnemius: Triggerpunkte mit ihren Ausstrahlungsmustern [G178]

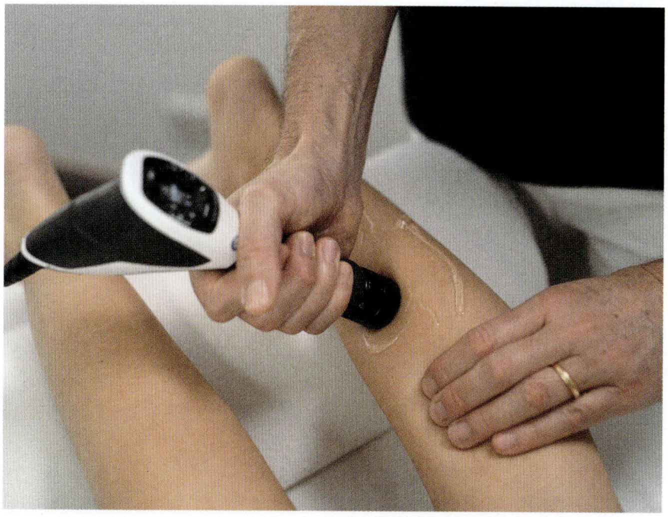

Abb. 12.22 M. gastrocnemius: Behandlung mit R-SW im Muskelverlauf [O1098]

12.5.2 Achillessehne

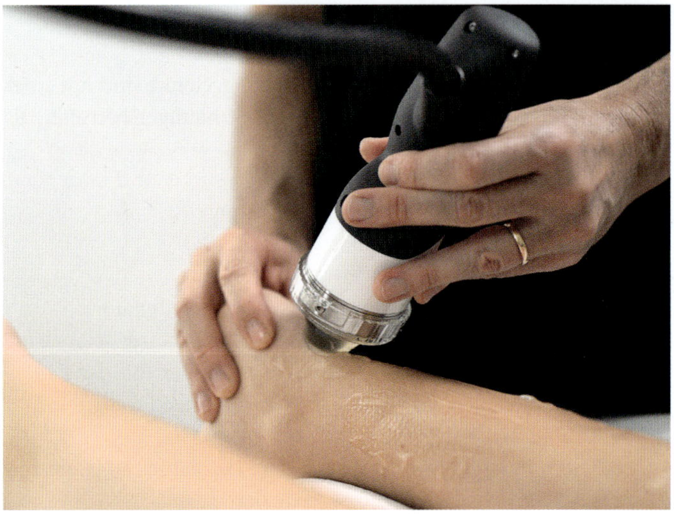

Abb. 12.23 Behandlung der Achillessehne mit der F-SW und langer Vorlaufstrecke [O1098]

Lagerung Patient in Bauchlage, die Sprunggelenke sind mit einer Rolle unterlagert.
Stoßwelle **F-SW** (alternativ **R-SW**).
Applikator **F-SW:** lange Vorlaufstrecke; **R-SW:** Sehnenapplikator aus Edelstahl oder Plastik.
Startenergie **F-SW:** 0,05–0,2 mJ/mm^2; **R-SW:** 1,0–2,5 bar.
Ablauf
- Mit der **F-SW** wird je nach Lokalisation direkt an der Achillessehne behandelt (➤ Abb. 12.23).
- Den betroffenen Sehnenabschnitt sowohl von dorsal, medial und lateral behandeln.
- An jedem Schmerzpunkt verweilt man mit dem Handstück so lange, bis der Schmerz sich verändert bzw. reduziert, und geht dann zum nächsten.
- Jeder Schmerzpunkt wird mit ca. 300–500 Impulsen behandelt, insgesamt ca. 1500–2000 Impulse.

TIPP

Im Bereich der Insertion der Achillessehne am Calcaneus das Handstück ca. 45° nach kaudal richten, um den Anteil der Sehne, der ventral des Tuber calcanei einstrahlt, zu erreichen.
Zur Erzeugung einer Vorspannung kann man den Patienten die Zehen auf der Unterlage aufstellen lassen, was das OSG in Dorsalflexion bringt.

12.6 Fasziitis plantaris

Gut zu wissen

Bei der Fasziitis plantaris handelt es sich um einen Fußsohlen- und/oder Fersenschmerz, ausgelöst durch eine Entzündung der Plantarfaszie mit oder ohne Ausbildung eines plantaren Fersensporns. Die knöcherne Ausziehung am Kalkaneus (Traktionsosteophyt) ist dabei meist ein Nebenbefund und nicht hauptverantwortlich für die Schmerzsymptomatik.

Mögliche Ursachen der Fasciitis plantaris

- Intensiver Laufsport, Veränderung von Umfang, Intensität, Untergrund, Schuhwerk oder Laufstil
- Sprungintensive Sportarten
- Übergewicht
- Verkürzte, verhärtete Waden- und Beinmuskulatur mit der Ausbildung myofaszialer Trigger, da die Wadenmuskulatur über eine muskuläre Verkettung mit der Fußsohle verbunden ist
- Triggerpunkte in der Fußsohlenmuskulatur, die in die Plantarfaszie einstrahlen
- Ein abgeflachtes Fußlängs- oder Quergewölbe bzw. Knickfußstellung, da die schmerzverursachende Muskulatur an deren Aufrichtung beteiligt ist und die Plantarfaszie die Aufspannung des Fußlängsgewölbes im Sinne einer Bogensehne vornimmt

Diagnostik und Therapievorbereitung

Anamnese der Schmerzsituation

Am Anfang der Behandlung steht die Anamnese der Schmerzsituation. Mit Hilfe gezielter Fragen (➤ Kap. 2) kann die Schmerzsituation genau erfasst werden. Vor allem das Erfragen von Auftretungszeitpunkt, Häufigkeit, Dauer und Intensität sowie verstärkenden und abmildernden Faktoren kann Hinweise auf myofasziale Triggerpunkte ergeben.

Anfangs treten die Schmerzen typischerweise unter Belastung oder als Anlaufschmerz am Morgen oder nach längerem Sitzen auf. Barfußgehen auf hartem Boden ist sehr unangenehm. Die Schmerzen sind stechend und meist auf die Fußsohle fersennah begrenzt. Bei länger andauernder Erkrankung können die Beschwerden zur Gehunfähigkeit führen.

Manuelle und weiterführende Diagnostik

- Palpation der Fußsohle und des Kalkaneus auf Druck- und Klopfschmerzhaftigkeit.
- Verkürzungstests der Sprunggelenkflexoren (oberflächliche und tiefe) und -extensoren.
- Palpation der betroffenen Muskeln mit Auffinden der aktiven Triggerpunkte sowie deren Provokation. Die Triggerpunkte können auch direkt mit einem Stift markiert werden.
- Differenzialdiagnosen gegebenenfalls mit bildgebenden Verfahren ausschließen.
- Sonografische Darstellung einer verdickten und entzündeten Plantaraponeurose, ggf. mit Partialruptur.

Zu beachten

Die Behandlung der Triggerpunkte kann zu schmerzhaften Ausstrahlungen führen. In diesem Fall kann mit ggf. reduzierter Energie normal weiterbehandelt werden.

Behandlungsoptionen

Bei der Fasziitis plantaris ist eine Kombinationsbehandlung mit ergänzenden Therapiemaßnahmen in den meisten Fällen sinnvoll und kann bedenkenlos in der gleichen Sitzung durchgeführt werden.

Die gleichzeitige Injektionsbehandlung kann einen Teil der Wirkung der ESWT antagonisieren und sollte, wenn möglich, vermieden werden.

In ➤ Kapitel 3 werden ergänzende Therapiemöglichkeiten detailliert erklärt.

Einstellungen am Gerät

Wahl der Stoßwelle

Radiale und fokussierte Stoßwellentherapie
Im Behandlungsgebiet wird mit F-SW und R-SW therapiert. Der myofasziale Teil wird dabei mit der R-SW behandelt, der Bereich der Insertion der Plantarfaszie direkt mit der F-SW, da er meist sehr schmerzhaft ist.

Applikator

R-SW Für den Weichteilbereich den myofaszialen Applikator (➤ Kap. 6.2) verwenden. Für den Bereich der Insertion der Plantarfaszie den Sehnenapplikator aus Edelstahl, falls keine F-SW vorhanden.

F-SW Vorlaufstrecke ohne, kurz oder lang je nach Weichteildicke der Fußsohle und Lokalisation (➤ Kap. 6.2).

Einstellen der Parameter

Energie **R-SW:** 1,0–2,5 bar; **F-SW:** 0,05–0,2 mJ/mm^2.

Mit einer niedrigen Energie beginnen und die **Energie steigern,** bis sie für den Patienten **deutlich spürbar, aber nicht schmerzhaft** ist. Während der Behandlung kann es vorkommen, dass die Energie je nach Lokalisation korrigiert werden muss.

Frequenz **R-SW:** 13–17 Hz; **F-SW:** automatisch.

Anzahl der Impulse **R-SW:** 3000–6000; **F-SW:** 1500–2000; je 300–500 Impulse/Triggerpunkt; 1500–2000 Impulse für die Insertion am Kalkaneus.

Zu behandelnde Muskeln

Da die **Insertionstendinose** durch das mechanische Moment während der Belastung verursacht, aber durch die nachfolgende Reaktion der entsprechenden Muskeln mit dauerhafter Verkürzung und Ausbildung von Triggerpunkten unterhalten wird (d. h. auch in vermeintlichen Ruhephasen besteht weiterhin Zug auf die Insertionszonen), ist es erforderlich, zusätzlich zur Insertion auch die Muskelbäuche zu behandeln. Hierzu empfiehlt sich die R-SW, während die empfindliche Sehnen-Knochen-Übergangszone idealerweise mit der F-SW behandelt wird.

In die Plantarfaszie einstrahlende Muskeln, auch die der Unterschenkelrückseite (muskuläre Kette), sollten nach Verkürzungen und Triggerpunkten abgesucht werden. Typischerweise sind diese bei der Plantarfasziitis im medialen Gastrocnemiuskopf und im M. soleus zu finden. Diese sollten mitbehandelt werden.

Für eine gezielte Behandlung ist es wichtig, die Triggerpunkte der Muskeln vorab zu diagnostizieren. Beim Applizieren der Stoßwelle können aktive Triggerpunkte genau die Schmerzen reproduzieren, die der Patient im Alltag spürt. Dies ist nach David Simons das wichtigste diagnostische Kriterium für das Vorliegen eines Triggerpunktes. Wichtig ist, dass mit Patientenfeedback gearbeitet und das Handstück so lange in kleinen Bewegungen verschoben wird, bis der Patient den Schmerz oder die Ausstrahlungsmuster wahrnimmt.

Behandlung der Fasziitis plantaris

- M. gastrocnemius (➤ Kap. 12.5.1)
- M. soleus (➤ Kap. 12.4.1)
- M. quadratus plantae (➤ Kap. 12.6.1)
- Mm. flexor digitorum brevis, abductor hallucis, abductor digiti minimi (➤ Kap. 12.6.2)
- Insertionszone am Kalkaneus (➤ Kap. 12.6.3)
- M. extensor digitorum brevis (➤ Kap. 12.6.4)

TIPP

Die Fußmuskulatur kann zur Intensivierung mit Vordehnung behandelt werden. Dazu werden die Zehen auf die Unterlage aufgestellt. Ein Nachlassen der Muskelspannung kann so unmittelbar vom Behandler wahrgenommen werden.

12.6.1 M. quadratus plantae

Lagerung Patient in Bauchlage, die Sprunggelenke sind mit einer Rolle unterlagert.
Stoßwelle **R-SW.**
Applikator **R-SW:** myofaszialer Applikator.
Startenergie **R-SW:** 1,0–2,5 bar.
Ablauf

- Mit der **R-SW** wird der gesamte Muskelbereich dynamisch vom Fersenbereich bis zu den Mittelfußköpfchen behandeln. Das Handstück wird so lange in kleinen Bewegungen auf dem Muskel verschoben, bis der Patient den vollen Schmerz bzw. die Ausstrahlungen wahrnimmt (➤ Abb. 12.24, ➤ Abb. 12.25).
- An diesem Punkt verweilt man mit dem Handstück so lange, bis der Schmerz sich verändert bzw. reduziert.
- Jeder Triggerpunkt wird mit ca. 300–500 Impulsen behandelt.

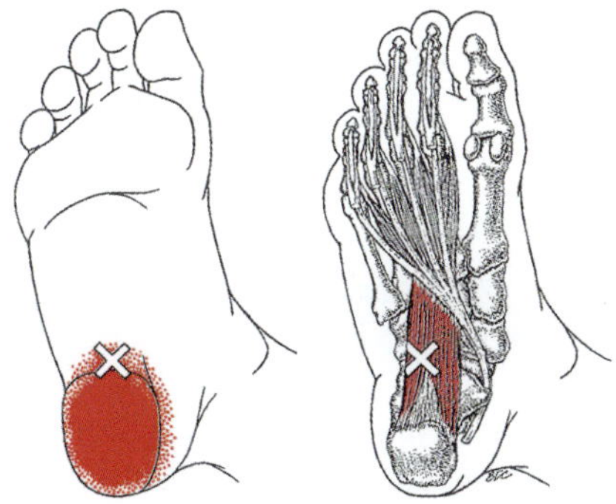

Abb. 12.24 M. quadratus plantae: Triggerpunkte mit ihren Ausstrahlungsmustern [G178]

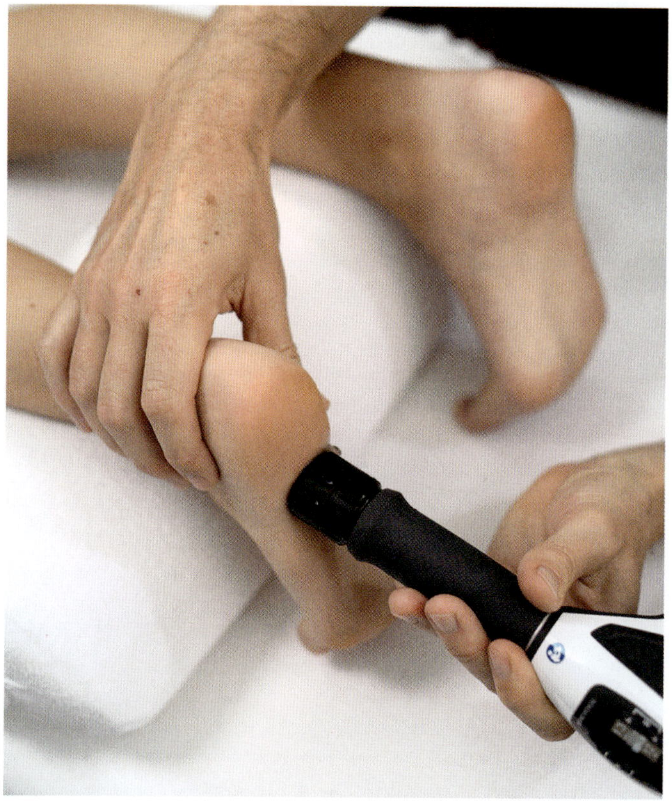

Abb. 12.25 M. quadratus plantae: Behandlung mit aufgestellten Zehen zur Vordehnung [O1098]

12.6.2 Mm. flexor digitorum brevis, abductor hallucis und digiti minimi

Lagerung Patient in Bauchlage, die Sprunggelenke sind mit einer Rolle unterlagert.
Stoßwelle **R-SW.**
Applikator **R-SW:** myofaszialer Applikator.
Startenergie **R-SW:** 1,0–2,5 bar.
Ablauf

- Mit der **R-SW** wwerden die gesamten Muskelbereiche dynamisch von der Ferse bis zu den Mittelfußköpfchen behandeln. Dies entspricht in etwa einem Dreieck mit der Spitze am Kalkaneus und der Basis an den MTT-Köpfchen. In der Regel ist hierbei der laterale Fußrand am empfindlichsten. Das Handstück wird so lange in kleinen Bewegungen auf dem Muskel verschoben, bis der Patient den vollen Schmerz bzw. die Ausstrahlungen wahrnimmt (➤ Abb. 12.26, ➤ Abb. 12.27).
- An diesem Punkt verweilt man mit dem Handstück so lange, bis der Schmerz sich verändert bzw. reduziert.
- Jeder Triggerpunkt wird mit ca. 300–500 Impulsen behandelt.

MERKE

Alle plantaren Fußmuskeln können in einem Schritt behandelt werden. Insgesamt sind hierfür 2000–3000 Impulse R-SW je Fuß zu veranschlagen.
Die Fußsohlen sind sehr empfindlich. Der Behandler sollte mit der freien Hand die Ferse des Patienten fixieren, um übermäßige Bewegungen zu reduzieren. Ggf. den Behandlungsdruck reduzieren.

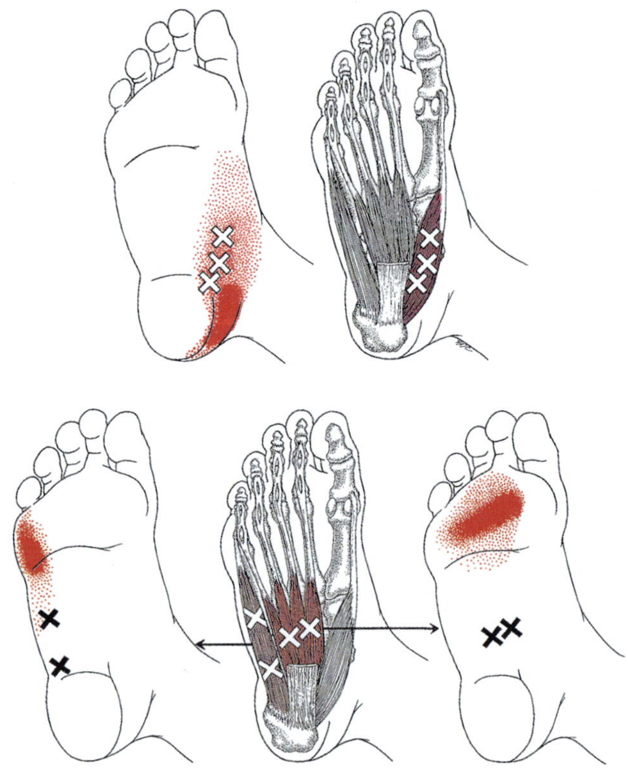

Abb. 12.26 Mm. flexor digitorum brevis, abductor hallucis, abductor digiti minimi: Triggerpunkte mit ihren Ausstrahlungsmustern [G178]

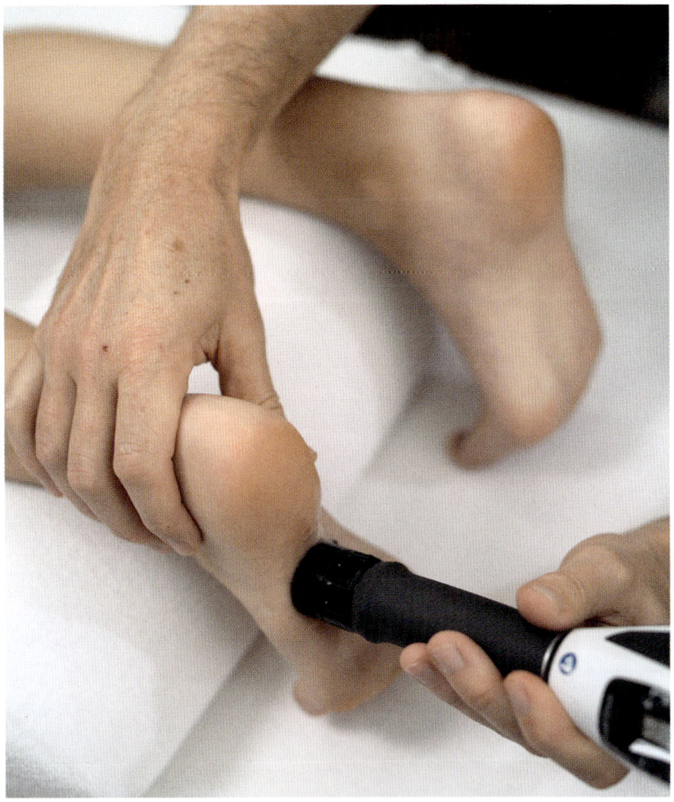

Abb. 12.27 Behandlung der Fußflexoren mit der R-SW und dem myofaszialen Applikator [O1098]

12.6.3 Insertion am Kalkaneus

Lagerung Patient in Bauchlage, die Sprunggelenke sind mit einer Rolle unterlagert.
Stoßwelle **F-SW** (alternativ **R-SW**).
Applikator **F-SW:** ohne, kurze oder lange Vorlaufstrecke (**R-SW:** Sehnenapplikator aus Edelstahl).
Startenergie **F-SW:** 0,05–0,2 mJ/mm^2; **R-SW:** 1,0–2,5 bar.
Ablauf

- Mit der **F-SW** wird je nach Lokalisation am Übergang der Plantaraponeurose zum Kalkaneus behandelt (> Abb. 12.28).
- Wichtig ist, dass auch die seitlichen Bereiche des Kalkaneus „scannt" werden, da sich hier meistens ebenfalls schmerzhafte Areale befinden.
- An jedem Schmerzpunkt verweilt man mit dem Handstück so lange, bis der Schmerz sich verändert bzw. reduziert wird, und geht dann zum nächsten.
- Jeder Schmerzpunkt wird mit ca. 300–500 Impulsen behandelt, insgesamt ca. 1500–2000 Impulse.

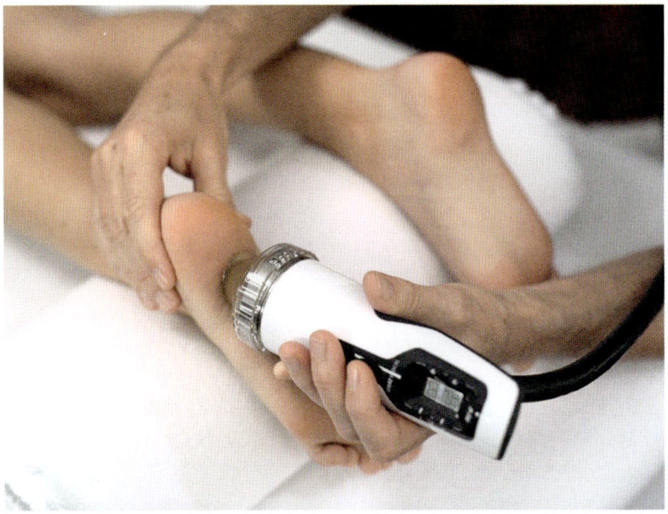

Abb. 12.28 Behandlung der Insertion am Kalkaneus mit der F-SW und langer Vorlaufstrecke [O1098]

12.6.4 M. extensor digitorum brevis

Lagerung Patient in Rückenlage, die Knie sind mit einer Rolle unterlagert.

Stoßwelle **F-SW** oder alternativ **R-SW**.

Applikator **F-SW:** lange Vorlaufstrecke; **R-SW:** Sehnenapplikator aus Plastik.

Startenergie **R-SW:** 1,0–2,5 bar; **F-SW:** 0,05–0,2 mJ/mm^2.

Ablauf

- Für die Triggerpunkte des M. extensor digitorum brevis (➤ Abb. 12.29) empfiehlt sich aufgrund der knöchernen Struktur die **F-SW** mit langer Vorlaufstrecke, alternativ die **R-SW** mit dem Sehnenapplikator aus Plastik (➤ Abb. 12.30).
- Man verweilt mit dem Handstück so lange, bis der Schmerz sich verändert bzw. reduziert.
- Jeder Triggerpunkt wird mit ca. 300–500 Impulsen behandelt.

TIPP

Latente Triggerpunkte im M. extensor digitorum brevis sind ein häufiger, aber wenig bekannter, unterhaltender Faktor für chronische Plantarfasziitiden, wenn sie Satelliten-bzw. Sekundärtrigger in der Fußsohlenmuskulatur verursachen. Deshalb lohnt es sich, eventuell hier befindliche Triggerpunkte auszuschalten (F-SW oder z.B. Dry Needling).

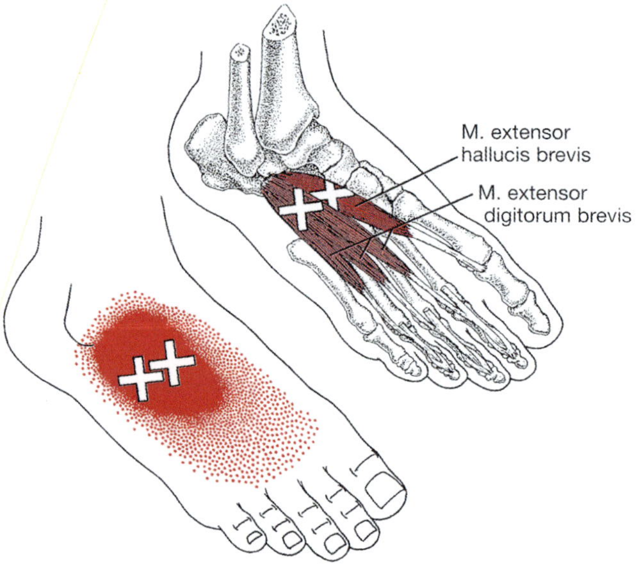

Abb. 12.29 M. extensor digitorum brevis: Triggerpunkte mit ihren Ausstrahlungsmustern [G178]

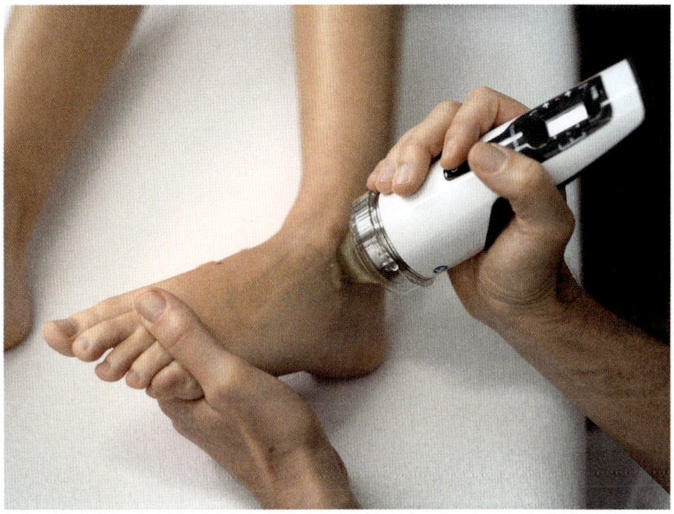

Abb. 12.30 M. extensor digitorum brevis: Behandlung mit der F-SW und langer Vorlaufstrecke [O1098]

12.7 Morton-Neuralgie

Gut zu wissen

Bei der Morton-Neuralgie handelt es sich um eine Kompression oder Entzündung des N. plantaris medialis oder lateralis im Intermetatarsalraum. Die Symptomatik manifestiert sich in der Regel zwischen Metatarsale III und IV. Bei Fortschreiten der Erkrankung entwickelt sich meist eine Verdickung der Nervenscheide im Sinne eines Neuroms.

Mögliche Ursachen der Morton-Neuralgie

- Spreizfuß
- Langes Stehen
- Zu enge Schuhe
- Harte Sohlen

Diagnostik und Therapievorbereitung

Anamnese der Schmerzsituation

Die Patienten beschreiben ein Gefühl, als würde sich ein Steinchen in der Socke befinden. Im Extremfall treten bei jedem Schritt messerstichartige oder stromschlagähnliche Schmerzen mit Ausstrahlungen in die Zehen und/oder in den Unterschenkel auf. Typisch ist das Auftreten nach einem ausgiebigen Fußmarsch, langem Stehen oder Barfußlaufen auf hartem Boden. Das Tragen verschiedener Schuhtypen führt zu unterschiedlich starker Ausprägung der Schmerzen.

Am Anfang der Behandlung steht die Anamnese der Schmerzsituation. Mit Hilfe gezielter Fragen (➤ Kap. 2) kann die Schmerzsituation genau erfasst werden. Vor allem das Erfragen von Auftretungszeitpunkt, Häufigkeit, Dauer und Intensität sowie verstärkenden und abmildernden Faktoren kann Hinweise auf myofasziale Triggerpunkte ergeben.

Manuelle und weiterführende Diagnostik

Auslösen der geklagten Schmerzen durch den Untersucher:
- Manueller Druck in die Zwischenräume der Mittelfußknochen knapp proximal der MTT-Köpfchen von dorsal und plantar (Zangengriff)
- Quere Vorfußkompresson auf Höhe der MTT-Köpfchen (Gaenslen-Zeichen)
- Gegeneinanderbewegen der benachbarten MTT-Köpfchen in dorso-plantarer Richtung
- Diagnostische Lokalanästhesie der Metatarsalräume von dorsal

Zu beachten

Die Behandlung der Triggerpunkte kann zu schmerzhaften Ausstrahlungen führen. In diesem Fall kann mit ggf. reduzierter Energie normal weiterbehandelt werden.

Behandlungsoptionen

Bei der Morton-Neuralgie ist eine Kombinationsbehandlung mit ergänzenden Therapiemaßnahmen in den meisten Fällen sinnvoll und kann bedenkenlos in der gleichen Sitzung durchgeführt werden. In ➤ Kapitel 3 werden ergänzende Therapiemöglichkeiten detailliert erklärt.

Einstellungen am Gerät

Wahl der Stoßwelle

Radiale und fokussierte Stoßwellentherapie
Im Behandlungsgebiet wird mit F-SW und R-SW therapiert. Der myofasziale Teil wird dabei mit der R-SW behandelt, der Bereich der Morton-Neuralgie direkt mit der F-SW, da er meist sehr schmerzhaft ist.

Applikator

R-SW Für den Weichteilbereich den myofaszialen Applikator (➤ Kap. 6.2) verwenden. Für den Bereich der Morton-Neuralgie den Sehnenapplikator aus Edelstahl oder Plastik, falls keine F-SW vorhanden.
F-SW Lange Vorlaufstrecke (➤ Kap. 6.2).

Einstellen der Parameter

Energie **R-SW:** 0,5–2,0 bar; **F-SW:** 0,03–0,2 mJ/mm^2.

Mit einer niedrigen Energie beginnen und die **Energie steigern,** bis sie für den Patienten **deutlich spürbar, aber nicht schmerzhaft** ist. Während der Behandlung kann es vorkommen, dass die Energie je nach Lokalisation korrigiert werden muss.

Frequenz **R-SW:** 13–17 Hz; **F-SW:** automatisch.
Anzahl der Impulse **R-SW:** 3000–6000; **F-SW:** 1500–2000; je 300–500 Impulse/Triggerpunkt.

Zu behandelnde Muskeln

Für eine gezielte Behandlung ist es wichtig, die Triggerpunkte der Muskeln vorab zu diagnostizieren. Beim Applizieren der Stoßwelle können aktive Triggerpunkte genau die Schmerzen reproduzieren, die der Patient im Alltag spürt. Dies ist nach David Simons das wichtigste diagnostische Kriterium für das Vorliegen eines Triggerpunktes. Wichtig ist, dass mit Patientenfeedback gearbeitet und das Handstück so lange in kleinen Bewegungen verschoben wird, bis der Patient den Schmerz oder die Ausstrahlungsmuster wahrnimmt.

Die kurzen Muskeln im Mittelfußbereich können durch eine Verkürzung bzw. eine Triggerpunktausbildung sowohl durch unmittelbaren Druck auf die betroffenen Nerven die Symptomatik auslösen bzw. unterhalten als auch durch Triggerpunkte die Symptomatik der Morton-Metatarsalgie imitieren. Deshalb ist es sinnvoll, die nachfolgend genannten Muskeln zu behandeln, desgleichen den betroffenen Nerv.

Behandlung der Morton-Neuralgie

- M. quadratus plantae (➢ Kap. 12.6.1)
- Mm. flexor digitorum brevis, abductor hallucis, abductor digiti minimi (➢ Kap. 12.6.2)
- Mm. flexor hallucis brevis und adductor hallucis (➢ Kap. 12.7.1)
- Mm. interossei (➢ Kap. 12.7.2)
- Morton-Neurom (➢ Kap. 12.7.3)

12.7.1 Mm. flexor hallucis brevis und adductor hallucis

Lagerung Patient in Bauchlage, die Sprunggelenke sind mit einer Rolle unterlagert.
Stoßwelle **R-SW**.
Applikator **R-SW:** myofaszialer Applikator.
Startenergie **R-SW:** 0,5–2,5 bar.
Ablauf

- Mit der **R-SW** werden die gesamten Muskelbereiche behandeln. Das Handstück wird so lange in kleinen Bewegungen verschoben, bis der Patient den vollen Schmerz bzw. die Ausstrahlungen wahrnimmt (➤ Abb. 12.31, ➤ Abb. 12.32).
- An diesem Punkt verweilt man mit dem Handstück so lange, bis der Schmerz sich verändert bzw. reduziert.
- Jeder Triggerpunkt wird mit ca. 300–500 Impulsen behandelt.

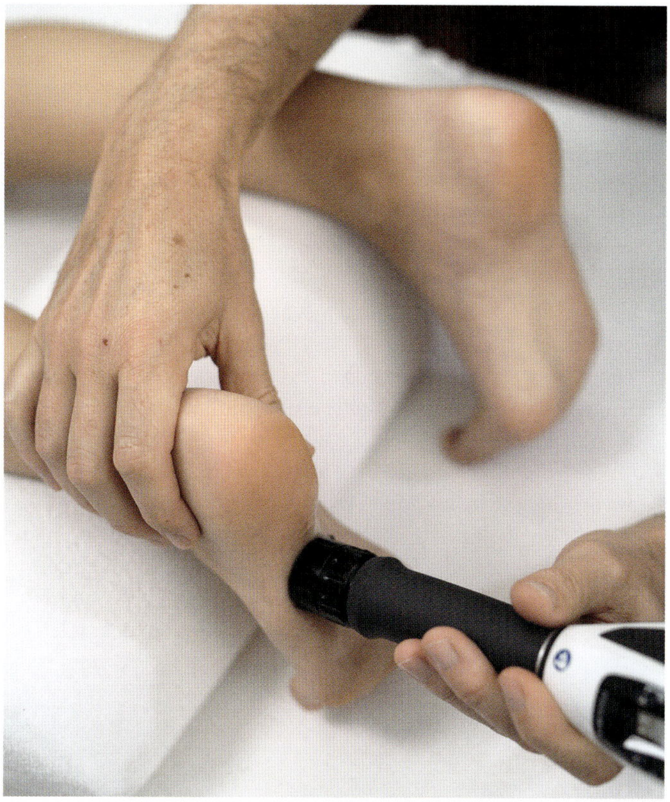

Abb. 12.32 Mm. flexor hallucis brevis und adductor hallucis: Behandlung mit aufgestellten Zehen zur Vordehnung [O1098]

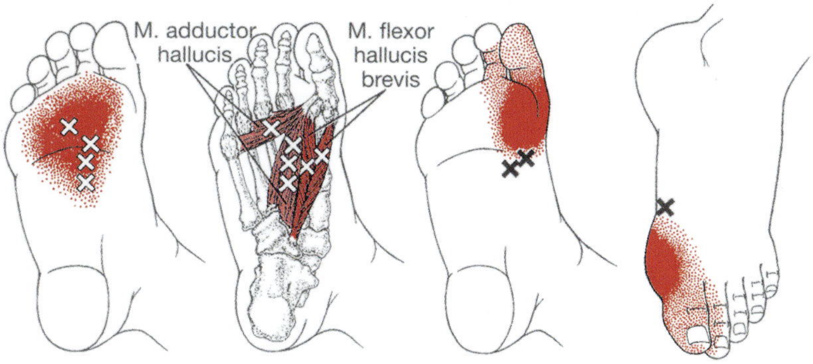

Abb. 12.31 Mm. flexor hallucis brevis und adductor hallucis: Triggerpunkte mit ihren Ausstrahlungsmustern [G178]

12.7.2 Mm. interossei plantares und dorsales

Lagerung Patient in Bauchlage oder Rückenlage, die Sprunggelenke bzw. Knie sind mit einer Rolle unterlagert.
Stoßwelle **F-SW** oder **R-SW.**
Applikator **F-SW**: lange Vorlaufstrecke **R-SW:** Sehnenapplikator aus Edelstahl oder Plastik.
Startenergie **F-SW:** 0,03–0,2 mJ/mm^2; **R-SW:** 1,0–2,5 bar.
Ablauf

- Mit der F-**SW** wird der Raum zwischen den Metatarsalia langsam und statisch „gescannt“. Das Handstück wird so lange in kleinen Bewegungen verschoben, bis der Patient den vollen Schmerz bzw. die Ausstrahlungen wahrnimmt (➤ Abb. 12.33, ➤ Abb. 12.34).
- An diesem Punkt verweilt man mit dem Handstück so lange, bis der Schmerz sich verändert bzw. reduziert.
- Mit F-SW von dorsal und plantar vorgehen, mit R-SW von plantar, um die empfindlichen Mittelfußknochen direkt unter der Haut des Fußrückens nicht zu treffen.
- Jeder Triggerpunkt wird mit ca. 300–500 Impulsen behandelt.

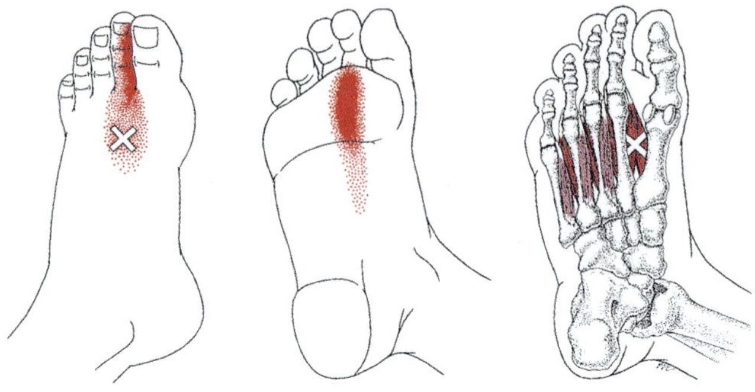

Abb. 12.33 Mm. interossei plantares und dorsales:Triggerpunkte mit ihren Ausstrahlungsmustern [G178]

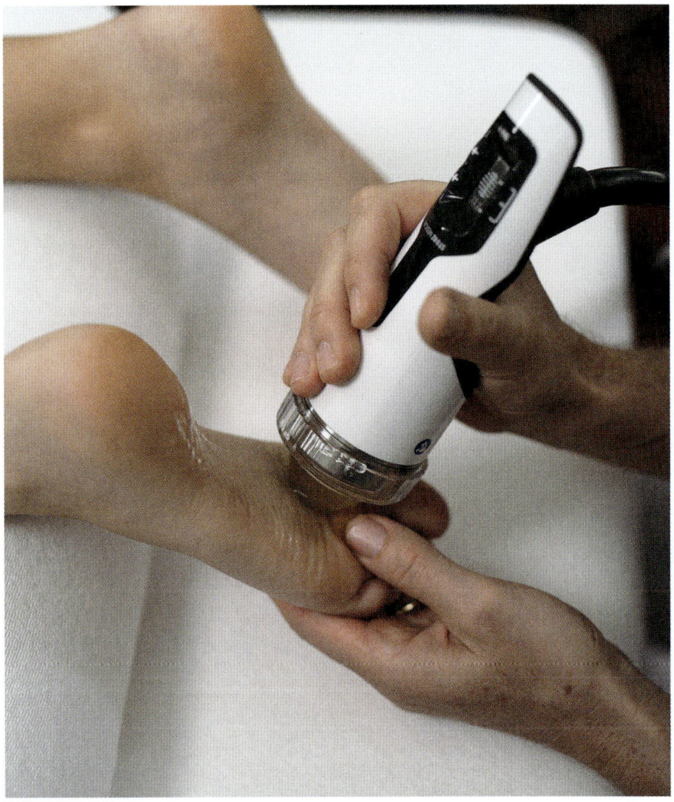

Abb. 12.34 Mm. interossei plantares und dorsales: Behandlung mit der F-SW und langer Vorlaufstrecke [O1098]

12.7.3 Morton-Neurom

Lagerung Patient in Bauchlage oder Rückenlage, die Sprunggelenke bzw Knie sind mit einer Rolle unterlagert.
Stoßwelle **F-SW** alternativ **R-SW**.
Applikator **F-SW**: lange Vorlaufstrecke **R-SW:** Sehnenapplikator aus Edelstahl oder Plastik.
Startenergie **F-SW:** 0,03–0,2 mJ/mm^2; **R-SW:** 1,0–2,5 bar.
Ablauf

- Mit der F-**SW** wird der Bereich des Morton-Neuroms lokal behandelt (> Abb. 12.35).
- Dieser Bereich wird sowohl von plantar als auch von dorsal therapiert.
- Der Bereich wird mit ca. 1000 Impulsen behandelt.

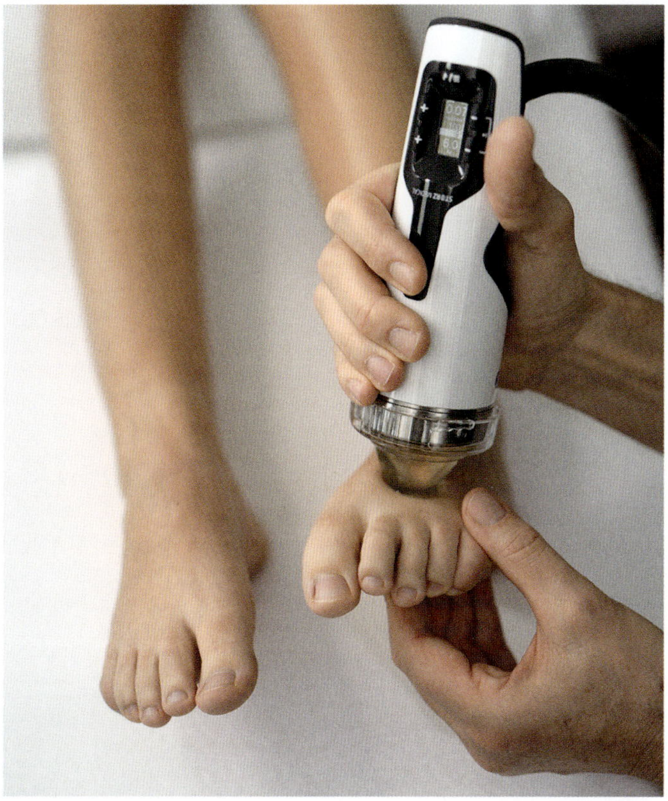

Abb. 12.35 Behandlung des Morton-Neuroms mit der F-SW und langer Vorlaufstrecke [O1098]

KAPITEL

13

C. Kalmbach, K. Hornig

Muskelverletzungen

13.1 Muskelverletzungen allgemein

Gut zu wissen

Muskelzerrung Über das physiologische Maß hinausgehende Längsdehnung eines Muskels während einer Kontraktion. Es kommt nicht zur Kontinuitätsunterbrechung der Sarkomere und der bindegewebigen Strukturen oder der Gefäße, eine Entzündungsreaktion mit Ödembildung wird initiiert.

Muskel(faser)riss Kontinuitätsunterbrechung einzelner Sarkomere oder Sarkomerbündel, bei größerem Ausmaß auch der intramuskulären Bindegewebsstrukturen (Endomysium, Perimysium) bis hin zur kompletten Durchtrennung einschließlich der Muskelhüllen (Epimysium und Faszien), Hämatombildung.

Durch die Anwendung der ESWT bei Muskelverletzungen mit (Faserriss, Bündelriss, Muskelriss) und ohne strukturelle Läsion (Zerrung, ➤ Tab. 13.1) kann die Heilung in der Früh- (Entzündungsstadium), intermediären (Reparaturstadium) und Spätphase (Remodellingstadium) beschleunigt werden. Hierdurch kann der Patient früher zur normalen Funktion und Belastbarkeit zurückfinden, Schmerzen werden reduziert.

Insbesondere werden folgende Effekte erzielt:

- Verringerung von Schmerzen, Ödem, Schwellung u.a. durch Hemmung proinflammatorischer und Stimulation antiinflammatorischer Zellen (Makrophagen) und Gewebsmediatoren.
- Verbesserung der Oxygenierung durch Erhöhung der Perfusion, der vaskulären Permeabilität und mittelfristig durch Neo-Angiogenese.
- Beschleunigung reparativer Vorgänge durch Erhöhung der Proliferationsrate von Stamm- und Precursorzellen und deren Aktivität bei der Neusynthese von Geweben (Osteoblasten, Tenozyten, Fibroblasten).
- Dies führt zu einer schnelleren *strukturellen* Ausheilung.
- Durch die Behandlung assoziierter Triggerpunkte wird die *funktionelle* Ausheilung beschleunigt.

Mögliche Ursachen von Muskelverletzungen

- (Schnelle) Kontraktion eines Muskels gegen einen unüberwindbaren Widerstand
- Passives Überdehnen des Muskels
- Ungenügendes Aufwärmen
- Erhöhte Muskelspannung durch z.B. Kälteeinwirkung
- Vorschädigung des Muskels (Verletzung, chronische Entzündung)
- Schwächung des Bindegewebes durch Gabe von Steroiden
- Direktes Trauma

Diagnostik und Therapievorbereitung

Anamnese der Schmerzsituation

Die Angaben der Patienten sind in der Regel eindeutig: Unter Muskelanspannung wird ein plötzlicher, schlagartiger Schmerz verspürt, eventuell mit einem Gefühl des Zerreißens. Anschließend ist

Tab. 13.1 Munich-Consensus-Classification zur Einteilung von Muskelverletzungen (aus: Mueller-Wohlfahrt H-W, Haensel L, Mithoefer K et al. Terminology and classification of muscle injuries in sport: The Munich consensus statement. Br J Sports med 2013; 47: 342–350)

				ESWT
A. Indirekte Muskelverletzungen	Funktionell (= nicht strukturell)	**Typ 1:** überlastungsbedingt	Typ 1A: ermüdungsbedingte Muskelverhärtung	+
			Typ 1B: „Muskelkater" = DOMS	+
		Typ 2: neuromuskulär	Typ 2A: neurogene Muskelverhärtung (mTrP)	++
			Typ 2B: sog. „Muskelzerrung"	+
	Strukturell	**Typ 3:** partielle Rupturen	Typ 3A: Muskelfaserriss	(+)
			Typ 3B: Muskelbündelriss	(+)
		Typ 4: (sub-)totale Rupturen		(+)
B. Direkte Muskelverletzungen		Kontusion		+
		Lazeration		(–)

eine Belastung des Muskels nicht mehr oder nur noch eingeschränkt möglich. Bei (Faser-)Rissen tritt sofort oder protrahiert ein Hämatom auf, eine Delle oder Muskellücke kann tastbar sein.

Manuelle und weiterführende Diagnostik

- Schmerzen und Kraftminderung bei aktiver Anspannung des Muskels
- Schmerzen und Verkürzung bei passiver Dehnung
- Druckschmerz
- Bei (Faser-)Rissen tastbare Muskellücke möglich, Hämatom
- Diagnostik mittels Sonografie und ggf. MRT

Zu beachten

Da am Läsionsort die regenerativen Prozesse im Gewebe stimuliert werden sollen, ist die Energie hier eher niedrig zu wählen. Für die umgebende Muskulatur gelten die gleichen Behandlungsenergien wie für den jeweiligen Muskel ohne strukturelle Schädigung.

Behandlungsoptionen

Bei Muskelverletzungen ist eine Kombinationsbehandlung mit ergänzenden Therapiemaßnahmen in den meisten Fällen sinnvoll und kann bedenkenlos in der gleichen Sitzung durchgeführt werden.

Grundsätzlich gilt als Erstmaßnahme die **PECH**-Regel (**P**=Pause, **E**=Eis, **C**=Kompression, **H**=Hochlagerung).

Der Einsatz der ESWT kann grundsätzlich frühestmöglich erfolgen, um bereits in der Entzündungsphase positive Effekt zu entfalten (s. o.).

In ➤ Kapitel 3 werden ergänzende Therapiemöglichkeiten detailliert erklärt.

Einstellungen am Gerät

Wahl der Stoßwelle

Radiale und fokussierte Stoßwellentherapie
Es wird mit F-SW und R-SW behandelt.

Applikator

R-SW Für den perifokalen Weichteilbereich den myofaszialen Applikator verwenden. Für den Läsionsort ist die F-SW zu bevorzugen, ansonsten Sehnenapplikator aus Plastik.

F-SW Je nach Dicke des betroffenen Muskels und Lage des Läsionsortes im Muskel mit langer, kurzer oder ohne Vorlaufstrecke.

Einstellen der Parameter

Energie **R-SW:** 1,0–2,0 bar; **F-SW:** 0,05–0,2 mJ/mm^2.

Mit einer niedrigen Energie beginnen und die **Energie steigern,** bis sie für den Patienten **deutlich spürbar, aber nicht schmerzhaft** ist. Während der Behandlung kann es vorkommen, dass die Energie je nach Lokalisation korrigiert werden muss.

Frequenz **R-SW:** 13–17 Hz; **F-SW:** automatisch.
Anzahl der Impulse **R-SW:** in Abhängigkeit von Größe und Anzahl der betroffenen Muskeln (Antagonisten) bis 8.000–10.000; **F-SW:** 500–1500 am Läsionsort.

Zu behandelnde Muskeln

Primäres Ziel ist der verletzte Muskel und hier der Läsionsort sowie das unmittelbar perifokale Gewebe.

Zudem hat der verletzte Muskel durch den „Verletzungsschock" sehr häufig in den intakten, um die Verletzung liegenden Fasern Triggerpunkte ausgebildet, die auf die Läsionsstelle Zug ausüben, diese vergrößern können und auch nach struktureller Ausheilung funktionelle Defizite wie Verkürzung und Kraftminderung sowie persistierende Schmerzen bedingen. Das Gleiche gilt für den Antagonisten des verletzten Muskels.

Somit sollte sowohl der unverletzte Teil des betroffenen Muskels als auch der jeweilige Antagonist mit der ESWT behandelt werden.

TIPP

Die Behandlung sollte so früh wie möglich nach der Verletzung beginnen und die gesamte Ausheilungsphase begleiten. Antagonisten mit einbeziehen.

MERKE

Der unmittelbare Ort der struktuellen Läsion (Typ 3 und 4) sollte zumindest für den Zeitraum der Exsudatiosphase der Wundheilung (bis 4. Tag) aus dem direkten Fokus herausgehalten und danach idealerweise mit der F-SW mit niedriger Energieflussdichte behandelt werden.
Insgesamt ist die Behandlungsfrequenz dichter zu wählen (täglich bis 2-tägig) als bei anderen Indikationen.

13.2 Zerrung der ischiokruralen Muskulatur

Lagerung Patient in Bauchlage, die Sprunggelenke sind mit einer Rolle unterlagert.
Stoßwelle R-SW.
Applikator **R-SW:** myofaszialer Applikator.
Startenergie **R-SW:** 1,0–2,5 bar.
Ablauf

- Mit der **R-SW** wird der gesamte Muskelbereich dynamisch von kaudal nach kranial behandeln (➤ Abb. 13.1). Das Handstück wird so lange in kleinen Bewegungen auf dem Muskel verschoben, bis der Patient den vollen Schmerz bzw. die Ausstrahlungen wahrnimmt.
- An diesem Punkt verweilt man mit dem Handstück so lange, bis der Schmerz sich verändert bzw. reduziert.
- Jeder Triggerpunkt wird mit ca. 300–500 Impulsen behandelt.
- Antagonisten (M. quadrizeps) mit einbeziehen, falls nötig.

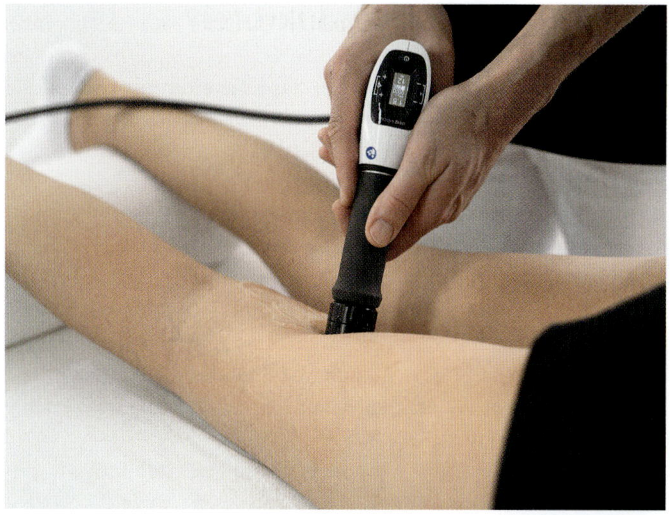

Abb. 13.1 Behandlung der ischiokruralen Muskulatur mit der R-SW und dem myofaszialen Applikator [O1098]

13.3 Zerrung der Adduktoren

Lagerung Patient in Rückenlage, die Knie sind mit einer Rolle unterlagert, oder Knie gebeugt, Bein abduziert (soweit schmerzbedingt möglich) und am Rumpf des Behandlers abgestützt.

Stoßwelle **R-SW.**

Applikator **R-SW:** myofaszialer Applikator.

Startenergie **R-SW:** 1,0–2,5 bar.

Ablauf

- Mit der **R-SW** wird der gesamte Muskelbereich dynamisch von ventral, seitlich und dorsal behandelt (➤ Abb. 13.2). Das Handstück wird so lange in kleinen Bewegungen auf dem Muskel verschoben, bis der Patient den vollen Schmerz bzw. die Ausstrahlungen wahrnimmt.
- Für tiefe Triggerpunkte wird die **F-SW** eingesetzt (alternativ die **R-SW**).
- An diesem Punkt verweilt man mit dem Handstück so lange, bis der Schmerz sich verändert bzw. reduziert.
- Jeder Triggerpunkt wird mit ca. 300–500 Impulsen behandelt.
- Ein allmähliches Nachlassen der Muskelspannung kann vom Behandler bei abgestütztem Bein unmittelbar wahrgenommen werden.
- Antagonisten (Mm. gluteus medius und minimus) mit einbeziehen.

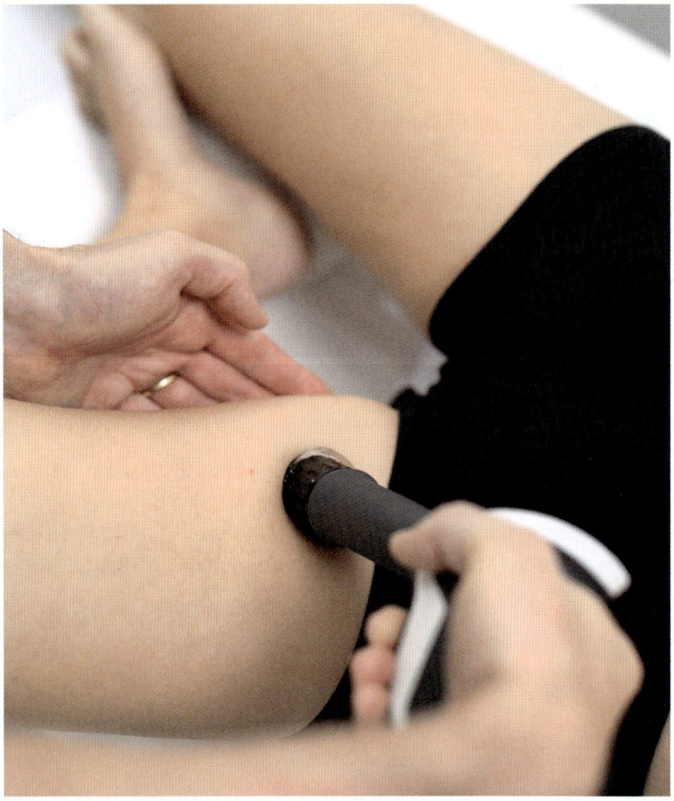

Abb. 13.2 Behandlung der Adduktoren mit der R-SW [O1098]

13.4 Zerrung der Wade

Lagerung Patient in Bauchlage, die Sprunggelenke sind mit einer Rolle unterlagert.
Stoßwelle **R-SW** oder **F-SW** (tiefe Triggerpunkte M. soleus).
Applikator **R-SW:** myofaszialer Applikator; **F-SW:** ohne oder kurze Vorlaufstrecke.
Startenergie **R-SW:** 1,0–2,5 bar; **F-SW:** 0,05–0,2 mJ/mm^2.
Ablauf

- Mit der **R-SW** wird der gesamte Muskelbereich dynamisch von kaudal nach kranial behandeln. Das Handstück wird so lange in kleinen Bewegungen auf dem Muskel verschoben, bis der Patient den vollen Schmerz bzw. die Ausstrahlungen wahrnimmt (➤ Abb. 13.3).
- Für tiefe Triggerpunkte wird die **F-SW** eingesetzt (alternativ die **R-SW**).
- An diesem Punkt verweilt man mit dem Handstück so lange, bis der Schmerz sich verändert bzw. reduziert.
- Jeder Triggerpunkt wird mit ca. 300–500 Impulsen behandelt.
- Wenn nötig, leichte, schmerzfreie Spannung über den Fuß (Dorsalextension) auf die Wadenmuskulatur vorgeben, um ein Nachlassen des Muskeltonus wahrnehmen zu können.

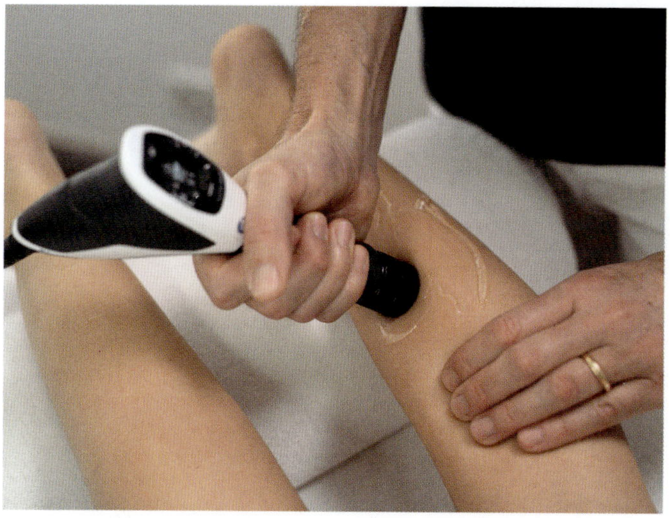

Abb. 13.3 Behandlung des M. gastrocnemius mit der R-SW [O1098]

KAPITEL

14

C. Kalmbach

Faszienbehandlung

14.1 Faszienbehandlung allgemein

Gut zu wissen

Eine Vielzahl wissenschaftlicher Publikationen und manueller Behandlungsansätze haben in den letzten Jahren die Faszien in den Fokus der myofaszialen Schmerztherapie gerückt. Und das zu Recht: Nicht beachtet und nicht behandelt können fasziale Schmerzen zu erheblichen Problemen im gesamten Bewegungsapparat führen.

Fasziale Strukturen können neben der manuellen Behandlung auch mit radialen Stoßwellen behandelt werden. Dazu gibt es spezielle Aufsätze, die je nach Körperregion und therapeutischem Ziel zum Einsatz kommen.

Myofascial Release

Die Hypothese

Das „Aufbrechen" faszialer Verklebungen wird auch „Myofascial Release" genannt. Diese Verklebungen können sich an ganz unterschiedlichen Stellen manifestieren.

Meist zwischen Haut und Muskel oder zwischen den Muskelschichten gelegen (➤ Abb. 14.1), gehen diese Verklebungen mit Bewegungseinschränkungen einher, die unbehandelt chronifizieren können. In diesen Muskelarealen sind meistens auch Triggerpunkte vorhanden, sodass meistens der faszialen Behandlung noch eine Triggerpunkt-Behandlung angeschlossen wird.

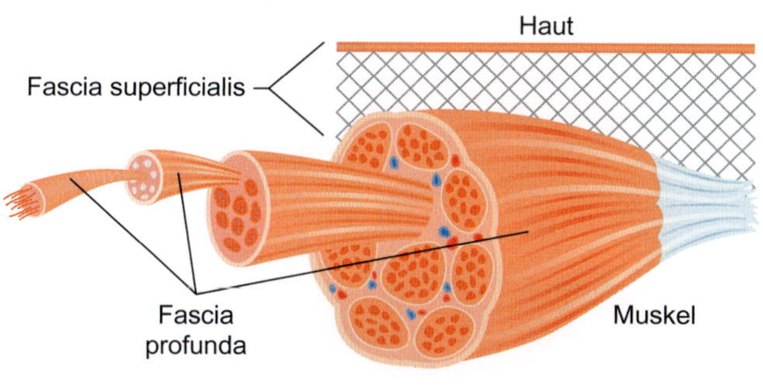

Abb. 14.1 Muskel- und Faszienschichten [L231]

Fasziale Verklebungen kann man sich wie eine Kettenreaktion vorstellen. Man stelle sich Bäume vor, zwischen denen Hängematten locker aufgehängt sind – das ist der Idealzustand (➤ Abb. 14.2a). Sind Knoten in der Hängematte, kommt es zum Zug an den Bäumen – je mehr Knoten (Triggerpunkte), desto mehr Zug entlang der gesamten myofaszialen Kette ➤ Abb. 14.2b). Bei der Behandlung ist es also außerordentlich wichtig, die gesamte Muskelkette zu integrieren.

Myofascial Release mit der radialen Stoßwelle

Um einen Myofascial Release zu erzielen, bedarf es einiger Interventionen, die in den folgenden Abbildungen anschaulich vermittelt werden sollen (➤ Abb. 14.3, ➤ Abb. 14.4, ➤ Abb. 14.5, ➤ Abb. 14.6, ➤ Abb. 14.7).

Der Triggerpunkt (➤ Abb. 14.4) muss je nach Befund zusätzlich noch mit einem Triggerpunkt-Applikator behandelt werden.

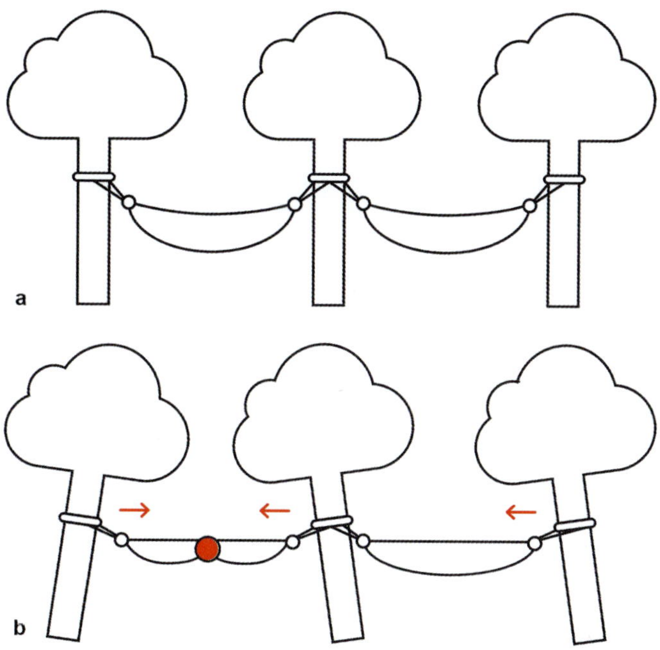

Abb. 14.2
a) Idealzustand [V1014]
b) Mit Knoten [V1014]

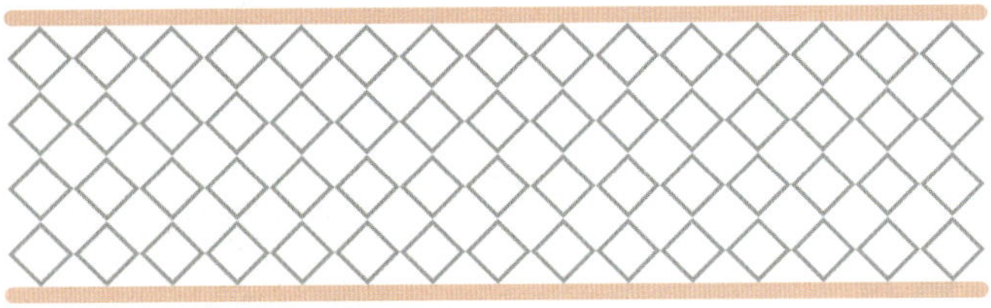

Abb. 14.3 Soll-Zustand: Gesundes, elastisches Fasziengewebe hat eine typische wellenförmige Netzstruktur. [V1014]

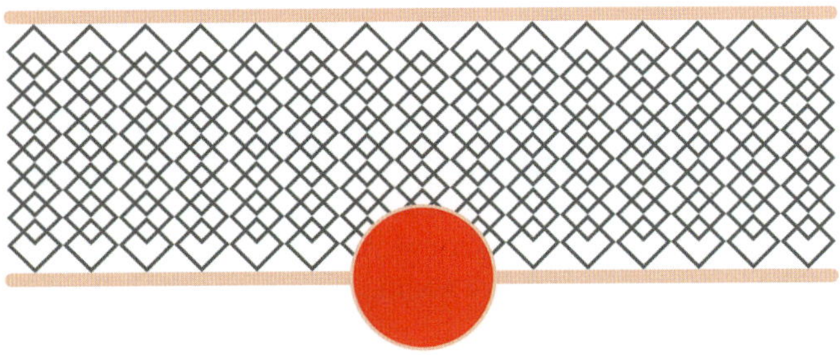

Abb. 14.4 Fasziengewebe mit einem Triggerpunkt [V1014]

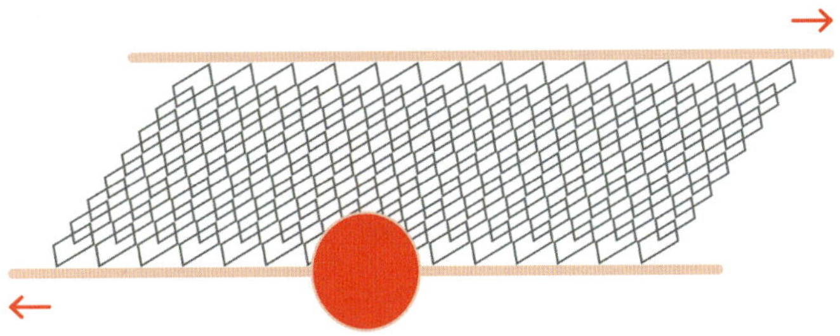

Abb. 14.5 Gleiten der Schichten [V1014]

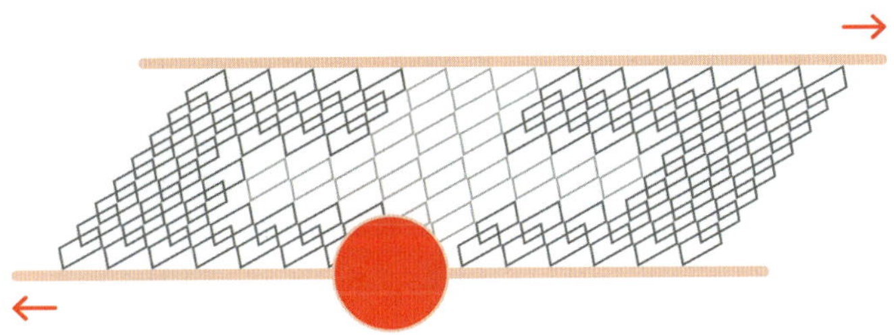

Abb. 14.6 Nach und nach lösen sich die Verklebungen. [V1014]

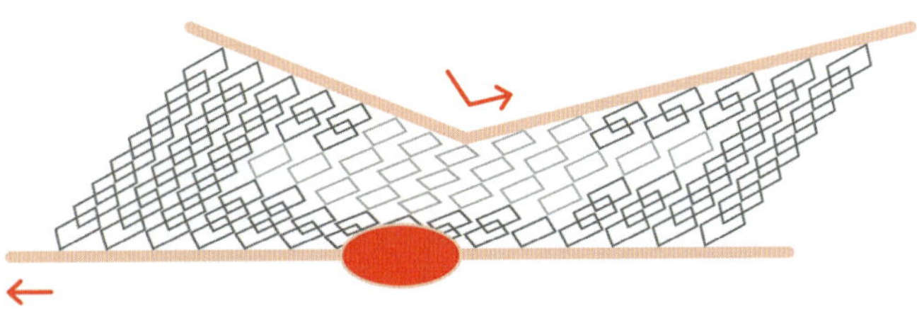

Abb. 14.7 Durch den zusätzlichen Druck während der Therapie sieht das Ganze dann so aus. [V1014]

⚠ **CAVE**

Der Begriff Myofascial Release bezieht sich in diesem Zusammenhang auf die Behandlung mit den Faszienapplikatoren und nicht auf die gleichnamige Bezeichnung aus der Osteopathie.

Faszienapplikatoren im Überblick

Es gibt vier unterschiedliche Faszienapplikatoren für die radiale Stoßwelle, die je nach Form für unterschiedliche Einsatzgebiete verwendet werden können.

Knuckle

Der Knuckle-Applikator soll den Handknöchel ersetzen (➤ Abb. 14.8). Er ist besonders ergonomisch geformt und schmiegt sich der Körperstruktur an. Mit ihm wird in Bahnen behandelt, i. d. R. von peripher nach zentral.

Einsatzgebiete: Rückenfaszie, Plantarfaszie, Triggerbänder, Faszien im Schulter- und Nackenbereich.

Sphere

Der Sphere-Applikator solle eine Deep Friction nachahmen (➤ Abb. 14.9). Vor allem aber kann er gekippt werden und ist nicht auf eine 90-Grad-Position des Handstückes angewiesen wie bei den normalen Applikatoren.

Einsatzgebiete: Triggerpunkte in größeren Weichteilarealen, Fußgewölbe, Handrücken, Glutealbereich.

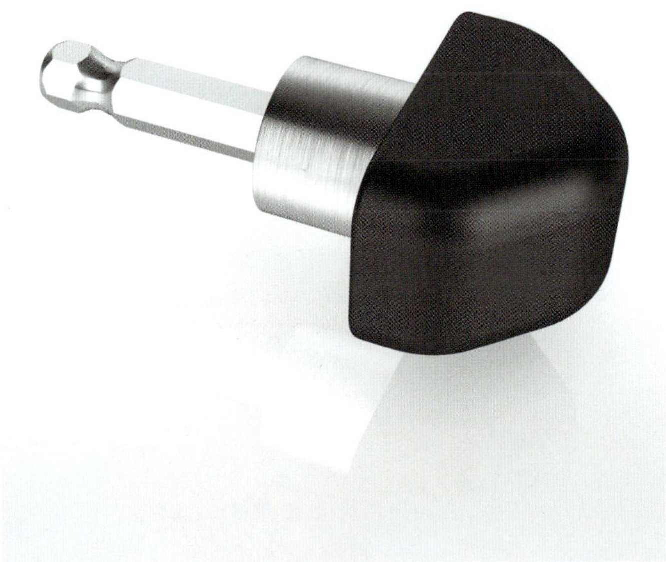

Abb. 14.8 Knuckle-Applikator [U379]

Scoop

Ideal für Körperstrukturen mit Knochenkanten (➤ Abb. 14.10). Auch schwer zugängliche Strukturen können mit dem Scoop-Applikator behandelt werden.

Einsatzgebiete: Tibiakante, Beckenkamm, Unterarm, Skapula.

Scraper

Große Flächen können mit dem Scraper-Applikator in kurzer Zeit bearbeitet werden (➤ Abb. 14.11). Es wird in Bahnen von peripher nach zentral gearbeitet in einem Winkel von 45 Grad. Dadurch können die faszialen Verklebungen behandelt und aufgelöst werden.

Einsatzgebiete: Fascia thoracolumbalis, Fascia cruris, Fascia lata, Triggerbänder.

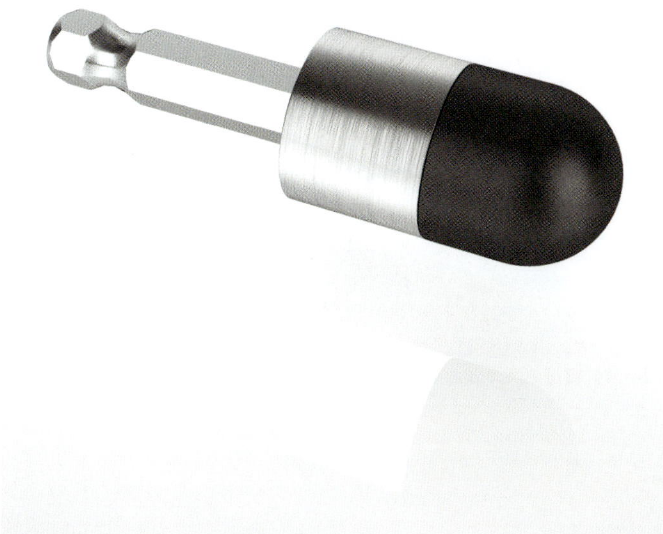

Abb. 14.9 Sphere-Applikator [U379]

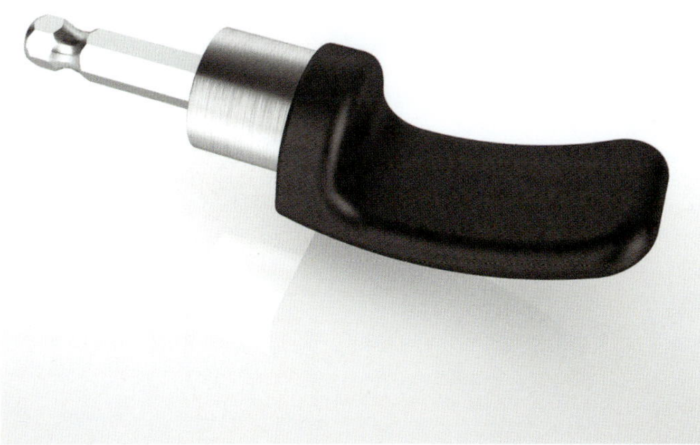

Abb. 14.10 Scoop-Applikator [U379]

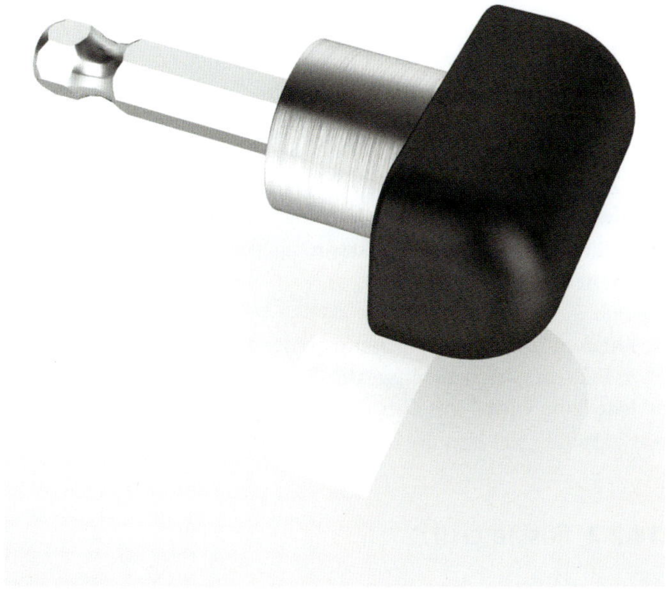

Abb. 14.11 Scraper-Applikator [U379]

Behandlung

Vorbereitung

- Die Faszienapplikatoren werden ohne Gel angewendet, damit der Hautwiderstand erhöht wird. Bei zu hohem Schmerzempfinden kann auf eine geringe Menge Gel zurückgegriffen werden. Bei starkem Haarwuchs empfiehlt sich immer Ultraschallgel.
- Alle Applikatoren werden mittels einer Kupplung am radialen Handstück befestigt.
- Der Winkel beim Aufsetzen des Handstückes liegt bei 45–90 Grad.
- Die Energie ist auf max. 3 bar beschränkt – aufgrund der Materialeigenschaften der Applikatoren gibt es aber keine klassische Energieübertragung mehr. Es ist mehr eine mechanische Aktivierung des Gewebes.
- Die Anwendung der Faszien-Applikatoren kann man allen anderen ESWT-Applikatoren und manuellen Techniken kombiniert werden – je nach Befund und therapeutischem Ziel.

Einstellen der Parameter

Energie **R-SW:** 1,0–2,0 bar.
Mit einer niedrigen Energie beginnen und die **Energie steigern,** bis sie für den Patienten **deutlich spürbar, aber nicht schmerzhaft** ist. Während der Behandlung kann es sein, dass die Energie je nach Lokalisation öfter nach oben oder unten korrigiert werden muss.
Frequenz **R-SW:** 12–17 Hz.
Anzahl der Impulse **R-SW:** in Abhängigkeit von der Größe des Areals 8.000–10.000.

14.2 Behandlungsbeispiele

14.2.1 Fascia plantaris

Lagerung Patient in Bauchlage, die Sprunggelenke sind mit einer Rolle unterlagert oder der Fuß wird in der Hand gehalten (➤ Abb. 14.12).
Stoßwelle **R-SW.**
Applikator **Knuckle-Applikator.**
Startenergie **R-SW:** 1,0–2,0 bar.
Ablauf

- Mit dem Knuckle-Applikator wird der gesamte Faszienbereich in Bahnen streichend ausgearbeitet.
- Jede Bahn wird 3- bis 4-mal wiederholt.
- Ca. 1000–1500 Impulse im Bereich der Fußsohle.

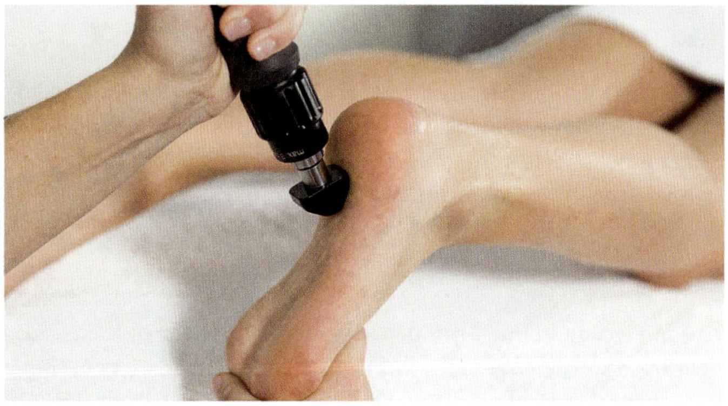

Abb. 14.12 Fascia plantaris: Behandlung mit dem Knuckle-Applikator [U379]

14.2.2 Fascia cruris

Lagerung Patient in Bauchlage, die Sprunggelenke sind mit einer Rolle unterlagert oder der Fuß wird in der Hand gehalten und die Wade über eine passive Extension des Fußes in Vordehnung gebracht (➤ Abb. 14.13).
Stoßwelle **R-SW.**
Applikator **Scraper.**
Startenergie **R-SW:** 1,0–2,0 bar.
Ablauf

- Mit der Scraper wird der gesamte Faszienbereich in Bahnen im 45-Grad-Winkel ausgearbeitet Richtung Kniekehle.
- Jede Bahn wird 3- bis 4-mal wiederholt.
- Ca. 1500–2000 Impulse im Bereich der Wade.

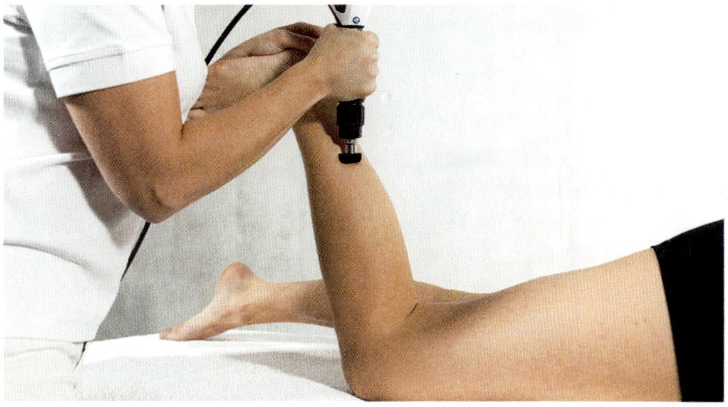

Abb. 14.13 Fascia cruris: Behandlung mit dem Scraper-Applikator [U379]

14.2.3 Tibiakante

Lagerung Patient in Rückenlage, Fuß ist idealerweise aufgestellt (➤ Abb. 14.14).
Stoßwelle **R-SW.**
Applikator **Scoop.**
Startenergie **R-SW:** 1,0–2,0 bar.
Ablauf
- Mit dem Scoop wird der gesamte Bereich der Tibiakante ausgearbeitet, dabei kann man den Applikator „einhaken" und sich Stück für Stück entlang der Kante bewegen.
- Jeder Punkt wird mit 100–200 Impulsen behandelt.

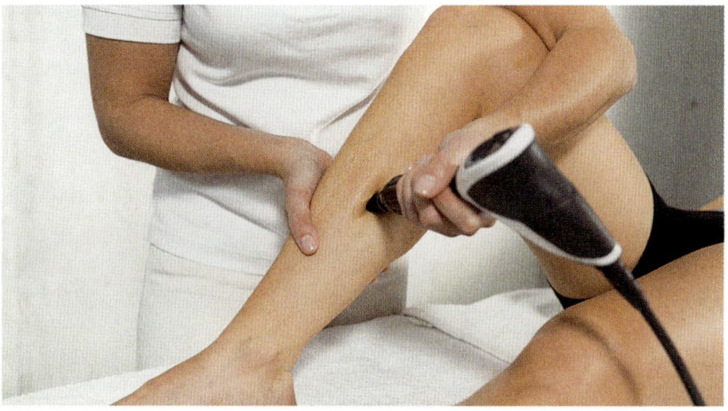

Abb. 14.14 Tibiakante: Behandlung mit dem Scoop-Applikator [U379]

14.2.4 Glutealbereich

Lagerung Patient in Bauchlage, Sprunggelenke mit einer Rolle unterlagert (➤ Abb. 14.15).
Stoßwelle **R-SW.**
Applikator **Sphere.**
Startenergie **R-SW:** 1,0–2,0 bar.
Ablauf
- Mit dem Sphere wird punktuell auf Triggerpunkten in tieferen Weichteilstrukturen gearbeitet. Man kann den Sphere dabei in alle Richtungen kippen und ist nicht auf die 90-Grad-Position angewiesen wie bei den klassischen Applikatoren.
- Jeder Punkt wird mit 500–600 Impulsen behandelt.

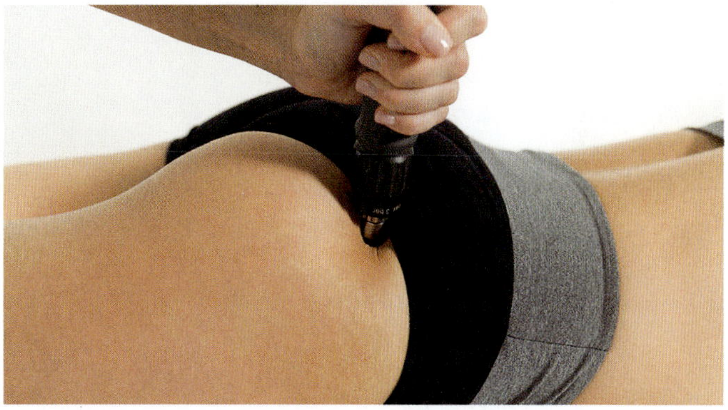

Abb. 14.15 Glutealbereich: Behandlung mit dem Sphere-Applikator [U379]

Anhang

Literatur

LITERATUR ZU KAPITEL 1 UND 2

Auersperg V, Buch M, Dorfmuller C, Gerdesmeyer L, Gleitz M, Hausdorf J et al. DIGEST-Leitlinien zur Extrakorporalen Stoßwellentherapie, www.digest-ev.de, 2019.

Byron CR, Benson BM, Stewart AS, Stewart M C. Effects of radial shock waves on membrane permeability and viability of chondrocytes and structure of articular cartilage in equine cartilage explants. American Journal of Veterinary Research 2005; 66(10): 1757–1763.

Chao YH, Tsuang YH, Sun JS, Li-Ting Chen LT, Chiang YF, Wang CC et al. Effects of shock waves on tenocyte proliferation and extracellular matrix metabolism. Ultrasound in medicine and biology 2008; 34(5): 841–852.

Chaussy C, Schmiedt E, Brendel W. Extracorporeally induced destruction of kidney stones by shock waves. The Lancet 1980; 316(8207): 1265–1268.

Chaussy C, Schmiedt E, Jocham D, Brendel W, Forssmann B, Walther V. First clinical experiences with extracorporeally induced destruction of kidney stones by shock waves. The Journal of Urology 1982; 127(3): 417–420.

Christ C, Brenke R, Sattler G, Siems W, Novak P, Daser A. Improvement in skin elasticity in the treatment of cellulite and connective tissue weakness by means of extracorporeal pulse activation therapy. Aesthetic Surgery Journal 2008; 28(5): 538–544.

Dahmen GP, Haupt G, Haist J, Loew M, Rompe JD, Schleberger R. Die Extrakorporale Stosswellentherapie in der Orthopädie – Empfehlungen zu Indikationen und Techniken. In: Chaussy C, Eisenberger F, Jocham D, Wilbert D (eds.) Die Stoßwelle – Forschung und Klinik. Tübingen: Attempto, 1995.

Delius M, Draenert K, Al Diek Y, Draenert Y. Biological effects of shock waves: in vivo effect of high energy pulses on rabbit bone. Ultrasound in medicine and biology 1995; 21(9): 1219–1225.

DIGEST-Leitlinien zur Extrakorporalen Stoßwellentherapie. 2019 www.digest-ev.de/files/webpage/content/pdf/Leitlinien_Juni_2019.pdf

Forssman B, Hepp W. Stosswellen in der Medizin. Medizin in unserer Zeit 1980; 4: 10.

Gärtner J, Heyer A: Tendinosis calcarea der Schulter. Orthopäde 1995; 24: 284–230.

Gleitz M. Die Bedeutung der Trigger-Stoßwellentherapie in der Behandlung pseudoradikularer Cervicobrachialgien. Abstracts 53. Jahrestagung der Vereinigung Süddeutscher Orthopäden e.V., 2005.

Gleitz M. Myofasziale Schmerzsyndrome und Triggerpunkte. Heilbronn: Level10 Buchverlag, 2011.

Goertz O, Hauser J, Hirsch T, von der Lohe L, Kolbenschlag J, Stricker I et al. Short-term effects of extracorporeal shock waves on microcirculation. Journal of Surgical Research 2015; 194(1): 304–311.

Gollwitzer H, Gloeck T, Roessner M, Langer R, Horn C, Gerdesmeyer L, Diehl P. Radial extracorporeal shock wave therapy (rESWT) induces new bone formation in vivo: results of an animal study in rabbits. Ultrasound in medicine and biology 2013; 39(1): 126–133.

Horn C, Mengele K, Gerdesmeyer L, Gradinger R, Gollwitzer H. The effect of antibacterial acting extracorporeal shockwaves on bacterial cell integrity. Medical Science Monitor 2009;15(12): 364–369.

Kisch T, Wuerfel W, Forstmeier V, Liodaki E, Stang FH, Knobloch K et al. Repetitive shock wave therapy improves muscular microcirculation. Journal of Surgical Research 2016; 201(2): 440–445.

Klonschinski T, Ament SJ, Schlereth T, Rompe JD, Birklein F. Application of local anesthesia inhibits effects of low-energy extracorporeal shock wave treatment (ESWT) on nociceptors. Pain Medicine 2011; 12(10): 1532–1537.

Loew M, Jurgowski W, Thomsen M. Die Wirkung extrakorporaler Stosswellen auf die Tendinosis calcarea der Schulter. Urologe (A) 1995; 34(1): 49–53.

Maier M, Averbeck B, Milz S, Refior HJ, Schmitz C. Substance P and prostaglandin E2 release after shock wave application to the rabbit femur. Clinical Orthopaedics and Related Research 2003; (406): 237–245.

Mariotto S, Cavalieri E, Amelio E, Ciampa AR, de Prati AC, Marlinghaus E et al. Extracorporeal shock waves: From lithotripsy to anti-inflamatory action by NO production. Nitric Oxide 2005; 12(2): 89–96.

Myers TW. Anatomy Trains: Myofasziale Leitbahnen. 4. Aufl. München: Elsevier, 2022.

Nishida T, Shimokawa H, Oi K, Tatewaki H, Uwatoku T, Abe K et al. Extracorporeal cardiac shock wave therapy markedly ameliorates ischemia-induced myocardial dysfunction in pigs in vivo. Circulation 2004; 110(19): 3055–3061.

Raabe O, Shell K, Goessl A, Crispens C, Delhasse Y, Eva A et al. Effect of extracorporeal shock wave on proliferation and differentiation of equine adipose tissue-derived mesenchymal stem cells in vitro. American Journal of Stem Cells 2013; 2(1): 62–73.

Schaden W, Haffner N, Mittermayer R. Wirkmechanismus der extracorporalen Stoßwellentherapie. 2015. https://ch.universimed.com/fachthemen/5621

Schaden W, Kuderna H. Extracorporeal shock wave therapy (ESWT) in 37 patients with non-union or delayed osseus union in diaphyseal fractures. In: Chaussy C, Eisenberger F, Jocham D, Wilbert D (eds.) High Energy Shock Waves in Medicine. Stuttgart: Georg Thieme Verlag, 1997.

Schuh CM, Heher P, Weihs AM, Banerjee A, Fuchs C, Gabriel C et al. In vitro extracorporeal shock wave treatment enhances stemness and preserve multipotency of rat and human adipose-derived stem cells. Cytotherapy 2014; 16(12): 1666–1678.

Shah JP, Phillips TM, Danoff JV, Gerber LH. An in-vivo microanalytical technique for measuring the local biochemical milieu of human skeletal muscle. Journal of applied physiology 2005; 99(5): 1977–1984.

Tanno-Rast H. Praxisbuch Myofasziale Triggerpunkte. 2. Aufl. München: Elsevier, 2020.

Valchanov V, Michailov P. High energy shock waves in the treatment of delayed and nonunion of fractures. International Orthopaedics 1991; 15(3): 181–184.

Wess O, Ueberle F, Duhrsen RN, Hilcken D, Kraus W, Reuner T et al. Working group technical developments – consensus report. In: Chaussy C, Eisenberger F, Jocham D, Wilbert D (eds.) High Energy Shock Waves in Medicine. Stuttgart: Georg Thieme Verlag, 1997.

Wess O. A neural model for chronic pain and pain relief by extracorporeal shock wave treatment. Urological Research 2008; 36(6): 327–334.

Wess O. Physics and technology of shock wave and pressure wave therapy. ISMST Newsletter 2006; 2(1): 2–12.

Wess O. Physikalische Grundlagen der extrakorporalen Stoswellentherapie. Journal für Mineralstoffwechsel 2004; 11(4): 7–18.

Wess et al. Fragmentation of brittle material by shock wave lithotripsy. Momentum transfer and inertia: a novel view on fragmentation mechanisms. Urolithiasis 2020; 48: 137–149.

LITERATUR ZU KAPITEL 3

Mense S. Muskeln, Faszien und Schmerz. 1. Aufl. Stuttgart: Thieme, 2021.

Hornig K. Funktionelle Stoßwellentherapie. 1. Aufl. München: Elsevier, 2022.

LITERATUR ZU KAPITEL 4

Arampatzis A, Mersmann F, Bohm S. Die „Berliner Methode". Praktische Empfehlungen für ein Sehnentraining zur Leistungssteigerung, Prävention und Therapie. www.spowi.hu-berlin.de/de/institut/tbw/forschung/sehnentraining/berliner-methode.pdf/view

Baar, K. Stress relaxation and targeted nutrition to treat patellar tendinopathy. Int J Sport Nutr Exerc Metab 2019; 29(4): 453–457.

Beyer R, Kongsgaard M, Hougs Kjær B, Øhlenschlæger T, Kjær M, Magnusson, S P. Heavy slow resistance versus eccentric training as treatment for Achilles tendinopathy: a randomized controlled trial. Am J Sports Med 2015; 43(7): 1704–1711.

Bohm S, Mersmann F, Arampatzis A. Human tendon adaptation in response to mechanical loading: a systematic review and meta-analysis of exercise intervention studies on healthy adults. Sports medicine-open 2015; 1(1): 7.

Burton I. Combined extracorporeal shockwave therapy and exercise for the treatment of tendinopathy: A narrative review. Sports Med Health Sci 2021; 4(1): 8–17.

Cook JL, Purdam CR. Is tendon pathology a continuum? A pathology model to explain the clinical presentation of load-induced tendinopathy. Br J Sports Med 2009; 43(6), 409–416.

Cook JL, Rio E, Purdam CR, Docking SI. Revisiting the continuum model of tendon pathology: what is its merit in clinical practice and research? Br J Sports Med 2016; 50(19): 1187–1191.

Khan KM, Scott A. Mechanotherapy: how physical therapists' prescription of exercise promotes tissue repair. Br J Sports Med 2009; 43(4): 247–52.

Kongsgaard M, Kovanen V, Aagaard P, Doessing S, Hansen P, Laursen AH. Corticosteroid injections, eccentric decline squat training and heavy slow resistance training in patellar tendinopathy. Scand J Med Sci Sports 2009; 19(6): 790–802.

Mani-Babu, S, Morrissey, D, Waugh, C, Screen, H, Barton, C. The effectiveness of extracorporeal shock wave therapy in lower limb tendinopathy: a systematic review. Am J Sports Med 2015; 43(3): 752–761.

O'Neill S, Watson P, Barry S. Eccentric Exercises For Achilles Tendinopathy Do Not Fully Resolve Plantarflexor Muscle Power Deficits. Br J Sports Med 2014; 48: A49–A50.

Rio E, Kidgell D, Purdam C, et al. Isometric exercise induces analgesia and reduces inhibition in patellar tendinopathy. Br J Sports Med 2015; 49(19): 1277–1283.

Rio E, Kidgell D, Moseley GL, Gaida J, Docking S, Purdam C et al. Tendon neuroplastic training: changing the way we think about tendon rehabilitation: a narrative review. Br J Sports Med 2016; 50(4): 209–215.

Robinson D, Mitchkash M, Wasserman L, Tenforde A S. Nonsurgical approach in management of tibialis posterior tendinopathy with combined radial shockwave and foot core exercises: a case series. J Foot Ankle Surg 2020; 59(5): 1058–1061.

Rompe JD, Furia J, Maffulli N. Eccentric loading versus eccentric loading plus shock-wave treatment for midportion achilles tendinopathy: a randomized controlled trial. Am J Sports Med 2009; 37(3): 463–470.

Silbernagel KG, Thomeé R, Eriksson BI, Karlsson J. Continued sports activity, using a pain-monitoring model, during rehabilitation in patients with Achilles tendinopathy: a randomized controlled study. Am J sports med 2007; 35(6): 897–906.

Weinert F, Weisskopf L. Sehnenmanagement in Praxis und Klinik am Beispiel der Achillessehnentendopathie. In: Jerosch J, Linke C (Hrsg.) Patientenzentrierte Medizin in Orthopädie und Unfallchirurgie. Berlin, Heidelberg: Springer 2016: 363–376.

LITERATUR ZU KAPITEL 13

Mueller-Wohlfahrt H-W, Haensel L, Mithoefer K et al. Terminology and classification of muscle injuries in sport: The Munich consensus statement. Br J Sports Med 2013; 47: 342–350.

LITERATUR ZU KAPITEL 14

Beck M, Di Maio C, Swart S, Ullrich C. Faszienbehandlungen mit Stoßwellen. Heilbronn: LEVEL 10 Buchverlag, 2017.

Register